자신만만

암 환자 CT 해석

대표 저자

이나바 요시타카 · 오나야 히로아키
시미즈 준이치 · 마에다 아키미쓰

옮긴이 김영설 · 박성진

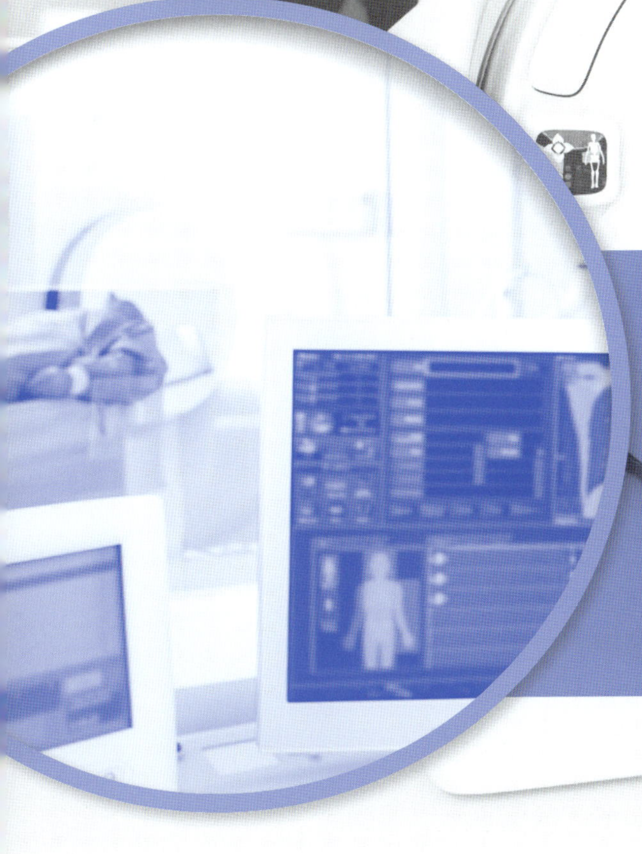

암 CT 영상 판독의 완벽 가이드

- 장기별 암 CT 영상 판독 내용 총망라: 폐, 간, 위, 대장까지
- 임상 문제 해결을 위한 핵심 포인트: 실제 사례 기반 판독 요령 제시

자신만만 암 환자 CT 해석

첫째판 1쇄 인쇄 | 2025년 04월 14일
첫째판 1쇄 발행 | 2025년 04월 25일

대표저자 이나바 요시타카, 오나야 히로아키, 시미즈 준이치, 마에다 아키미쓰
옮 긴 이 김영설, 박성진
발 행 인 장주연
출판기획 이성재
책임편집 배진수
표지디자인 김재욱
편집디자인 주은미
발 행 처 군자출판사(주)
등록 제 4-139호(1991. 6. 24)
본사 (10881) **파주출판단지** 경기도 파주시 회동길 338(서패동 474-1)
전화 (031) 943-1888 팩스 (031) 955-9545
홈페이지 | www.koonja.co.kr

* 파본은 교환하여 드립니다.
* 검인은 저자와의 합의하에 생략합니다.

ISBN 979-11-7068-248-6 (93510)
정 가 50,000원

집필자

편집

이나바 요시타카 아이치현 암센터병원 방사선 진단 • IVR부 부장

오나야 히로아키 아이치현 암센터병원 방사선 진단 • IVR부 부장

시미즈 준이치 아이치현 암센터병원 호흡기 내과부 의장

마에다 아키미쓰 아이치현 암센터병원 약제부 전문원장

집필

아이치현 암센터 병원 방사선 진단 • IVR부

이나바 요시타카 (부장)

오나야 히로아키 (의장)

가토 오야나 (의장)

사토 오요조 (의원)

차타니 쇼오헤이 (의원)

하세가와 타키아키 (의원)

무라타 신이치 (의장)

야마우라 히데카즈 (의장)

아이치현 암센터 병원 호흡기 내과부

오오야오 시코 (의장)

시미즈 준이치 (의장)

야마구치 텟페이 (의장)

와타나베 나오히로 (의원)

(2021 당시)

머리말

최근 암 진료 현장에서 시행하는 다학제진료에 여러 전문 분야의 의사와 간호사, 약사 등 다양한 의료인이 참여하여 CT영상을 공유할 기회가 많아지고 있습니다. 따라서 여러 직종에서 복잡한 CT 소견의 해석에 통일된 견해를 가질 필요성이 점점 높아지고 있습니다. 그러나 의료인에게 CT영상 판독 방법이나 CT영상을 이해하기 위한 구조적 지식에 대한 교육이 충분한지는 말하기 어렵고, 졸업 후 임상 현장에서 실제 사례에 부딪혀가면서 어렵게 배우고 있는 것이 현실입니다.

아이치현 암 센터(이하 본원)에서는 지역 의료인을 대상으로 암 CT영상판독 연수강좌를 개최해 왔습니다. 저자들은 이 연수강좌를 통해 많은 의료인이 'CT 소견에 대해 더 알고 싶다'는 열의를 가지고 있다는 것을 알게 되었습니다.

〈자신만만 암 환자 CT 해석〉은 임상 현장에서 암진료에 참여하는 의사, 간호사, 약사 등 모든 의료인을 대상으로 하였으며, 실제 임상에서 '어떻게', '무엇을 생각하면서' CT영상을 해석할 것인지 그 요점을 알기 쉽게 이해할 수 있도록 제작되었습니다.

이 책은 '스스로 CT영상을 판독할 수 있다'보다는 '암진료에서 환자의 CT소견을 보다 깊이 이해할 수 있다'를 목적으로 하고 있습니다. 우선 정상 영상 소견의 이해에서 시작하여 각종 암에서 CT 소견을 보는 요점, 그리고 암진료에서 흔히 볼 수 있는 CT영상을 제시했습니다. 기본적으로 정상 상태의 CT 영상은 YouTube에서 볼 수 있습니다. 평소 CT 동영상을 보기 어려운 독자도 이 영상을 통해 이 책에서 강조하는 '연결한다, 둘러싼다, 비교한다' 훈련에 익숙해지기를 바랍니다.

암진료에 참여하는 모든 의료인에게 이 책이 CT소견을 해석하는 계기가 되어 관련 지식이 더욱 발전할 수 있게 된다면 더할나위 없이 기쁠 것 같습니다. 〈자신만만 암 환자 CT 해석〉이 CT를 사용하는 많은 의료인들에게 도움이 되기를 바랍니다.

마지막으로 이 책 제작에 힘써주신 의학서원 관계자 여러분, 무거운 자리의 대표 저자를 지원해주신 본원 방사선진단 IVR부, 호흡기내과 여러분, 원고를 초보자도 알기 쉽도록 함께 고민해주신 본원 약제부·임상약학부의 야마우치 타쿠야, 이치하시 테페이, 야마자키 마나부, 토미야스 나오야, 야스카와 아키라에게 진심으로 감사드립니다.

Inaba Yoshitaka, Onaya Hiroaki, Shimizu Junichi, Maeta Akimitsu

역자 서문

우리나라에서는 암이 주요 사망 원인 중 하나로 되어있으며, 최근 자료에 의하면 남성은 5명중 1명이, 여성은 3명 중 1명이 평생 한 번은 암 진단을 받을 정도로 발병률이 높다고 합니다. 이제 암을 전공하지 않은 의료인도 암 환자를 만날 기회가 많아지고 있습니다. 자신이 오랫동안 돌보던 환자가 암으로 진단받고 상의하려고 암 CT를 복사해 왔을 때나, 가족이나 친지가 암을 치료하며 암 CT 소견에 대해 물었을 때 CT 판독을 읽으며 병변 해석의 어려움에 당황스러울 수도 있습니다. 최근 영상의학 분야는 크게 발전하고 있어 예전에 배운 암의 영상 소견 지식이 충분하지 않을 수도 있습니다. 암을 전공하지 않는 의료인도 암 CT를 보았을 때 기본적 암 소견을 알 수 있으며 또한 치료 경과에 따라 병변의 변화를 이해할 수 있으면 좋을 것입니다. 이런 아쉬움으로 모든 의료인이 암 CT 소견을 쉽게 이해하여 임상에 바로 적용할 수 있는 내용을 자세하게 해설한 책을 번역하였습니다.

이 책은 일본의 저명한 의료진들이 암 환자 진료의 최전선에서 얻은 경험과 지식을 바탕으로 집필한 역작입니다. 암 환자의 진단과 치료에 있어 필수적인 CT 영상의 판독을 이해하고 적용에 대한 실제적인 지침을 담고 있어, 임상 현장에서 암 환자를 진료하는 의료진들에게 큰 도움이 될 것이라 확신합니다.

특히, 이 책은 다양한 암 종별 CT 영상 소견과 함께 실제 임상 사례를 풍부하게 제시하여 독자의 이해를 돕고 있습니다. 또한, CT 검사 시 주의사항과 최신 지견을 담고 있어 암 환자 진료의 질 향상에 기여할 수 있을 것이라 생각합니다.

이번 역서는 원서의 내용을 정확하게 전달하는 것뿐만 아니라, 한국 의료 현장의 상황과 독자의 눈높이에 맞춰 이해하기 쉽게 번역하는 데 중점을 두었습니다. 영상 의학적인 측면에서 정확하고 명확한 번역이 이루어질 수 있도록 노력했습니다.

이 책이 암 환자 진료의 일선에 있는 의료진들에게 실질적인 도움이 되고, 더 나아가 우리나라 암 환자들의 건강 증진에 기여할 수 있기를 바랍니다. 마지막으로, 이 책의 번역에 참여하게 해주신 군자출판사 여러분께 진심으로 감사드립니다.

2025년 4월

경희대학교 의과대학 명예교수 **김 영 설**

경희대학교 의과대학 영상의학교실 교수 **박 성 진**

목차

4 단계 종양을 놓치지 않는다

5 단계 장기별 암CT영상 판독 요점

6 단계 임상 문제에서 암CT영상 판독 요점

그림 2-7을 동영상으로 보는 방법

https://www.igaku-shoin.co.jp/prd/04928/

위 QR코드 또는 URL주소에서 **그림 2-7** (p 24–29)의 정상 CT영상(비조영CT 152장/조영CT 155장)/폐CT 69장/5 mm 슬라이스 머리→발)의 연속 동영상을 볼 수 있다(YouTube 사이트로 이동한다).

- 동영상에는 ① **PC시청용**(단시간 버젼, 0.03초/장), ② **스마트폰/태블릿 시청용**(장시간 버젼, 0.5초/장) 2 종류가 있다. 수록된 CT영상은 같지만 1장당 표시 시간이 다르다.

1) [PC시청용] 단시간 버전(0.03초/장)

① 재생되는 동영상을 일시정지 한다.

② 키보드의 “〈”, “〉”를 누르면 1 슬라이드마다 영상이 바뀐다.

③ p29에서 설명한 ‘연결한다, 둘러싼다’를 실행해 본다.

2) [스마트폰/태블릿 시청용] 장시간 버젼(0.5초/장)

이 동영상은 스마트폰이나 태블릿 단말기에서 보도록 되어 있다. 재생 속도를 적당히 변경하여 본다. 스마트폰이나 태블릿의 YouTube에는 1장씩 넘기는 기능이 없으므로 ‘연결한다, 둘러싼다’ 영상은 PC에서 본다.

- WEB의 동영상 재생 통신료는 독자의 부담이다.
- 이 동영상은 별도의 예고없이 변경·수정하거나 전달이 정지될 수 있다. 또한 사용자 지원 대상은 아니다.

1단계

총론

1 CT검사의 특징과 암진료에 이용하는 다른 영상 검사

POINT

- □ CT는 암진료 현장에서 가장 많이 이용하는 진단 장비(modality)다.
- □ CT의 장점과 단점을 알아 적절한 검사 시행이 중요하다.
- □ 초음파, MRI, PET/CT 등 다른 진단장비의 특징을 안다.

1 암진료에서 영상진단의 역할

- □ 영상진단의 역할은 병터(병변; lesion)의 유무(존재 진단), 양성과 악성(질적 진단), 병터의 진행(병기 진단), 어떤 치료가 효과적인가(치료 효과 판정), 병터 재발 유무(재발 진단) 등을 구별하는 것이다.
- □ 의학 영상을 촬영하는 진단 장비를 모달리티라고 하며 각종 장비는 각각 장점과 단점이 있다. 이런 특징을 이용하여 적절한 영상 검사 시행이 중요하다.

2 CT의 기본사항

- □ CT는 computed tomography의 약자이며 컴퓨터단층촬영이라고 한다(그림 1-1-1).
- □ 기본 원리는 방사선관구와 검출기가 인체 둘레를 회전하여 촬영하고 2차원적으로 측정치를 배치하여 단층영상을 컴퓨터에서 작성(재구성)하는 것이다(그림 1-1-2).
- □ 환자가 누운 침상을 체축 방향으로 이동하며 방사선관구와 검출기를 회전시켜 촬영하는 검사법이 주류이고, 인체를 나선 모양으로 주행한 촬영 데이터를 얻으므로 헬리칼스캔이

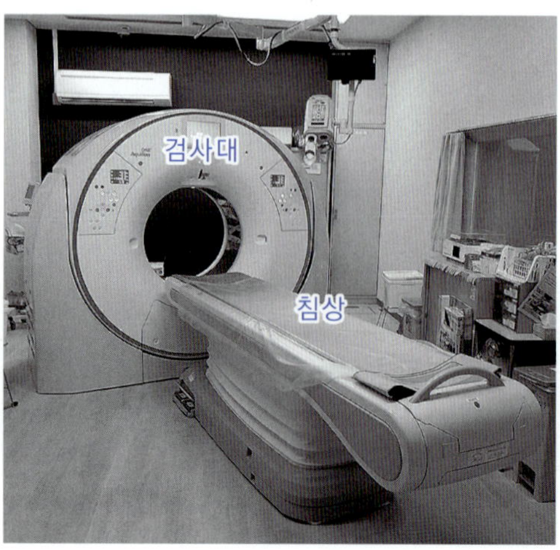

그림 1-1-1 CT장비

환자가 누운 침상이 이동하여 검사대 부분(둥근 구멍이 있는 방사선관구가 들어있는 본체 부분)을 지나며 영상이 촬영된다.

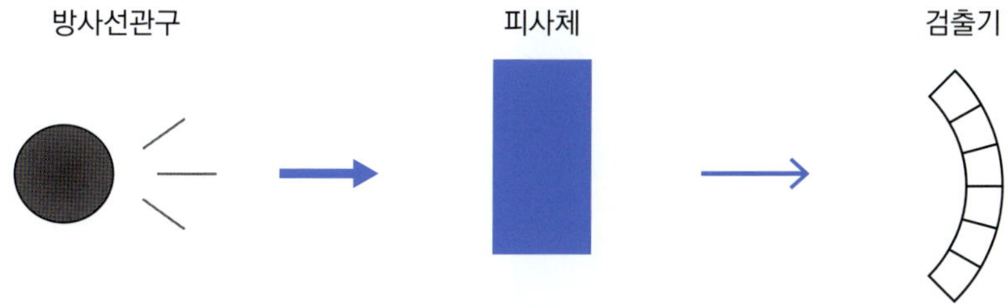

그림 1-1-2 CT의 기본 원리

방사선CT의 개념도. 방사선이 관구에서 방사되어(⟶) 피사체를 통과하고 나와 감소된 방사선(⟶)이 검출기에 도달한다. 이 감쇄(흡수)를 정량적으로 나타내어 방사선감쇄계수 또는 방사선흡수계수라고 한다.

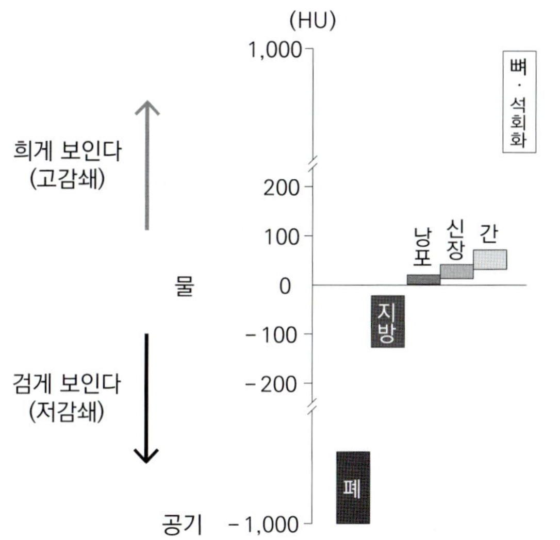

그림 1-1-3 주요 조직의 CT수치

CT수치는 조직의 방사선감쇄계수를 물의 0, 공기의 -1,000과 비교하여 상대적으로 나타낸다. 단위는 CT발명자의 이름을 따서 HU단위(Hounsfield Unit)를 이용한다.

라고 부른다. 또한 검출기를 체축방향으로 여러 개 배열한 다열검출기를 이용한 장비가 multidetector-row CT (MDCT)다.

- □ CT에서 표시하는 영상은 흰 부분을 고감쇄, 검은 부분을 저감쇄라고 표현한다(그림 1-1-3). 보통 병터가 있는(유래한) 장기에서 고저를 비교하여 표현한다.
- □ CT의 장점은 검사에 제한이 적으며, 검사 시간이 짧고, 공간 분해능이 높으며, 안정적(재현성이 높다) 영상을 얻는다 등의 특징에서, 암 분야의 진단 모달리티 중에서 가장 많이 사용하는 검사법이다. 단점으로는 방사선 피폭이 있으며 검사 적응에 주의점이 있다는 것이다.

3 CT의 3차원 표시

- □ CT영상의 위치 정보(좌표축)와 CT수치는 디지털 데이터이므로 CT촬영 후 각종 영상 처리가 가능하다. 자주 이용하는 3차원 표시법에는 다음 3가지가 있다.

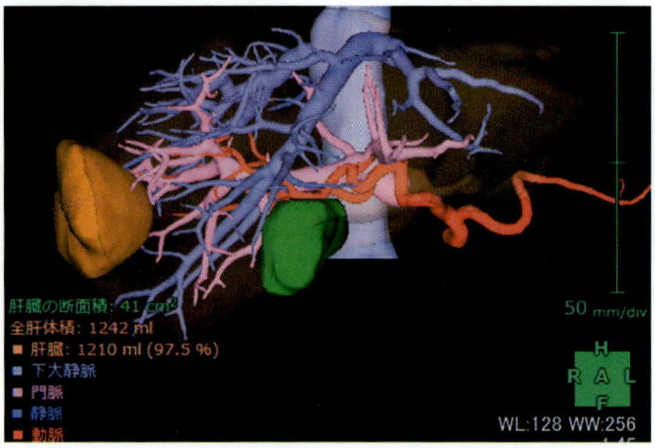

그림 1-1-4 CT에 의한 간 부분절제 시뮬레이션

VR(볼륨렌더링)영상. 간내 혈관(간동맥: 빨강, 간정맥: 파랑, 문맥: 핑크)과 종양을 포함한 간 부분절제 예정 부위를 황색으로 표시하여 각 조직과의 관계를 나타내고 있다(초록은 담낭).

(토치기현립 암센터 시라카와 히로후미 제공)

1. 볼륨렌더링법(volume rendering, VR)

□ 컴퓨터그래픽 기술을 이용하여 표면의 반사나 투과를 광원과의 관계로 표시하여 시각적으로 입체감에 가까운 영상을 얻는 방법이다. 동맥이나 정맥, 요관의 주행을 입체적으로 볼 수 있어 간암이나 부인과암, 방광암 등의 수술 계획에 이용한다(그림 1-1-4).

2. 다단면 재구성법(multi-planar reconstruction, MPR)

□ 3차원적 CT수치 정보의 임의 단층면을 표시한다. 체축 방향의 CT영상을 겹쳐 쌓아 임의의 단면을 추출하는 비교적 간단한 방법이며 과거부터 많이 이용하고 있다. 병터의 상하, 체축 방향으로 진행 상황이나 다른 장기와의 관계를 자세히 알 수 있다.

3. 최대치 투영법(maximum intensity projection, MIP)

□ 3차원적으로 구축된 데이터에서 임의의 방향으로 투영 처리하여 투영 경로 안의 최대치를 투영면에 표시하는 방법이다. 대상의 3차원 구조를 투과하여 볼 수 있으므로 혈관 관찰에 이용한다.

4 초음파 그림 1-1-5

□ 사람이 귀로 들을 수 있는 소리 영역보다 높은 주파수 2–20 MHz(메가헤르츠) 정도의 초음파(ultrasound, US)를 이용하는 검사다. 초음파를 인체에 보내 체내의 음향 특성이 다른 경계면에서 돌아오는 반사파(echo)를 분석한다. 초음파의 반사 특성이나 지향성, 도플러효과 등을 이용하여 체내 장기의 구조를 영상화한다. 비침습적이며 반복 이용이 쉽고, 장치가 작아 진료실이나 병상에서 시행할 수 있다. 조영제를 이용하지 않고 혈류정보를 얻을 수 있는 컬러도플러도는 장점의 하나다.

□ 몸 표면에서 시행하는 체외 검사는 검사 부위에 젤리를 바르고 시술자가 손으로 프로브

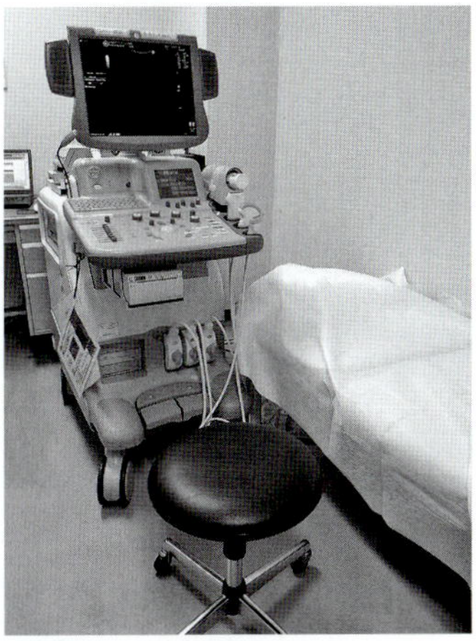

그림 1-1-5 초음파 검사실

오른쪽은 환자(피검사자)용 침대, 검사자(술자)는 검은 둥근의자에 앉아, 조작테이블을 향해 오른쪽에 있는 프로브를 사용하여 검사한다. 장치에 바퀴가 있어 이동이 쉽다.

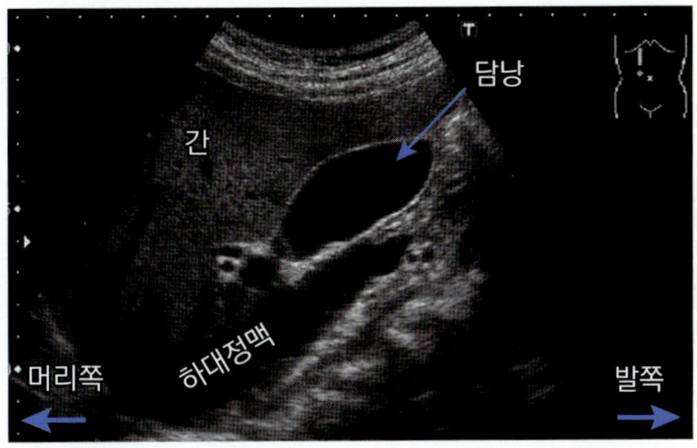

그림 1-1-6 초음파 영상

정상인의 시상영상(늑골궁 아래에서 주사)이며 초음파에서 많이 사용하는 B모드 표시 영상이다. 오른쪽 위에 프로브가 놓인 체표면 부위가 동시에 기록되어 있다. 어떤 방향에서의 관찰인가는 초음파에서 중요한 정보이다.

(초음파를 송수신 하는 부분)를 조작하여 검사한다. 초음파를 반복하여 송수신 하면 연속적으로 영상이 재구성되므로 시간적 지연 없이 모니터 화면에 나타난다(리얼타임 표시). B모드 표시가 영상진단의 기본이 된다(그림 1-1-6).

- □ 단점은 위장관이나 폐 등의 가스나 뼈에 의해 초음파가 반사, 산란되어 전해지지 않는 것이다. 성인의 두개 안이나 장관 가스가 많은 복부, 골반은 충분히 검사할 수 없다(사각의 존재). 또한 초음파는 깊은 부분에서 감소하는 성질이 있어 피하지방이 두꺼우면 체표에서 먼 췌장 등의 검사는 정밀도가 떨어질 수 있다.
- □ 이상과 같이 초음파 검사는 영상 획득이 시술자의 기량이나 장내 가스 등에 의해 좌우되므로 암진료에서 다른 모달리티에 비해 객관성, 재현성이 떨어질 수 있다.

5 MRI

- □ MRI는 magnetic resonance imaging의 약어이며 자기공명영상이다(그림 1-1-7). 원리는 강력한 정자장과 경사자장, 전자파(라디오파, RF펄스) 등 3 종류의 자장을 이용하여, 주로 인체의 수소 원자의 동태를 영상화한다. 영상은 MR신호(강도)를 2 차원적으로 늘어놓은 것이며, 주위보다 높은 신호(흰색)를 고신호, 낮은 신호(검은색)를 저신호라고 표현한다.
- □ 최대 특징은 콘트라스트 분해능이 높은 것이다. T1강조영상, T2강조영상, 확산강조영상 등 조직의 특정인자를 강조한 영상을 얻는다. 또한 조영제를 사용하지 않고 혈관영상을 얻는 MR angiography나, 담관·췌관 영상을 기록하는 MR담관췌관조영(magnetic resonance cholangiopancreatography, MRCP), 요로를 대상으로 하는 MR urography 등 다양한 영상을 얻을 수 있다(**4 단계 참고, p56**).

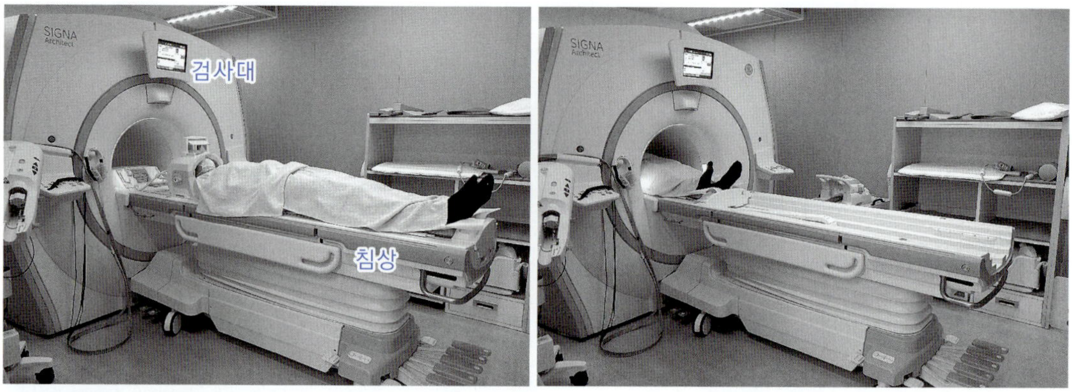

그림 1-1-7 MRI 장비

검사대(gantry)와 침상 구성은 CT장치와 같지만, 정자장을 균일하게 유지할 필요성이 있어 검사대 깊이가 CT보다 길다. 터널 속으로 몸을 넣기 때문에 폐소공포증이 있으면 검사가 어려울 수 있다(사진은 키 188 cm인 사람이 무릎까지 내부에 들어간 모습이다).

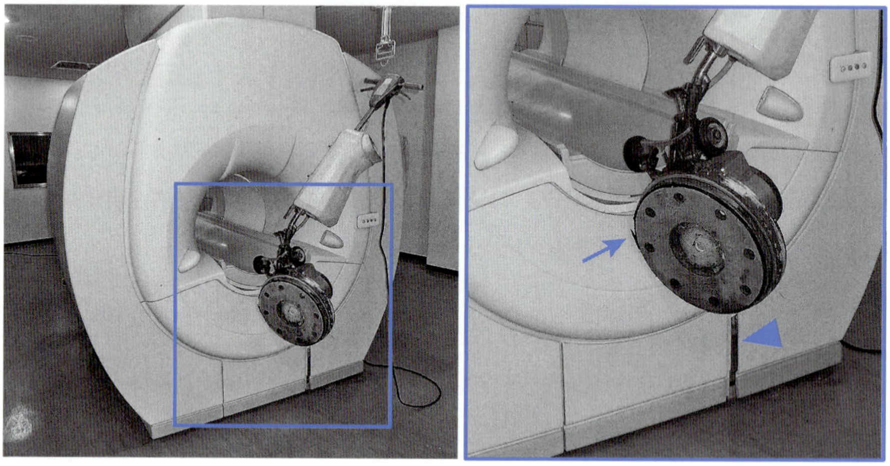

그림 1-1-8 MRI 장비의 사고

휴일날 부주의한 청소담당자가 MRI 검사실 안 바닥 청소를 하려고 들어갔을 때 청소기구(바닥광택기, 무게 약 40 kg)가 바닥에서 날라가서 MRI 검사대 옆에 꽂혔다(뒤틀림▲과 갈라짐⟶ 이 생겼다).

□ 조영MRI 검사도 유용한 방법이며 MRI용 가돌리늄(Gd)제를 주로 이용하며 CT에 사용하는 조영제(아이오딘제)와는 다르다.

□ 단점은 심장 페이스메이커 등 체내에 장치가 들어있으면 MRI 적응의 확인이 필요하며, 문신이나 어떤 종류의 화장품에서 화상 위험이 있어 전자장을 사용하는 기기에 특이한 주의가 있다. 폐쇄공포증 유무를 포함하여 검사실에 들어오기 전에 주의사항을 확인한다.

□ MRI 장치는 검사를 시행하지 않을 때도 자기장이 작동하고 있으므로 강자성체(자석에 끌려가는 금속 등) 기구는 가지고 들어갈 수 없다(그림 1-1-8). 일본에서 MRI 검사실에서 강자성체에 의한 사고가 지금도 연간 약 150건 발생하고 있어 안전 대책을 철저히 해야 한다.

6 PET/CT

- □ PET (positron emission tomography)는 양전자방출 단층촬영법이며, 장기의 기능 정보를 얻을 수 있는 뛰어난 검사법이지만, 비정상 축적 부위를 해부학적으로 정확하게 구분하기 어렵다는 단점이 있다. 따라서 형태 정보를 가진 CT와 일체화시켜 양자의 장점을 조합하여 기능과 형태의 2개 정보를 조합한 영상 검사법이 PET/CT다(그림 1-1-9)
- □ 최근 암진료에 많이 이용하고 있는 방사성의약품 FDG (^{18}F−fluorodeoxyglucose)는 포도당과 비슷한 물질이며, 이를 이용한 PET 검사는 종양의 당대사를 반영한다. 일반적으로 악성종양은 당대사가 항진되어 FDG가 축적되므로 정상 조직에 비해 대조도(contrast)가 높게 나타난다(그림 1-1-10).
- □ FDG를 정맥 주사하고 약 1시간 후부터 촬영을 시작한다. 암세포의 체내 분포를 알 수 있어 암병기 결정, 전이나 재발 검사 등에 유효하다. 또한 암이 의심되지만 다른 검사에서 병소가 발견되지 않았을 때도 위력을 나타낸다.
- □ 주의점은 정상인에서도 **포도당대사가 활발한 장기인 뇌, 심장, 간**에도 축적되며, **FDG의 체외 배출 경로인 신장이나 방광** 등의 장기에서는 암 병소 구별이 어려울 수 있다. 또한 당뇨병에서 전신 당대사의 변화가 있으면 해석이 어려운 경우가 있다(혈당 수치가 높을 때 검사가 적절하지 않을 수 있다).
- □ 암 종류에 따른 제한점이 있으며, 조기암이나 악성도가 낮은 암, 1 cm 미만의 작은 암 등에서는 축적이 낮아 검출이 어렵다. 또한 폐렴이나 고름집 등의 염증이나 양성 병터에도 강한 축적이 나타날 수 있다.

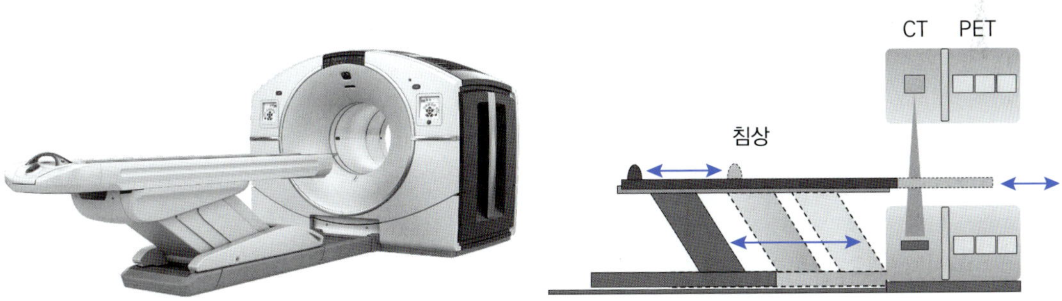

[a] [b]

그림 1-1-9 PET/CT장치와 내부 모식도

a: PET/CT장비(GE헬스케어), b: 장치 내부의 모식도(일본 메지피직스). CT와 PET 촬영을 위해 환자가 눕는 침상은 공통이며 몸 위치 차이가 없는 정밀도가 높은 융합영상을 얻을 수 있다.

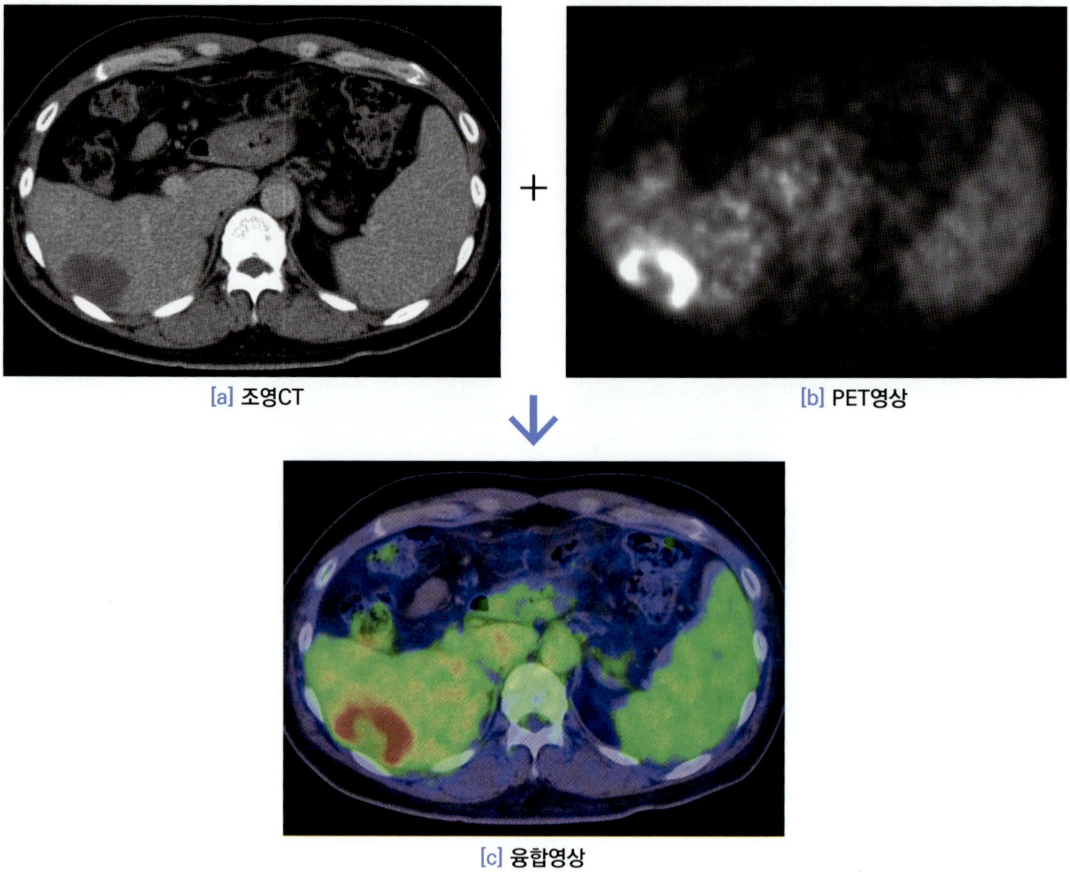

그림 1-1-10 FDG-PET/CT영상(대장암의 간전이 예)

조영CT (a)와 PET영상(b)을 융합해서 b의 PET영상을 컬러로 표시하여(여기서는 무지개 컬러 선택) 융합(fusion)영상(c)을 만들어 영상 평가에 이용한다.

참고문헌

1) P田波穣他：CT の原理．平松京一監修：腹部のCT（第2 版），pp2-7，メディカル・サイエンス・インターナショナル，2013
2) 三浦嘉章：全国循環器撮影研究会誌．23：18-29，2011
3) 西谷弘他編：標準放射線医学（第7版），pp13-52，医学書院，2011
4) 土井司：MR 検査を安全に行うために．日本磁気共鳴医学会安全性評価委員会監修：MRI 安全性の考え方（第3 版），pp259-268，秀潤社，2021

(女屋博昭)

2 조영제 사용 목적

POINT

- □ 혈류나 장기, 병의 상태를 자세히 보기 위해 조영제를 사용한다.
- □ CT에서는 일반적으로 아이오딘 조영제를 정맥으로 주입한다.
- □ 시간 경과에 따라 조영제 분포를 평가하는 방법을 동적 컴퓨터단층촬영(dynamic CT)라고 한다.

1 조영CT검사의 기본

□ 방사선 감쇄는 투과하는 물질의 밀도에 비례하며, 물질을 구성하는 원소의 원자번호 3제곱에 비례하는 것으로 알려져 있다. 따라서 아이오딘처럼 원자번호가 크고(원자번호 53), 안전하며 안정성이 높은 물질을 혈관 안에 투여하여 조직의 방사선 감쇄를 높이며*1 방사선 감쇄치가 낮은 연부조직을 방사선사진으로 보기 위해 오래 전부터 조영제가 개발되었다. 현재 사용하는 아이오딘 조영제의 기본 제품이 개발된 것은 1927년이다. 그후 개량이 거듭되어 안전성이 높은 비이온 아이오딘 조영제를 널리 사용하고 있다.

□ CT영상은 체내의 방사선 감쇄 분포를 영상화한 것이며, 각 화소는 감쇄계수를 나타내는 CT수치[단위: HU (Hounsfield unit)]를 가지고 있다. CT수치는 물을 0으로 하여 조직의 감쇄치를 상대적으로 나타낸 것이며, 물을 0 HU, 공기를 −1,000 HU로 규정하고 있다. 실제 영상에서 감쇄치가 낮은 조직은 검게, 감쇄치가 높은 조직은 희게 나타난다(그림 1-1-3, ☞p3). 조영제를 사용하지 않은 비조영CT*2에서 체내 대부분의 조직은 CT수치 10−40 HU정도인 이른바 연부농도라고 부르는 구조가 없는 회색으로 나타난다. 그러나 혈관 안에 조영제를 투여하면 혈관은 100 HU 이상으로, 연부조직은 조영제 분포(혈류분포) 정도에 따라 10−100 HU가 되며, 조영제가 거의 들어가지 않는 조직(혈류가 없는 조직)은 검게, 조영제가 들어간 조직(혈류가 많은 조직)은 희게 보인다(그림 1-2-1).

□ 조영제 투여 후 CT수치 변화는 투여한 아이오딘 총량과 주입 속도에 의해 결정되며, 아이오딘 양을 일정하게 했을 때 주입 속도가 빠를수록 CT수치의 피크는 높고, 피크폭은 좁아진다(그림 1-2-2). 또한 체중과 조영제 희석은 상관관계가 있어 체중이 많이 나갈수록 조영제가 희석되어 CT수치의 피크가 저하한다. 진단에 적합한 조영 효과를 얻으려면 500−600 mg/kg의 아이오딘을 투여할 필요가 있다. 환자의 체중이나 검사 목적에 따라 조영제 용량, 주입 속도, 동적 촬영을 결정한다(그림 1-2-3).

---

*1 방사선 감쇄 수치를 높이면 CT 영상에서 더 희게 나타난다.

*2 조영제를 사용하지 않은 CT를 비조영CT라고 하며, 조영제를 사용하는 CT를 조영CT라고 부른다.

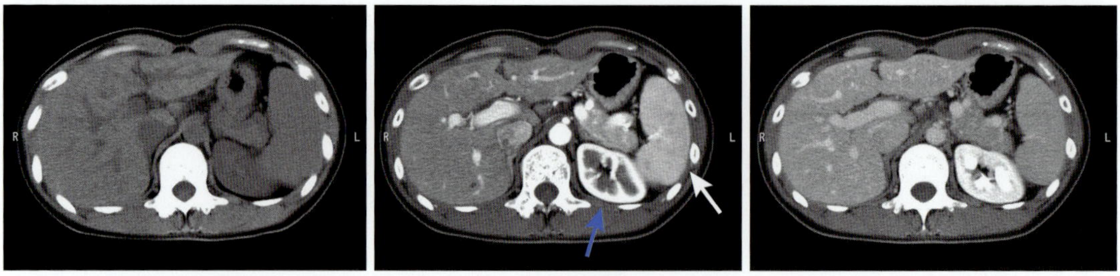

[a] 비조영영상

[b] 조영 조기영상 (조영제 주입 시작부터 35초 후에 촬영)

[c] 조영 후기영상 (조영제 주입 시작부터 120초 후에 촬영)

그림 1-2-1 촬영 시기에 따른 CT영상 소견의 차이

비조영CT(a)에서는 혈관과 각 장기의 감쇄에 차이가 없어 해부학적 구조 이해에 숙달이 필요하다. 조영CT조기영상(동맥이 우세하게 묘사되는 시기)(b)은 동맥 혈류를 반영하여 동맥이나 동맥 혈류가 많은 장기(비장 ➞ 신장 ➞)의 감쇄가 높이 올라가서 콘트라스트가 좋은 영상이 된다. 이어서 시간이 지난 후기영상에서는 조영제의 순환에 따라 전체적으로 감쇄가 올라간다. 촬영 시기에 대한 엄격한 정의는 없으며 시간적으로 빠르면 이른 시기(early phase), 늦으면 늦은 시기(late phase)나 지연상(delayed phase)라고 부르며, 동맥이 우세하게 묘사되면 동맥시기, 문맥이 우세하게 묘사되면 문맥시기라고 한다.

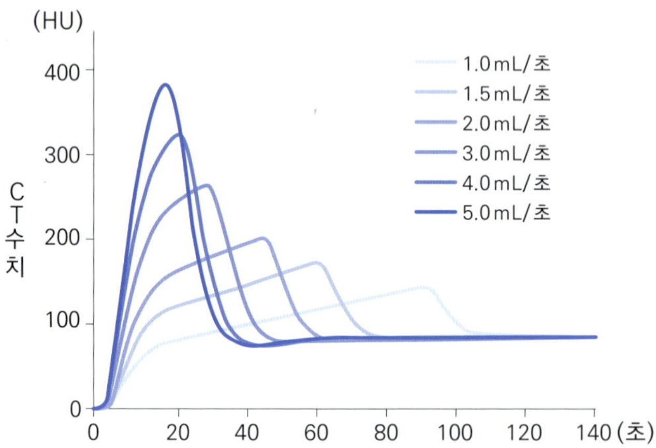

그림 1-2-2 조영제 주입 속도에 의한 CT수치(대동맥)의 변화

작성 조건: 신장 160 cm, 체중 55 kg, 남성. 아이오딘 함량 300 mg/mL, 조영제 양 90 mL

(주식회사 杏林堂 제공)

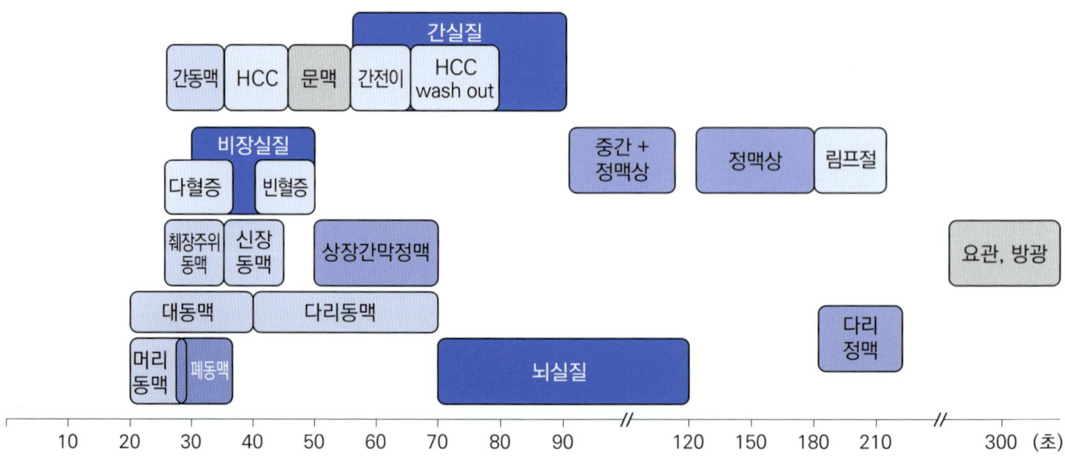

그림 1-2-3 조영제 주입 후 촬영 시기

HCC: 간세포암(hepatocellular carcinoma), wash out: 조기 조영 종양 내부의 조영 저하. (주식회사 杏林堂 제공)

□ 흔히 이용하는 아이오딘조영제 300 (300 mg/mL) 100 mL주사기의 아이오딘 양은 30,000 mg이며, 투여하는 조영제 아이오딘 양을 600 mg/kg로 결정하면 체중 50 kg에서 사용에 적합하다. 이보다 체중이 가벼우면 농도를 낮추거나 양을 줄이며, 체중이 무거우면 농도를 높이거나 양을 늘린다. 조영제 양의 변화는 조영제 주입 속도(주입 시간)에도 영향을 준다. 간질환 병터의 진단에 600 mg/kg의 조영제 양을 30초에 주입할 때 체중 70 kg이면 아이오딘 농도 300 조영제는 140 mL (4.6 mL/초로 주입), 350 조영제는 120 mL (4.0 mL/초), 370 조영제에서는 113.5 mL (3.7 mL/초)를 사용하여 조영제 농도에 따라 다르다. 조영제 종류에 따라 아이오딘 농도와 양이 다르며 환자에게 적절한 조영제를 사용하면 이상적이지만 복잡함을 피하기 위해 병원에 따라 일정한 규격을 사용하고 있다. 병원에서는 사용 목적(간을 중점적으로 보고 싶은지, 선별 검사를 목적으로 몸통 전체를 볼 것인지 등)에 따라 조영제 농도, 양, 주입 속도, 촬영 시간, 촬영 범위 등을 일정한 프로토콜로 정해 두고 있다.

2 조영제 사용 목적

□ 조영제 사용은 영상진단에 많은 장점이 있지만, 뒤에서 설명하는 부작용(때로는 중증)이 나타날 수 있어 막연히 사용하는 것이 아니라 명확한 목적을 가지고 사용하는 것이 중요하다. 조영제 사용 목적은 ① 자세한 해부학적 구조 파악, ② 병터의 평가 등이다.

- **조영제를 사용하면 조직 사이의 콘트라스트가 높아져 체내 구조나 장기의 경계가 명확하게 된다.** 이렇게 병터 검출능이 높아지고 병터 확대 범위를 알 수 있으면 치료법 결정에 유용한 정보를 얻을 수 있다.
- 조영제에 의한 병터의 조영 효과는 병터의 혈류를 반영하므로 병터의 감별 진단*3에 유용한 정보가 된다. **동적(조영) CT 촬영**은 조영제를 급속히 주입하여 조직의 CT 수치를 급속히 상승시키면서 같은 부위를 시간 경과에 따라 촬영하는 방법이며, 시간에 따른 조영 효과 변화를 관찰하므로 장기 내부의 상태와 모습에서 양성과 악성 병터를 평가하는 질적 진단*4에 이용한다.
- 혈관병터 평가에 조영검사는 필수적이며, 혈전 유무, 동맥류 진단, 치료 계획 등에 이용된다. 암치료 분야에서는 혈관 재건 동반 수술에서 조영CT검사에 의한 혈관 구조나 혈관지름, 혈류 평가 등에 이용된다.

3 조영제의 부작용과 사용상의 주의

□ 조영CT는 유용하지만 조영제를 사용할 수 없을 때가 있으며, 조영제 과민증 병력, 알레르기 체질, 기관지천식, 신장기능 장애 등에서 주의한다.

* 3 암과 암 이외 질환의 구별이 감별진단이다.

* 4 암의 이형성이나 침습 정도 진단을 질적 진단이라고 한다.

□ 조영CT에서는 조영제를 급속히 정맥에 주입하므로 주사에 적합한 말초정맥 확보가 필요하며, 혈관이 가늘어 누출 위험이 있으면 시행이 어렵다. 또한 시간 경과에 따라 반복 촬영하므로 방사능 노출 문제가 있어 모든 환자에서 동적(조영) CT를 시행하지는 않으며 필요한 환자에서만 시행해야 한다.

□ 조영제 투여 직후에 조영제 주입 속도에 따라 차이가 있지만 거의 모든 환자에서 일시적으로 열감을 느낄 수 있다. 조영제에 의한 부작용은 4–5% 정도에서 나타나며 가장 많은 가려움이나 피부 발진, 구역, 구토 등은 경과를 관찰하면 좋아진다. 비교적 드문 생명에 관계된 중증 부작용 빈도는 0.004%, 사망률 0.00025%라고 알려졌다. 중증 부작용으로 쇼크, 급성중증과민증, 신부전 등이 있으며 최근에는 혈관 조영제(비이온 아이오딘 조영제)에 의한 조영제뇌증(혈관 촬영에서 뇌혈관 밖으로 누출에 의한 의식 장애 등의 중추신경 증상)이 알려졌다. 또한 투여하고 1시간 후에 나타나는 지연 부작용도 보고되어 조영제 투여 후 충분한 관찰이 필요하다.

□ 조영제는 아이오딘 과민증, 중증 갑상선질환에서는 금기이며 기관지천식, 중증 신장장애, 다발골수종, 갈색세포종 등에서도 원칙적으로 금기라고 되어있지만 실제 임상에서 조영CT검사가 필요한 경우에는 충분한 설명 후에 동의를 받아 시행한다.

1. 조영 후 급성 신장손상(post-contrast acute kidney injury, PC-AKI)

□ PC-AKI는 조영제 투여 후 48–72시간 이내에 혈청 크레아티닌이 0.3 mg/dL이상 또는 1.5배 이상 올라가는 상태이며 조영제 신병증(contrast induced nephropathy, CIN)라고도 부른다. 유럽비뇨생식기방사선학회(European Society of Urogenital Radiology, ESUR) 지침은 동맥 내 투여에서는 eGFR(추정 사구체여과율) 45 mL/분/1.73 m^2 미만, 정맥 내 투여에서 eGFR 30 mL/분/1.73 m^2 미만을 위험인자라고 했다.

2. 당뇨병약 메트포민과 상호작용

□ 아이오딘 조영제 사용에서 메트포민 중지를 권고한다. 이것은 신장기능 저하 또는 조영제 사용 후 신장기능 저하에서 메트포민 배설이 지연되어 젖산산증을 일으킬 가능성이 있기 때문이며 아이오딘 조영제와의 직접 상호작용은 아니다. ESUR 지침은 eGFR > 30 mL/분/1.73 m^2, 급성 신장손상이 없으면 아이오딘 조영제 정맥 내 투여에서 메트포민을 중지할 필요가 없다고 했다. 대한당뇨병학회의 지침도 정맥투여 시 eGFR 60 mL/분/1.73 m^2 이상, 급성 신장손상이 없으면 아이오딘 조영제 정맥 내 투여에서 메트포민 중단이 필요 없으며, 조영제 사용 당일부터 48시간 중지하고 신장기능을 평가하여 다시 시작하며, 그 미만에서는 금기라고 했다. 한편 동맥 투여는 eGFR 30 이상에서는 사용 당일부터 48시간 중지하고 신장기능 평가 후 다시 시작하며 그 미만에서는 금기로 했다.

3. 수유 중 환자에 투여

□ 일본 의학방사선학회는 아이오딘 조영제의 모유 이행이 1% 미만이며, 유아의 위장관 흡수가 모유 중 조영제 1% 미만이라는 자료에 따라 조영제 투여 후 수유 제한이 필요 없다고 했다. 그러나 비이온 아이오딘 조영제의 첨부 문서에는 동물 실험에서 젖으로 이행이 보고되었으므로 수유를 피하도록 기재되어 있다. 조영제 후 수유는 환자와 충분히 상의하여 시행하는 것이 좋다.

4 기타 조영CT

□ 아오다인 조영제 이외의 조영CT가 있다.

□ 조영제는 영상진단에서 영상에 콘트라스트를 주어 특정 조직이 강조되도록 촬영하기 위

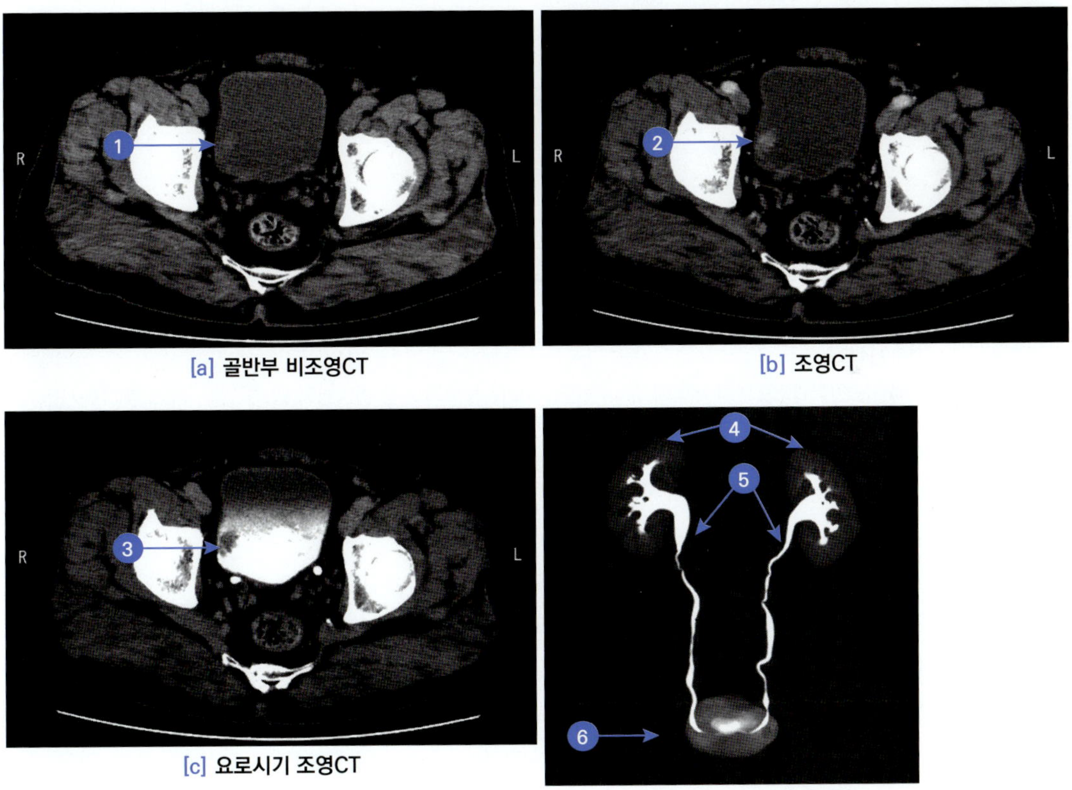

[a] 골반부 비조영CT

[b] 조영CT

[c] 요로시기 조영CT

[d] 요로 재구성영상(정면상)

그림 1-2-4 방광암

a: 골반부 비조영CT에 방광 오른쪽벽에서 속공간으로 돌출한 종양병터가 방광의 소변보다 조금 높은 농도로 보이나(❶) 임상 정보가 없으면 발견하기 어렵다고 생각된다. b: 조영CT(조영제 주입 시작부터 90초 후 촬영)에서 병터가 진하게 조영되어 형태를 잘 볼 수 있다(❷). c: 요로시기 조영CT(조영제 주입 시작부터 7분 후 촬영)에서 방광 안으로 조영제가 배설되어 희게 보이고 병터는 검은(연부농도, 조영효과가 저하된다) 결손상으로 묘사된다(❸). 병터는 방광벽에 약간 부착되고 벽에서 떨어진 모습이므로 방광벽침윤은 없다고 판단된다. d: 요로 재구성영상(정면상)은 요로시기 조영CT로 작성한다. 양쪽 신장은 희미하게 보이며(❹) 신우와 요관은 배설된 조영제로 채워져서 명확하게 보여(❺), 상부 요로 상태를 파악할 수 있다. 신우, 신배의 형상, 요관이 잘록함과 굴곡은 정상 범위 내이다. 방광은 전체에 조영제가 채워지지 않고 희미하다(❻).

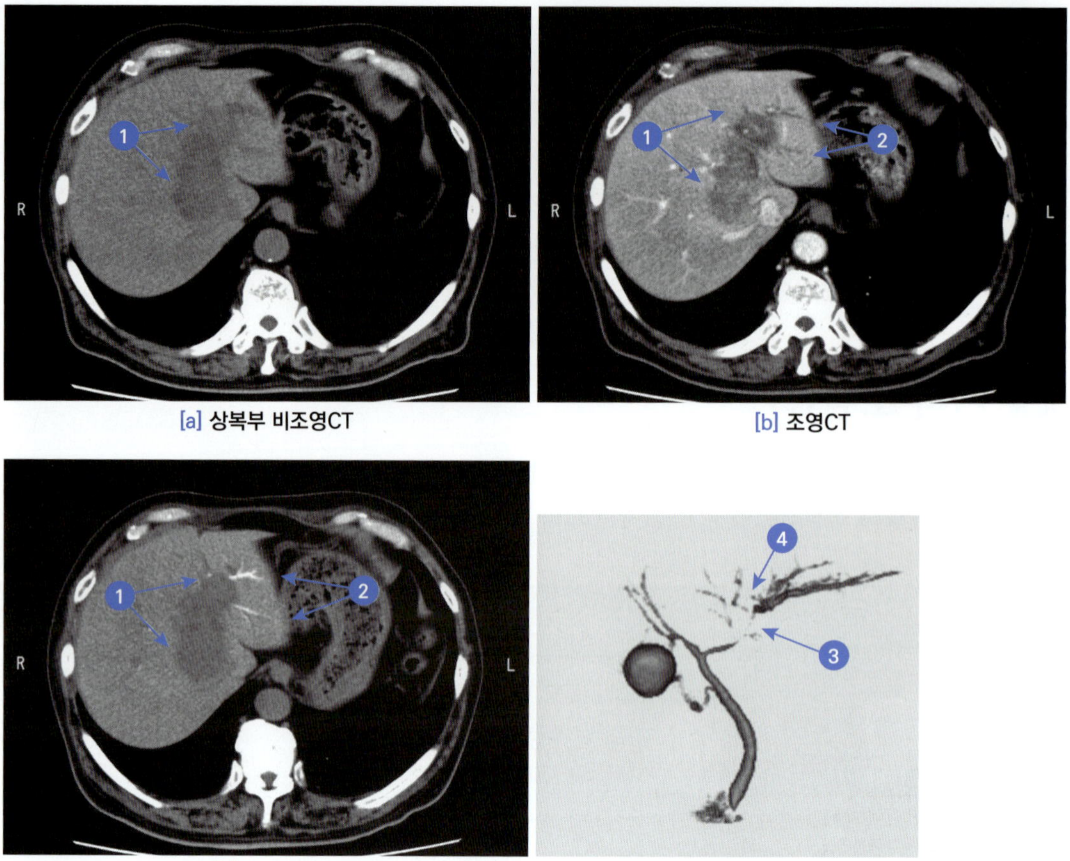

[a] 상복부 비조영CT [b] 조영CT

[c] DIC-CT [d] DIC-CT에서 재구성한 담도 영상

그림 1-2-5 간내 담관암

a: 상복부 단순 CT에서는 간좌엽으로부터 우엽에 걸치는 간실질보다 농도가 낮은 종양병터(❶)가 있다. b: 조영CT에서는 주위 혈관(문맥과 정맥)이 희게 묘사되어 확장한 말초간내 담관(❷)이 검은 선으로 되어 있다. c: 후일, 간내 담관에의 침윤의 정도를 파악하기 위해서 DIC(점적 주입 담관조영)-CT가 시행되었다. 담관(❷)이 조영되어 희게 묘사되어 있다. d: DIC—CT로 재구성된 담관상에서는 좌간관(❸)이나 안쪽 구역 담관(❹)에 병터침윤에 의한 협소화를 인식할 수 있다.

해 투여하는 의약품이다. CT에서는 일반적으로 아이오딘 조영제를 정맥투여하여 혈관이나 혈류 상황, 혈류가 풍부한 장기나 조직, 병터의 강조(CT영상에서 희게)에 의해 진단에 유용하도록 사용한다. 시간이 지나면 신장에서 요관으로 소변에 섞여 배설되므로 산장에서부터 방광에 이르는 경로의 평가에 이용한다(그림 1-2-4). 영상이 희게 강조되므로 양성 조영제라고 한다.

□ CT에서는 아이오딘 조영제를 일반적으로 사용하지만, 과거 묽은 바륨(위장관조영에서 사용하는 조영제)을 경구 투여하여 위장관 촬영을 시행하였다. 최근 CT는 화질이 좋아 위장관 조영제가 없어도 위장관을 충분히 볼 수 있다.

□ **보통 사용하는 아이오딘 조영제는 수용성이지만 유성 아이오딘 조영제[아이오딘화 양귀비종자유지방산에틸에스텔(리피오돌)]도 있다.** 림프관 조영이나 자궁난관 조영에 사용하며 유성 조영제가 체내에 머무르기 쉬운 성질을 이용하지만, 혈관을 막는 성질도 있어 주의한다. 과거 척

수조영에도 사용하여 간혹 고령자에서 척주관 내에 남아있는 영상을 보는 일이 있다. 혈관을 막는 성질을 이용하여 간세포암에서 간동맥색전요법에 사용하며, 간 내 병터가 흰 덩이로 보인다.

□ 정맥주사하여 담도(담관, 담낭)를 보여주는 아이오딘 조영제(보통 아이오딘 조영제는 신장 배설이지만 이것은 간에서 담도로 배설되는 성질이 있다)도 있어 점적주입담도조영(drip−infusion cholecystocholangiography, DIC)라고 부른다. 일반 아이오딘 조영제로 볼 수 없는 담도를 평가할 목적으로, 담도 수술 전 등 특수한 경우에 시행한다(**그림 1-2-5**).

□ 양성 조영제와 다른 특정 부위를 검게 비추는 음성 조영제도 있다. 장기나 물 성분보다 농도가 낮은 멸균 올리브유나 이산화탄소를 직장이나 방광에 주입하여 부풀리면 속공간(내강; lumen) 안이 검게 되어 직장벽이나 방광벽에 있는 종양의 윤곽을 선명하게 볼 수 있다(**그림 2-9**, ☞p32)이다. 방광 안의 검은 액체(기름 성분)나 직장이 이상하게 부풀어 있을 때 인위적으로 음성 조영제를 사용할 수 있다(생리적 경우도 있다).

□ 평소와 다른 CT(희게 바뀐 부분이 있다)를 보았을 때 다른 조영검사(위장관 조영이나 배액관 조영 등) 후 소견인 경우가 많으며 의도적으로 기억하지 않으면 알 수 없어 이런 가능성을 머리 속에 넣어두면 좋다.

참고문헌

1) 矢吹昌久他：日獨医報. 56（1）：60-70, 2011

2) 日本放射線技術学会撮影部会企画：X 線CT 撮影における標準化—ガイドラインGALACTIC（改訂2 版）. 日本放射線技術学会, 2015

3) 鳴海善文他：日本医学放射線学会雑誌. 65（3）：300-301, 2005

4) ESUR：ESUR Guidelines on Contrast Agents, 2019
https://www.esur.org/fileadmin/content/2019/ESUR_Guidelines_10.0_Final_Version.pdf（2021年12月閲覧）

5) 日本医学放射線学会造影剤安全性委員会：授乳中の女性に対する造影剤投与後の授乳の可否に関する提言. 日本医学放射線学会, 2019
http://www.radiology.jp/member_info/safty/20190627_01.html（2021 年12月閲覧）

(山浦秀和)

2단계

정상 영상

POINT

- □ 기본은 개개 장기를 연속된 평면 영상에서 입체적으로 인식하는 것이다.
- □ 장기의 위치를 기억하는 기본 훈련은 '연결한다·둘러싼다·비교한다' 등이다.
- □ 정상에서는 보이지 않는 림프절이 있으면 림프절전이에 주의한다.

1 CT의 기본 영상

□ 컴퓨터 단층영상(computed tomography, CT)의 기본 영상은 횡단영상[transverse image; 수평단상(horizontal image), 축면영상(axial image)이라고도 한다]이다. 몸을 둥글게 잘라 영상화하여 발쪽에서 몸을 보는 상황처럼 영상의 위쪽은 배, 아래쪽은 등, 왼쪽은 몸의 오른쪽, 오른쪽은 몸의 왼쪽이 된다. 일반적으로 방사선 사진 등 다른 영상에서도 몸을 정면에서 보아 영상의 왼쪽이 몸의 오른쪽, 오른쪽이 몸의 왼쪽이 된다.

□ CT에서는 횡단영상 이외에 컴퓨터 영상 처리에 의한 재구성이 가능하여 관상영상(coronal image; 정면에서 본 상태), 시상영상(sagittal image; 옆에서 본 상태)을 만들어 횡단영상과 함께 3 방향에서 자세하게 평가한다. 임의로 기울인 단면의 영상(경사영상; oblique image) 작성도 가능하며, 이들을 종합하면 다단면 재구성영상(multi-planar reconstruction, MPR)라고 한다(☞ p4). 또한 관찰하려는 목적에 따라 3D이미지도 만들 수 있다. 장비의 발전에 따라 다양한 CT영상을 만들 수 있지만, 기본은 횡단영상이므로, 이에 대한 영상 해부(정상 구조)의 이해가 중요하다.

2 CT영상 표시 농도

□ CT영상은 체내 모든 구조(조직)의 방사선 감쇄(방사선의 감쇄되기 쉬움과 투과하기 쉬움) 정도에 따라 물을 0으로 공기를 −1,000으로 상대 수치를 CT수치로 나타내는 그레이 스케일로 표시한다. CT수치가 낮으면 검고, 높으면 희다. 인체 구성 조직의 CT수치는, 지방조직 −100, 연부조직이 30−60, 석회화된 뼈 80−1000(그림 1-1-3, ☞p3)이다. 장기나 근육은 연부조직 농도(연부농도)이므로 조영제를 사용하지 않은 비조영CT에서는 CT수치 차이가 작아 구별이 어렵다. 특히 복강 안에는 간, 비장, 신장, 위장 등 여러 장기가 제한된 공간 안에 존재하여 농도만으로는 구별이 되지 않을 수 있다.

□ 명확하게 농도가 다른 것은, 공기(기관−폐, 위장관), 지방[피하지방과 내장지방(장기 사이의 경계가 되기도 한다)], 물[뇌척수액, 위장관 내용물, 담낭 내용물(담즙), 신우−방광의 내용물(소변), 흉수나 복수], 연부농도, 뼈와 석회화 부분 등이다. 연부농도 중에서 관심이 많은 부분(관심장기나 관심병터)은 비조영CT만으로는 평가에 한계가 있다. 내장지방이 어느 정도 존재하여 복막이나 장막(내장쪽 복막)에 지방이 부착되어 있으면 장기의 윤곽을 검은색으로 볼 수 있지만 지방이 적거나 부종이 있으면 구별하기 어렵다.

□ 이것을 해결하여 체내 구조 장기나 병터를 보기 쉽게 하려는 수단으로 조영제를 사용한

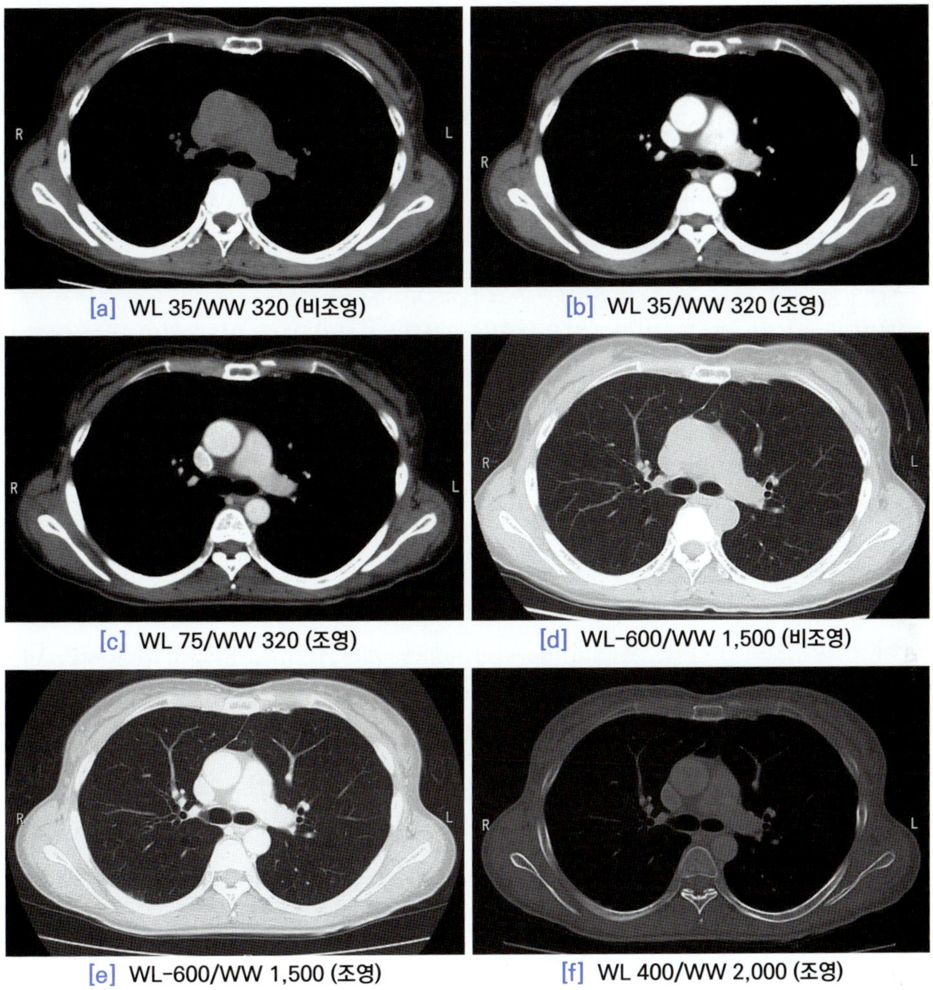

그림 2-1 흉부 비조영·조영CT

a: 흉부 비조영CT세로칸(연부) 조건, b: 흉부조영CT세로칸 조건(단순 CT와 같은 조건으로 표시), c: 흉부조영CT세로칸 조건(조영조건), d: 흉부 비조영CT폐부위 조건, e: 흉부조영CT폐부위 조건, f: 흉부조영CT뼈조건

다. 일반적으로 조영CT는 정맥으로 비이온성 아이오딘 조영제(처음에 개발된 이온성 조영제에 비해 유해반응이 적다)를 투여하여 시행한다. 조영제 사용에 의해 조영되는 부위의 CT수치가 조영제 분포에 따라 상승되어 장기 구별을 쉽게 한다(조영제 사용 목적 ☞ p9).

□ 이제 실제 CT영상으로 확인해 보자.

1. 흉부의 단순CT와 조영CT의 차이 그림2-7

□ 그림 2-1a와 그림 2-1b를 비교해 보자. 조영CT(그림 2-1b)는 비조영CT(그림 2-1a)에 비해 전체적으로 희게 보인다. 정맥주사한 조영제 농도가 세로칸(종격) 안의 심혈관 소공간에 증가하였으며, 흉벽 근육의 농도도 약간 올라가 있다. 그림 2-1a에 비해 전체적으로 하얗게 보인다는 느낌이다. 이와 같이 조영CT를 비조영CT와 같은 그레이스케일로 표시하면

희게 빛나는 것처럼 되어 보기 나쁘기 때문에 표시 조건을 바꾸어(그레이스케일의 중심을 CT수치에 따라 조정한다) 보기 좋게 한다(그림 2-1의 b→c). 이런 그레이스케일의 표시 중심과 표시 범위 조절을 윈도우 처리라고 부른다. 표시의 중심이 되는 CT수치를 윈도우레벨(window level, WL) 또는 윈도우 중심(C), 그 표시폭을 윈도우 폭(window width, WW) 또는 간단하게 윈도우(W)라고 한다. 즉 WL (C)와 WW (W)를 조정하여 영상을 보기 쉽게 만든다.

- □ CT영상에서 많은 장기나 병터가 포함되는 연부조직(뼈나 연골 이외의 인체를 구성하는 부분)을 보려는 경우, 지방조직을 보려는 경우, 공기가 모여 있는 폐의 내부 구조를 보려는 경우, 뼈를 평가하려는 경우 등 각각에 따라 가장 좋은 조건으로 WL와 WW를 조절한다.
- □ 그림 2-1a는 흉부의 CT영상이다. 흉부는 대략 흉벽과 세로칸(종격; mediastinum)의 연부조직, 폐, 뼈로 나누어져 있으며, 다른 부위와의 차이는 폐의 존재이다. 연부조직을 중심으로 나타내는 조건을 흉부에서는 특히 세로칸 조건이라고 말한다. 여기서는 WL35/WW320의 조건으로 표시하고 있다. 연부농도인 근육, 혈관, 식도가 거의 같은 농도가 되어 회색으로 보이고, 뼈는 희며, 피하지방은 검게 보이고, 공기가 모인 폐는 내부 혈관 일부를 제외하면 진한 검은색으로 나타난다. 따라서 폐부위를 보기 위해서는 그림 2-1d처럼 WL~600/WW1,500으로 WL를 공기에 가깝게 하고 WW를 매우 넓게 하면 공기가 모여 있는 폐의 내부 구조를 볼 수 있다. 이런 CT표시 조건을 폐부위 조건이라고 한다. 이렇게 관심 장기인 폐의 공기 CT수치를 기준으로 폐 안 구조인 기관지벽이나 혈관을 나타낸다. 폐 안 구조는 본래 연부 농도지만, 가늘고 얇기 때문에 일반 연부조건으로는 폐 안에 숨겨져 보이지 않는다. 폐부위조건에서는 그 존재를 인식할 수 있지만 일률적으로 흰색 선으로 보여 두께나 굵기 이외의 혈관이나 기관지 상태를 알 수 없다.
- □ 그림 2-1e는 폐부위조건의 조영CT이며 그림 2-1d처럼 혈관이 널리 퍼져 차이가 있어 보이지만 폐 영역(폐의 내용)에는 전혀 차이가 없다. 즉 폐부위 CT는 단순이나 조영과 관계없이 어느 한쪽으로도 충분하다고 생각 할 수 있다.
- □ 그림 2-1f는 흉부 조영CT 뼈조건이다. 일반 연부(세로칸) 조건에서 흰색으로 보이는 뼈를 평가하기 위해서는 WL400/WW2,000으로 WL를 뼈에 가깝게 하고, WW를 매우 넓게 하면 뼈의 내부 구조를 볼 수 있다. 골병터 평가에서 주위 혈관 상황이나 병터의 조영효과를 볼 수 있어 뼈조건의 비조영과 조영 촬영은 유용하다.

(1) 흉부 비조영·조영CT에서 확인할 수 있는 조직 그림2-2

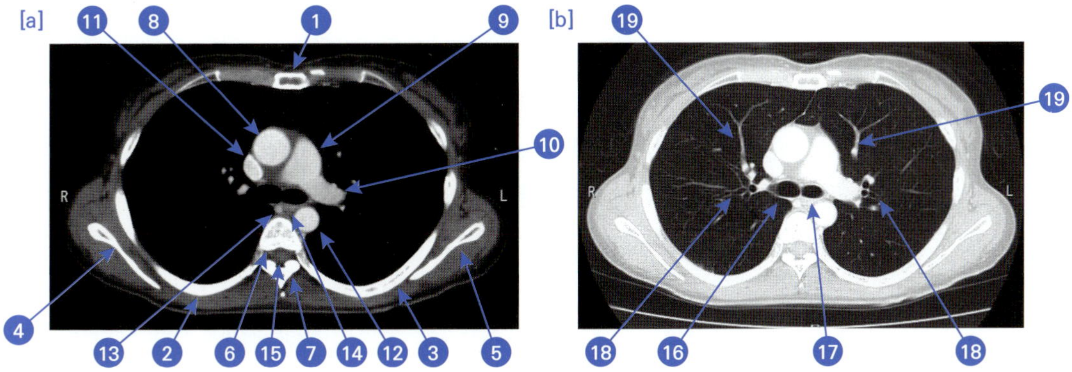

그림 2-2 흉부 비조영·조영CT에서 각 장기의 명칭

a: ❶ 흉골, ❷ 오른쪽 늑골, ❸ 왼쪽 늑골, ❹ 오른쪽 견갑골, ❺ 왼쪽 견갑골, ❻ 흉추추체, ❼ 흉추추궁, ❽ 상행 대동맥, ❾ 폐동맥간, ❿ 왼쪽 폐동맥, ⓫ 상 대정맥, ⓬ 하행 대동맥, ⓭ 기정맥, ⓮ 식도, ⓯ 흉추척수(근육은 표시하지 않았다)
b: ⓰ 우주기관지, ⓱ 좌주기관지, ⓲ 폐부위기관지, ⓳ 폐부위혈관

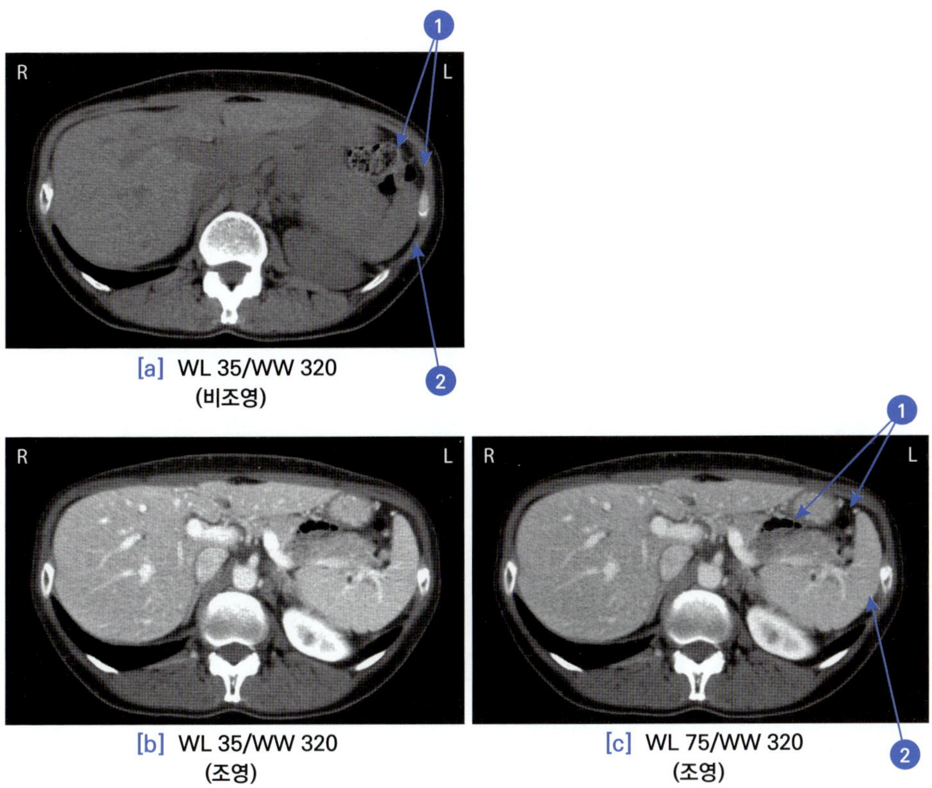

그림 2-3 상복부 비조영·조영CT

a: 상복부비조영CT연부 조건, b: 상복부조영CT(조영 조건), c: 상복부조영CT(조영 조건)

2. 상복부에서 비조영 · 조영CT의 차이 그림 2-3

□ 다음에는 상복부에서 비조영과 조영CT의 차이를 보자.

□ 상복부는 흉부와 달리 폐부위 조건(상복부CT에서도 폐 일부가 보인다) 개념이 없어 연부조건이라는 말을 사용하지 않는다. 그림 2-3a는 흉부의 세로칸 조건에 해당하며 복부에는 장기가 많고 농도 차이가 있지만 연부농도를 나타내는 윤곽을 만드는 지방(검은 선)이 없는 장기는 경계를 알기 어렵다. 그림 2-3b는 정맥에 조영제를 투여하여 혈관이나 장기가 조영 되어 농도가 올라가 있다. 이런 장기의 조영효과 차이나 혈관의 구분에 의해 구조 파악이 쉬워진다. 그러나 비조영CT 조건에서 흉부에 비해 장기가 많아 전체적으로 흰색이 눈에 띈다. 그림 2-3c의 흉부CT처럼 WL을 올리면 그림 2-3b에 비해 전체적으로 어두워져 평가하기 쉬워진다. 신장은 혈류가 풍부하고 농도가 높기 때문에 신장을 자세히 보기 위해서는 WL/WW 조정이 필요하다.

□ 그림 2-3의 비조영CT와 조영CT는 다른 날에 시행하여 비조영CT와 조영CT의 장기 위치가 반드시 일치하지 않는다. 체위나 호흡 정지 위치의 차이도 있지만 복부에서는 위장관의 연동운동이나 위장관 안 가스나 내용물(그림 2-3의①)의 영향을 받아 장기 위치(그림 2-3의②)가 다를 수 있다.

(1) 상복부 비조영·조영CT에서 확인할 수 있는 구조 그림 2-4

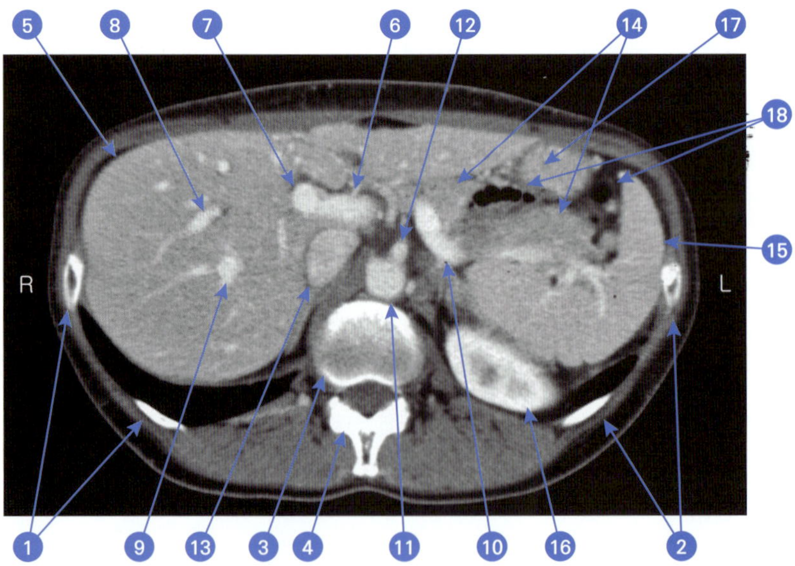

그림 2-4 상복부 비조영·조영CT에서 각 장기의 명칭

❶ 오른쪽 늑골, ❷ 왼쪽 늑골, ❸ 흉추추체, ❹ 흉추추궁, ❺ 간, ❻ 문맥본간, ❼ 문맥우지, ❽ 간내문맥, ❾ 우간정맥, ❿ 비정맥, ⓫ 복부 대동맥, ⓬ 상장간막 동맥, ⓭ 하대정맥, ⓮ 췌장, ⓯ 비장, ⓰ 좌신, ⓱ 위, ⓲ 공장

3. 골반부에서 비조영CT와 조영CT의 차이

- □ 골반부에서 방광이나 자궁 또는 전립선 등 지표가 되는 장기가 보이지 않는 슬라이스에서는 내용을 평가하기 어렵지만, 우선 위에서 아래로 연속되는 위장관이나 혈관을 파악하면 전체상을 알 수 있다. 그러나 소장 평가는 때로 쉽지 않다. 그림 2-5b는 조영CT이며 정맥에 조영제를 투여하여 혈관이나 위장관벽의 조영 농도를 높여(그림 2-5a) 구조 파악이 가능하며, 비조영CT에서 전체적으로 희게 보이는 것에 비해 평가가 쉬워진다.
- □ 현재 사용하는 장비는 촬영 부위에 따라 프로토콜이 정해져 있어 개별적으로 조정하는 일은 많지 않다. 때로 WL와 WW를 약간 조정하여 보기 좋은 영상을 얻을 수 있다. 그러나 익숙하지 않으면 해석하기 어려운 영상이 되기도 한다. CT영상은 어떤 의미에서 만들어진 것인지와 만들 수 있는 조건에 따라 영상이 달라질 수 있다.

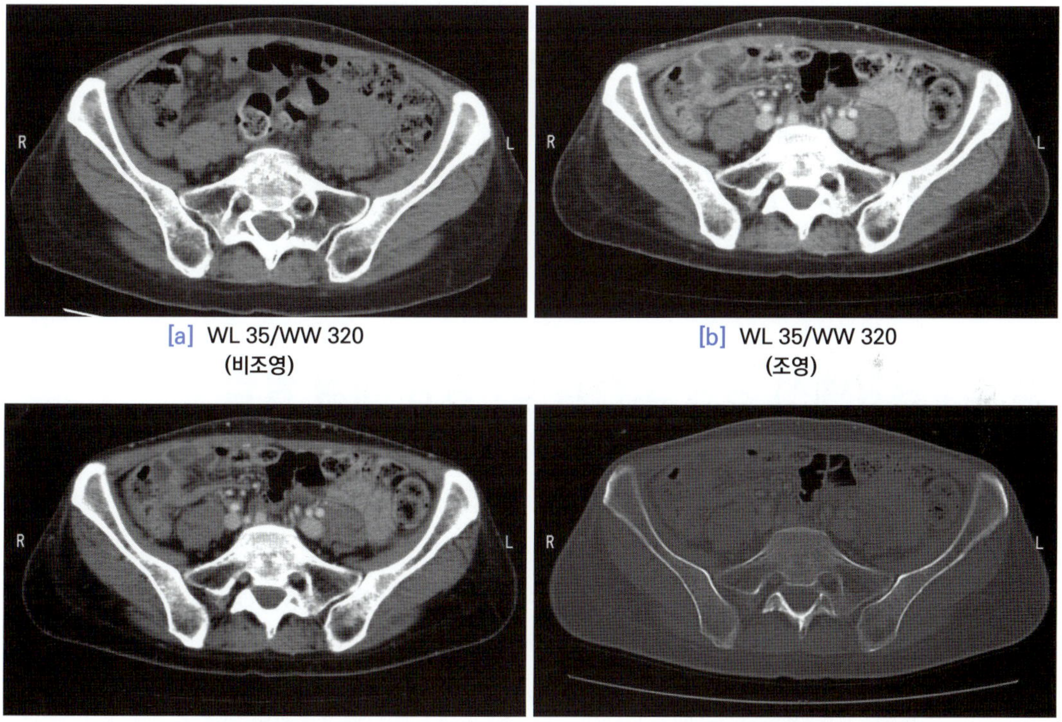

[a] WL 35/WW 320 (비조영)
[b] WL 35/WW 320 (조영)
[c] WL 75/WW 320 (조영)
[d] WL 400/WW 2,000 (조영)

그림 2-5 골반부 비조영·조영CT

a: 골반부 비조영CT, b: 골반부 조영CT (비조영 조건), c: 골반부 조영CT (조영 조건), d: 골반부 조영CT 골조건

(1) 골반부의 비조영 및 조영CT에서 확인할 수 있는 구조 그림 2-6

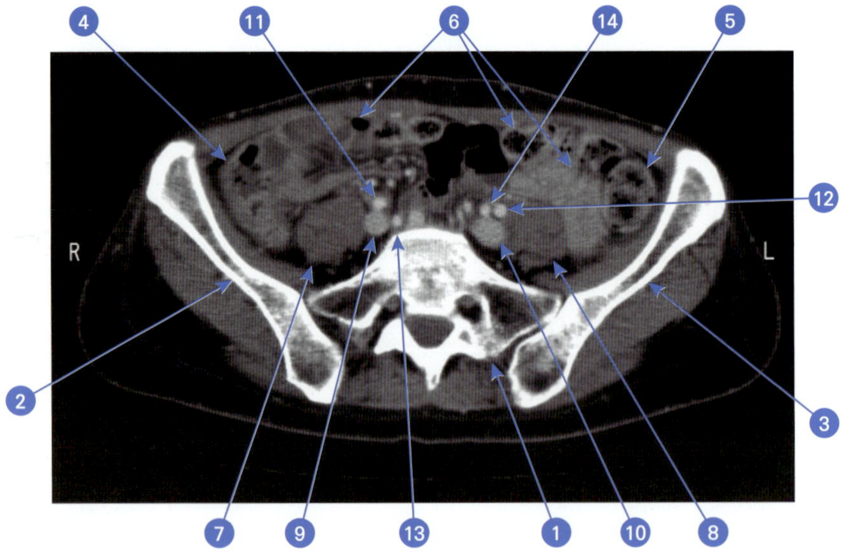

그림 2-6 골반부 비조영·조영CT에서 각 장기의 명칭

❶ 천골, ❷ 오른쪽 장골, ❸ 왼쪽 장골, ❹ 상행결장, ❺ 하행결장, ❻ 소장, ❼ 우대요근, ❽ 좌대요근, ❾ 우총장골 정맥, ❿ 좌총장골 정맥, ⓫ 우외장골동맥, ⓬ 좌외장골동맥, ⓭ 우내 장골 동맥, ⓮ 좌내 장골 동맥

3 CT영상에서 정상 소견과 CT영상 해석 방법

- □ CT영상의 정상 소견에 대해 알아보자.
- □ 당연한 일이지만 병터를 해석하기 위해서는 정상 영상 소견을 알 필요가 있다. 그 기본은 해부학 지식이다. 광범위한 해부학 지식은 역시 필요하다. CT영상은 인체를 일정한 간격으로 둥글게 자른 단층 영상이며 2차원 평면 영상이다. 이것을 연속적으로 묘사하여 3차원적으로 인식하는 작업이 필요하다. 우선 개개 장기를 연속된 평면 영상에서 입체적으로 파악하는 것이 중요하다. 정상 영상(영상 해부)의 기본은 어느 정도 기억할 필요가 있으며, 애매한 곳이나 세세한 부분은 보다 자세한 전문서적에서 확인한다.
- □ CT 영상 평가에서 주의할 점을 알아보자.
- □ 우선 위(머리쪽)에서 아래(발쪽)까지 전체를 관찰한다. 관심이 있는 영역에만 집중하면 예상하지 못한 병터나 이상이 있어도 놓칠 가능성이 있어 주의한다.
- □ 실제 모습과는 다르지만 인체를 대략 좌우 대칭 구조로 보아 좌우 비대칭인 곳은 주의하여 확인한다. 대동맥의 주행, 심장과 간의 위치, 위장관의 주행 등에는 좌우 특이성이 있다. 이들은 대략 관찰할 필요가 있지만, 만약 부자연스럽게 느껴지면 비정상 소견이 될 수 있다. 정상에서도 좌우 비대칭 구조를 볼 때마다 자신만의 노하우로 기억해둔다.
- □ 전체를 보고 나서 개개 장기를 관찰한다. 복잡한 작업이 될 수 있지만 한번에 파악하는

방법이 있다. 연결한다, 둘러싼다, 비교한다(**그림 2-7**). 이것은 xi쪽에서 설명한 URL, QR 코드, web에서도 볼 수 있다. 이것을 이용하여 정상 영상을 확인해 본다.

1. 정상 영상 확인 그림 2-7 (여성)

WEB

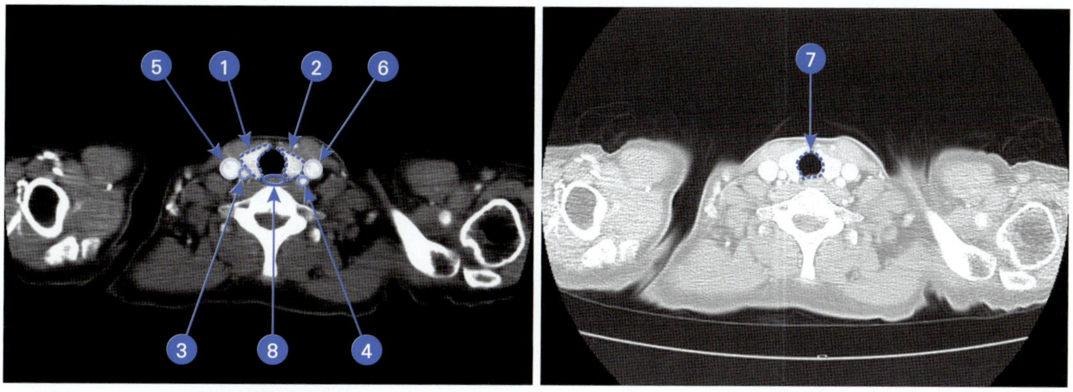

세로칸(연부)조건 폐부위조건

그림 2-7 [a] 흉부-상복부조영CT (1)

❶ 갑상선우엽, ❷ 갑상선좌엽, ❸ 우총경동맥, ❹ 좌총경동맥, ❺ 우내경정맥, ❻ 좌내경정맥, ❼ 기관, ❽ 식도

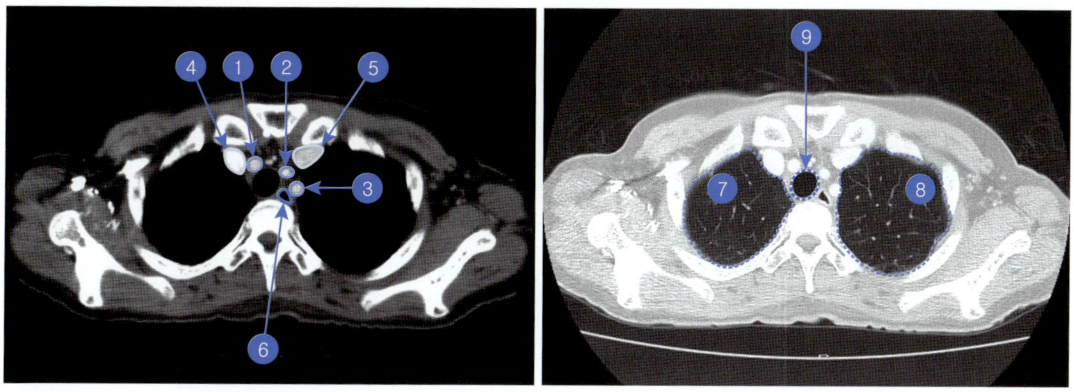

세로칸(연부)조건 폐부위조건

그림 2-7 [b] 흉부-상복부조영CT (2)

❶ 오른 팔머리 동맥, ❷ 좌총경동맥, ❸ 좌총경동맥, ❹ 오른 팔목정맥, ❺ 왼팔목정맥, ❻ 식도, ❼ 폐우엽, ❽ 폐좌엽, ❾ 기관

수록 동영상은 이곳에서, 사용방법은 ☞xi쪽

https://www.igaku-shoin.co.jp/prd/04928/

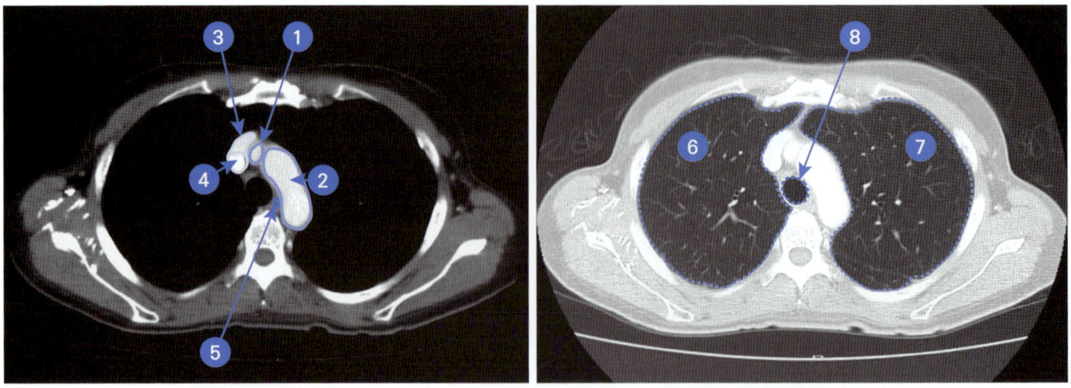

세로칸(연부)조건 폐부위조건

그림 2-7 [c] 흉부-상복부조영CT (3)

❶ 오른머리 동맥, ❷ 대동맥활, ❸ 왼머리 정맥, ❹ 상대정맥, ❺ 식도, ❻ 폐우엽, ❼ 폐좌엽, ❽ 기관

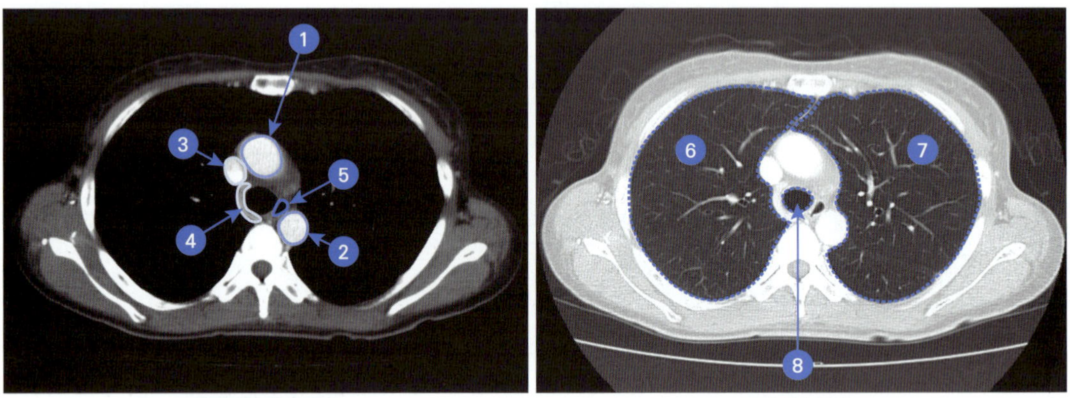

세로칸(연부)조건 폐부위조건

그림 2-7 [d] 흉부-상복부조영CT (4)

❶ 상행 대동맥, ❷ 하행 대동맥, ❸ 상대정맥, ❹ 기정맥활, ❺ 식도, ❻ 폐우엽, ❼ 폐좌엽, ❽ 기관

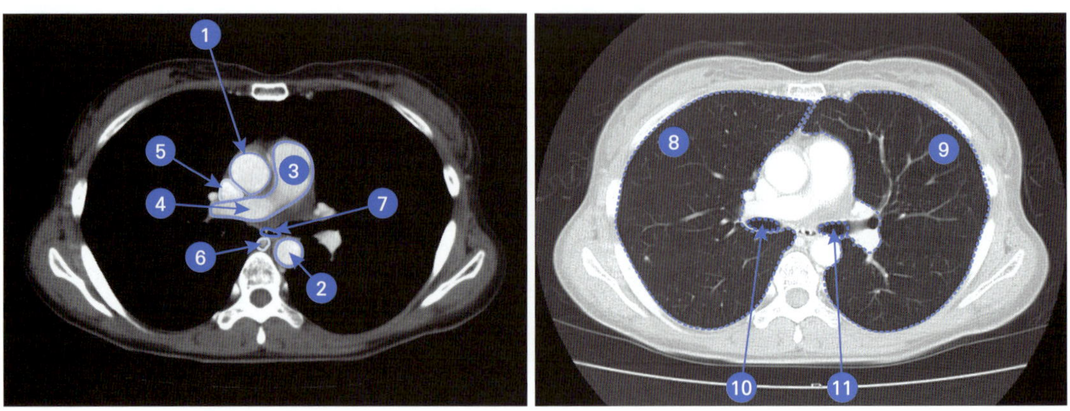

세로칸(연부)조건 폐부위조건

그림 2-7 [e] 흉부-상복부조영CT (5)

❶ 상행 대동맥, ❷ 하행 대동맥, ❸ 폐동맥간, ❹ 오른쪽 폐동맥, ❺ 상대정맥, ❻ 기정맥활, ❼ 식도, ❽ 폐우엽, ❾ 폐좌엽, ❿ 오른쪽 주기관지, ⓫ 왼쪽 주기관지

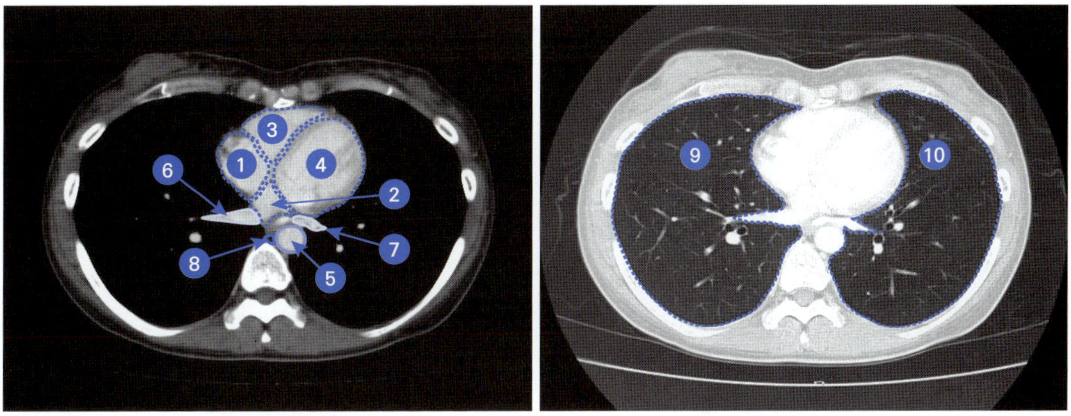

세로칸(연부)조건 폐부위조건

그림 2-7 [f] **흉부-상복부조영CT (6)**

❶ 오른쪽 심방, ❷ 좌심방, ❸ 오른쪽 심실, ❹ 좌심실, ❺ 하행 대동맥, ❻ 우하 폐정맥, ❼ 좌하 폐정맥, ❽ 식도, ❾ 폐우엽, ❿ 폐좌엽

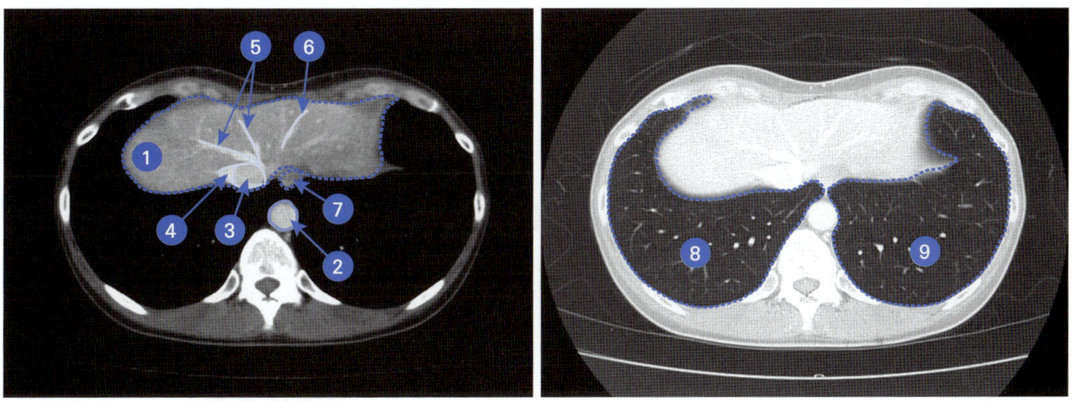

세로칸(연부)조건 폐부위조건

그림 2-7 [g] **흉부-상복부조영CT (7)**

❶ 간, ❷ 하행 대동맥, ❸ 하대정맥, ❹ 우간정맥, ❺ 중간정맥, ❻ 좌간정맥, ❼ 식도, ❽ 폐우엽, ❾ 폐좌엽

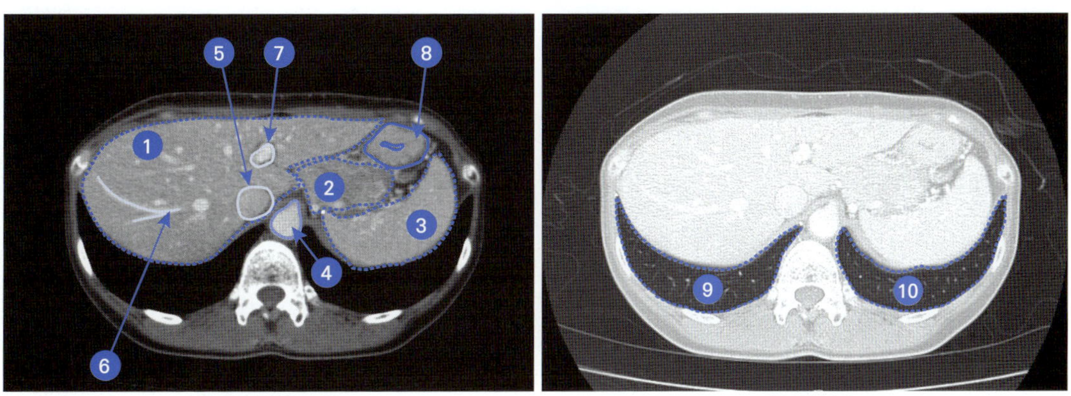

세로칸(연부)조건 폐부위조건

그림 2-7 [h] **흉부-상복부조영CT (8)**

❶ 간, ❷ 췌꼬리 부분, ❸ 비장, ❹ 복부 대동맥, ❺ 하대정맥, ❻ 우간정맥, ❼ 문맥제부, ❽ 위, ❾ 폐우엽, ❿ 폐좌엽

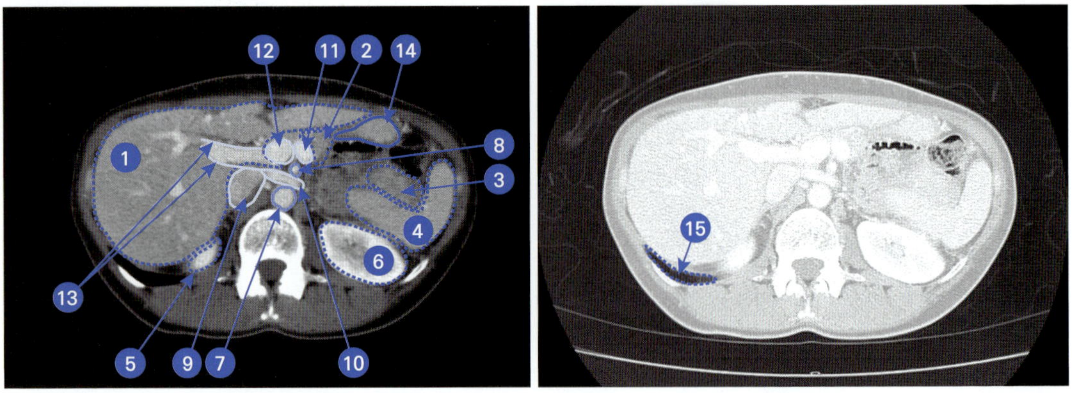

세로칸(연부)조건 폐부위조건

그림 2-7 [i] 흉부-상복부조영CT (9)

❶ 간, ❷ 췌체부, ❸ 췌꼬리 부분, ❹ 비장, ❺ 신우엽, ❻ 신좌엽, ❼ 복부 대동맥, ❽ 상장간막 동맥, ❾ 하대정맥, ❿ 좌신정맥, ⓫ 비정맥, ⓬ 문맥본간, ⓭ 문맥우지, ⓮ 위, ⓯ 폐우엽

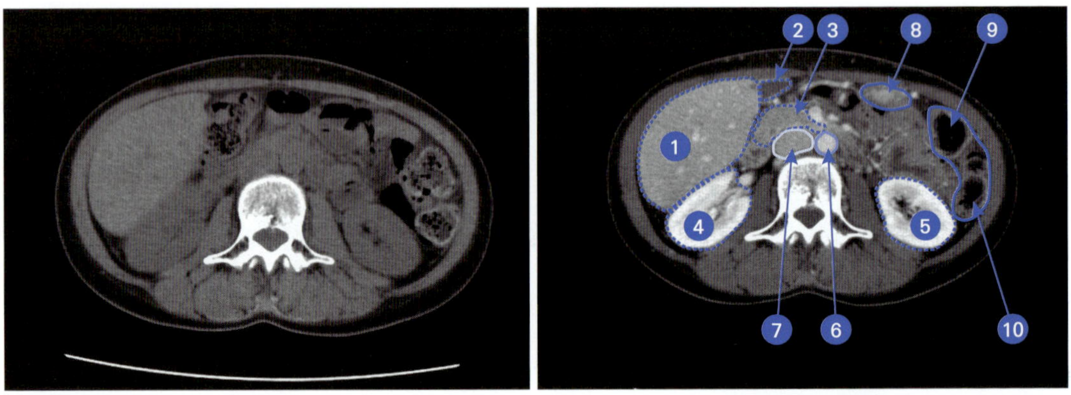

비조영 조영(다른 날 촬영)

그림 2-7 [j] 복부-골반부 CT (1)

❶ 간, ❷ 담낭, ❸ 췌머리 부분, ❹ 신우엽, ❺ 신좌엽, ❻ 복부 대동맥, ❼ 하대정맥, ❽ 위, ❾ 횡행 결장, ❿ 하행 결장

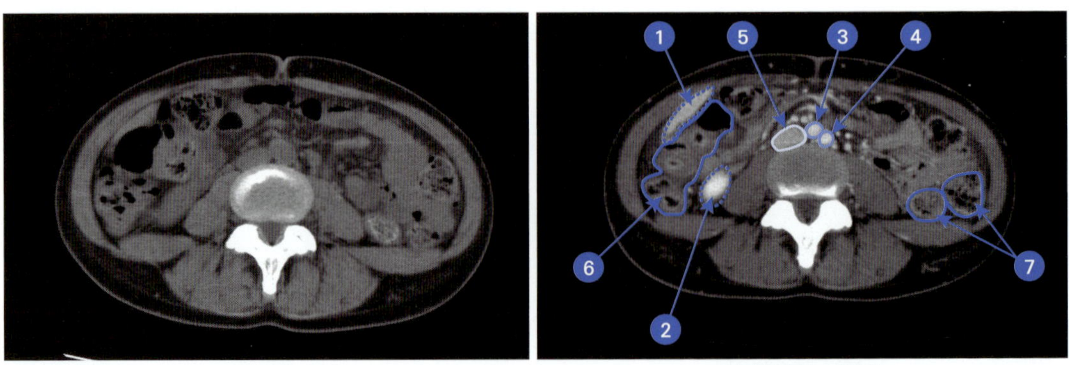

비조영 조영(다른 날 촬영)

그림 2-7 [k] 복부-골반부 CT (2)

❶ 간, ❷ 신우엽, ❸ 우총장골 동맥, ❹ 좌총장골 동맥, ❺ 하대정맥, ❻ 상행 결장, ❼ 하행 결장

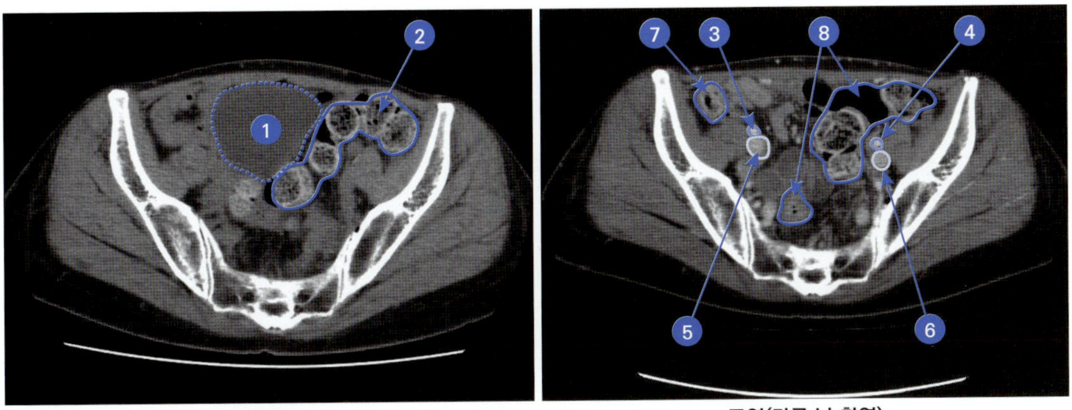

비조영　　　　　　　　　　조영(다른 날 촬영)

그림 2-7 [l] 복부-골반부 CT (3)

❶ 방광(소변이 모여 부풀어 올라 있기 때문에, 주위 장기의 위치가 바뀐다), ❷ 구불결장, ❸ 우외 장골 동맥, ❹ 좌외 장골 동맥, ❺ 우외 장골 정맥, ❻ 좌외 장골 정맥, ❼ 맹장, ❽ 구불결장

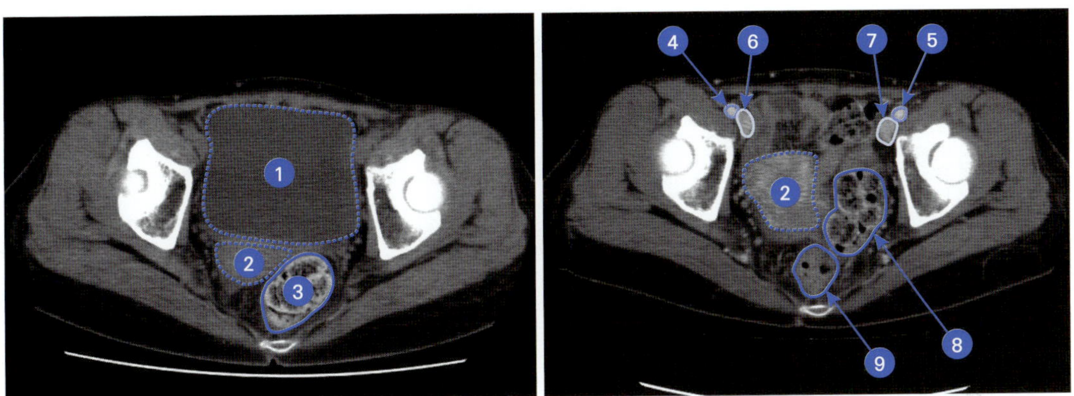

비조영　　　　　　　　　　조영(다른 날 촬영)

그림 2-7 [m] 복부-골반부 CT (4)

❶ 방광(소변이 모여 부풀어 올라 있기 때문에, 주위 장기의 위치가 바뀐다), ❷ 자궁, ❸ 직장, ❹ 우외 장골 동맥, ❺ 우외 장골 동맥, ❻ 우외 장골 정맥, ❼ 좌외 장골 정맥, ❽ 구불결장, ❾ 직장

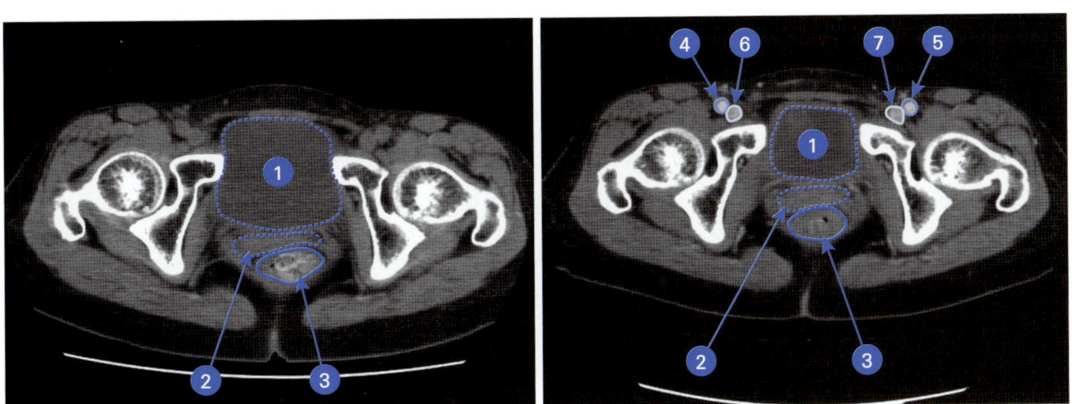

비조영　　　　　　　　　　조영(다른 날 촬영)

그림 2-7 [n] 복부-골반부 CT (5)

❶ 방광(소변이 모여 부풀어 올라 있기 때문에, 주위 장기의 위치가 바뀐다), ❷ 질, ❸ 직장, ❹ 오른쪽 대퇴 동맥, ❺ 왼쪽 대퇴 동맥, ❻ 오른쪽 대퇴 정맥, ❼ 왼쪽 대퇴 정맥

2.「연결한다」

□ 우선 그림 2-7에서 ━━ 실선1로 표시한 식도-위-십이지장~결장-직장, ━━ 실선2로 표시한 동맥, ━━ 실선3로 표시한 정맥을 확인한다. 폐부위 조건에서는 - - - 점선으로 표시한 기관-기관지를 연결한다.

□ 위장관, 혈관, 기도 등 관 기관(tubal organ)을 순서대로 연결한다. 입구(시작점) 또는 출구(끝나는 점)를 알기 쉬운 곳에서부터 영상을 따라가 본다.

□ 이때 부자연스러운 곳[갑자기 부풀어오른 곳이나 덩이(mass) 등]에 주목한다. 중단된 부분은 잘 파악할 수 없을 때가 많으며 익숙하지 않으면 병터만 볼 수 있다. 영상을 보기 시작한 초기에 의문나는 점을 영상의학 전문가에게 확인할 수 있으면 좋다.

□ CT는 기본적으로 횡단영상이므로 위아래로 움직여 쫓아가야 한다. 특히 위장관은 연동운동으로 신축하므로 주행이 복잡하여 파악하기 어려울 수 있다. 사실 소장 전체를 보기는 어렵다.

□ 최근 CT는 기존 영상을 관상영상이나 시상영상 등 단면을 바꿀 수 있으므로 횡단영상에 추가하여 관상영상이나 시상영상 등으로 확인해 보면 세계가 바뀌는 느낌이 든다.

3.「둘러싼다」

□ 다음에 그림 2-7에 - - - 점선으로 표시한 폐, 간, 신장 등 실질장기(parenchymal organ)를 둘러싼다.

□ 이와 같이 우선은 정상 영상을 이용하여「연결한다」,「둘러싼다」를 훈련하는 것이 중요하다. 정상 영상을 알 수 있으면 혈관 등 쉽게 인식할 수 있는 기본 구조 이외에 어떤 것이 있는지 알 수 있게 된다. 혈관에도 주행 이상이나 동맥류 등의 병터가 있으며 이것도 연결해 본다. 둘러싸는 방법으로 윤곽을 따라가면 처음에는 이해하기 어려웠던 병터도 파악할 수 있다.

□ 병터가 장기의 바깥쪽이나 장기와 장기 사이에 있을 때 어디서 발생한 것인지 판단하기 어렵지만 대략적 위치를 파악하는 것은 중요하다.

4.「비교한다」

□ 암 환자에서는 종양병터 평가를 위해 정기적으로 CT를 촬영하여 경과를 관찰한다. 이렇게 '과거 영상'이 있으면 이것을 비교한다. 차이가 나는 곳은 없는지, 새로운 덩이가 보이거나, 체액이 모이지 않았는지 확인한다. 이때 호흡이나 위장관의 연동운동, 몸의 기울기 등에 의해 위치가 변할 수 있음에 주의한다. 어떻게 봐도 크기가 커진 것이나 모양이 변한 것은 비정상이다. 과거 영상이 없으면 CT영상 교과서나 자신이 습득한 지식으로 비교한다.

□ 이제 실제 영상 그림 2-8에서 비교해 보자. 그림 2-8a, b의 앞세로칸에 종양병터(▲)가 있다. 위치로 봐서 가슴샘에서 유래한 종양병터로 생각하지만 단순 CT(그림 2-8a)에서 등쪽의 심혈관계와 농도 차이가 없다. 조영CT(그림 2-8b)에서 병터에 약간의 조영효과가 있으나

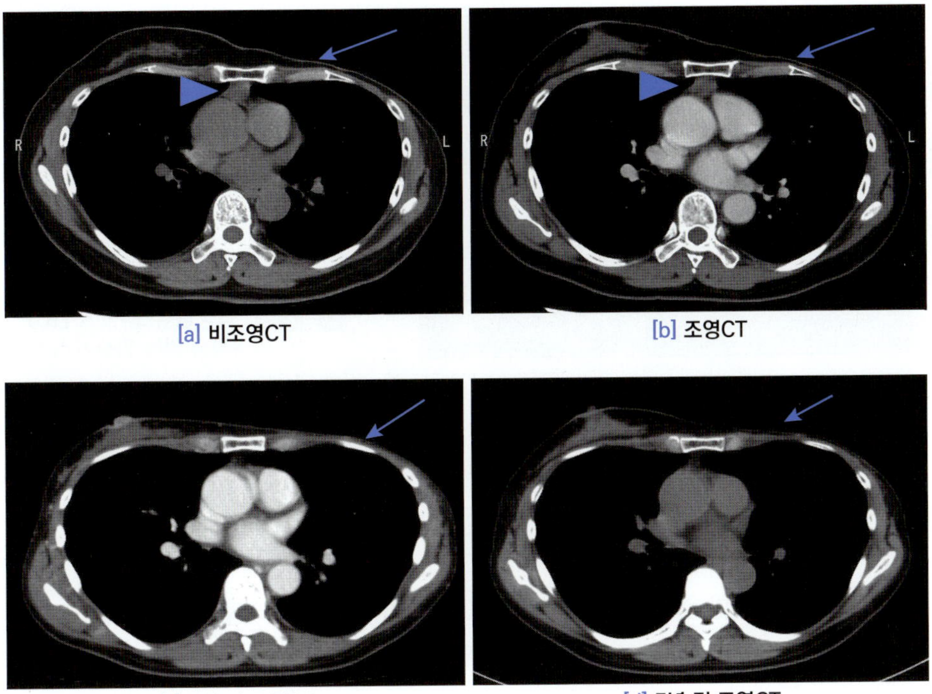

[a] 비조영CT [b] 조영CT [c] 8년 전 조영CT [d] 5년 전 조영CT

그림 2-8 흉선종

심혈관계의 조영효과가 보다 현저하여 병터가 명확히 구별된다. 왼쪽 유방암의 수술 후(→)에서 정기적으로 CT를 시행하였으며, 그림 2-8c과 그림 2-8d에서는 앞세로칸의 병터를 볼 수 없어 새로운 병터의 출현(증가)으로 인식한다.

- □ 우선 「연결한다」, 「둘러싼다」, 「비교한다」에 의해 CT에 이상한 곳이 비정상인가의 판단을 영상진단의가 확인한다. 영상진단 보고서에 약자로 써 있거나 자신의 전문 영역(관심 영역) 이외의 내용은 이해하기 어려운 것도 있으며 의문점은 그때마다 확인한다.

4 림프절 평가

- □ 기존 구조의 파악에 귀찮은 것으로 림프절이 있다. **림프절은 림프관으로 연결되어 있으며, 동맥 주위를 중심으로 몸 안에 퍼져 있다.** 림프관은 매우 가늘기 때문에 CT에서 보이지 않는다. 정상에서도 림프절은 체내에 있지만 수 mm 크기이므로 신경 쓰이지 않는다. 그러나 최근 CT는 성능이 향상되어 밀리미터 단위까지 인식이 가능하다. 실제로 목이나 겨드랑이, 세로칸, 복부대동맥 주위 등에서 수 mm의 점 모양 결절을 자주 볼 수 있으며 이것이 림프절이다. 림프관은 보이지 않기 때문에 림프절은 연결되지 않는다. 림프절이 보이거나/보이지 않는 것에 개인차가 매우 크다. 보통 보이지 않는다고 생각하는 것이 보이면 판단하기 어렵다.

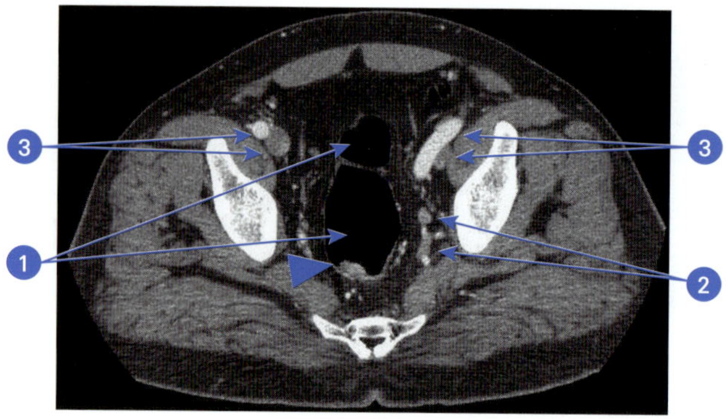

그림 2-9 직장암 수술 전 조영CT
(직장 안에 탄산가스 주입 후 CT)

- 비정상 림프절은 직경 10 mm 이상이라는 기준이 있지만, 현재 많은 CT영상이 5 mm 두께로 평가(5 mm 두께의 정보로 영상 작성)하므로 5 mm 이하는 병적이 아니라고 생각하여 문제가 없는 것으로 여긴다.
- 암의 영상 평가 기준에서는 일반적으로 단경 15 mm 이상을 병적 림프절(림프절전이)로, 단경 10 mm 미만을 정상으로 취급하고 있다. 10–15 mm의 림프절은 명확하게 병적이라고 하지 않지만, 정상으로도 취급하지 않는다는 견해다. 실제로 5–10 mm의 림프절전이가 있으며, 내부 모습을 포함하여 판단하지만, 단경 5–15 mm의 림프절 판정은 매우 어렵다.

1. 직장암 수술 전 조영CT(직장 안에 탄산가스를 주입한 CT) 그림 2-9

- 그림 2-9는 직장 안에 탄산가스를 주입하여 직장을 팽창시켜 장벽을 늘려(❶) 직장 후벽의 종양병터(직장암▲)가 명확하게 되었다. 탄산가스가 검게 보여, 직장벽이나 병터와 콘트라스트가 강해지는 음성 조영제의 역할을 하고 있다.
- 직장의 왼쪽에 단경 5 mm 정도의 비특이적 림프절(❷)이 있다. 또한 외장골동정맥(❸)은 동맥이 진하게, 정맥은 희미하게 보인다. 하나의 단면에서 형태가 다르게 보일 수 있어 상하의 연속성을 확인한다.
- 림프절비대는 감염이나 염증의 파급(이른바 반응성비대), 자가면역질환, 육아종형성질환 등에서 볼 수 있다. 감염 노출 위험이 높은 목이나 겨드랑이, 세로칸/폐문, 고샅 등에서 5–10 mm의 림프절이 눈에 띌 수 있다. 암 진단에 림프절전이 유무는 중요하다. 암의 림프전이에서 림프절비대가 나타난다. 암 종류에 따라 전이되기 쉬운 일차병터(primary lesion) 부근의 림프절을 국소림프절(regional lymph node)이라고 부른다. TNM 분류에서 N은 국소림프절의 전이를 나타낸다.
- 이보다 멀리 떨어진 림프절에 전이가 있으면 원격전이가 된다. 각각의 국소림프절 범위는 암 취급규칙에서 확인할 수 있다.
- 유명한 림프절전이에 Virchow(독일의 병리학자) 림프절전이가 있다. 이것은 복부의 암이 왼쪽 정맥각이라고 부르는 영역의 왼쪽 쇄골위림프절에 전이한 것이다. 복부의 암에서 보면 비교적 먼 부분이지만 하지, 골반, 복강, 흉강의 림프액이 합류하는 흉관은 대동맥의 오른쪽을 올라가서 왼쪽 내경정맥과 쇄골아래정맥의 합류부(왼쪽 정맥각)의 머리쪽

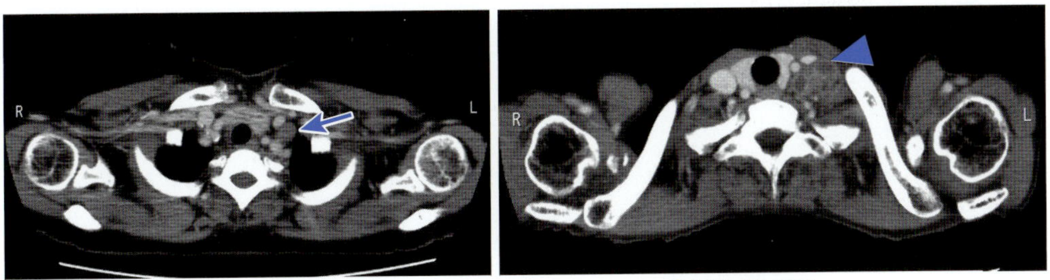

[a] 횡행결장암 수술 후 발병 예 [b] 담낭암 증례

그림 2-10 왼쪽 쇄골상 림프절전이

에서 정맥에 합류하므로 쇄골위림프절에 전이가 나타날 수 있다. 이와 같이 일차부위에서 림프관의 주행을 따라 림프액이 모이는 부위에 림프전이가 일어나기 쉬워진다. 왼쪽 쇄골 위에서 비대한 림프절을 촉지하여 위암이나 췌장암 등이 발견되는 예가 적지 않다.

2. 왼쪽 쇄골위림프절전이 그림 2-10

□ 그림 2-10a는 흉부 조영CT에서 왼쪽 쇄골의 뒤쪽, 왼쪽 내경동맥의 앞에 왼쪽 총경동맥을 안쪽으로 미는 연부농도의 결절병터(→)가 있으며 왼쪽 쇄골위림프절전이라고 판단된다. 또한 그림 2-10b는 왼쪽 내경동맥과 왼쪽 총경동맥을 앞쪽으로 미는 앞쪽으로 부푼 다결절융합(여러 결절이 융합된) 종양병터(▲)가 있다. 왼쪽 쇄골위림프절전이에 의해 담낭암이 발견된 증례다.

참고문헌

1) 町田徹監訳，小久保宇訳：CT・MRI 画像解剖ポケットアトラス（第4 版）第1巻頭部・頸部，メディカル・サイエンス・インターナショナル，2015

2) 町田徹監訳，小林有香訳：CT・MRI 画像解剖ポケットアトラス（第4 版）第2巻胸部・心臓・腹部・骨盤，メディカル・サイエンス・インターナショナル，2015

3) 町田徹監訳，小林有香訳：CT・MRI 画像解剖ポケットアトラス（第4 版）第3巻脊椎・四肢・関節，メディカル・サイエンス・インターナショナル，2018

4) 山﨑道夫編：レジデントのための腹部画像教室，日本医事新報社，2017

(稲葉吉隆)

3단계

치료효과 판정

1 레시스트(RECIST)

POINT

- □ 고형암의 화학요법 치료 효과 판정에 RECIST를 사용한다.
- □ 면역관문억제제 치료에서는 종양이 일단 증가되었다가 다시 축소되는 '가짜 악화' 현상을 볼 수 있다.
- □ 면역관문억제제의 치료 효과 판정 지표로 iRECIST 등 RECIST와 다른 기준이 제시되었다.

- □ 종양의 양적 변화 측정은 암 치료에서 효과 판정에 중요하다.
- □ 치료 효과 판정의 국제 기준으로 2000년 RECIST (Response Evaluation Criteria in Solid Tumors) 지침이 발표되었다.
- □ 2009년 개정 RECIST 지침(제1.1판)이 현재 널리 보급되어 고형종양의 치료 효과 판정 기준으로 임상 현장이나 임상시험에 이용하고 있다.

1 RECIST에 근거한 치료 시작 전 영상 평가

1. 치료 시작 전 영상 평가의 흐름

- □ 치료 시작 전 영상 평가의 흐름은 다음과 같다(그림 3-1-1). 우선 치료 시작 전 종양의 기저(baseline) 영상을 평가하여 종양의 크기 측정이 가능한지 알아본다. 이때 측정 가능병터와 측정 불가능병터를 구분한다. 이어서 측정 대상이 되는 '표적병터'와 측정 대상이 되지 않는 '비표적병터'를 구분한다. 이런 용어 사용을 다음 순서로 설명한다.
- □ 치료 시작 전 기저 평가는 치료 시작과 가까운 시기에 시행하는 것이 바람직하다. 치료 시작 전 4주 이내 시행을 권고한다.

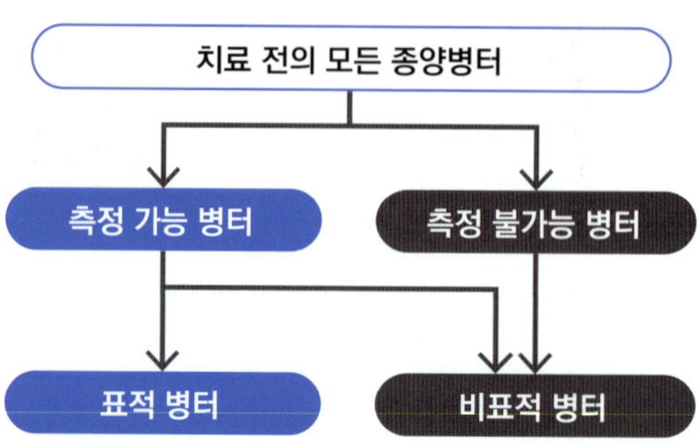

그림 3-1-1 RECIST에 의한 병터의 분류

2. 측정 가능병터, 측정 불가능병터는?

□ 종양병터, 림프절병터를 다음 기준에 따라 '측정 가능병터'와 '측정 불가능병터'로 구분한다.

(1) 측정 가능병터의 정의

① 림프절 이외의 종양병터

□ 적어도 한 방향으로 정확한 측정이 가능하며, 다음과 같은 크기로 구성된다. 측정 단면에서 최대지름(장경)을 계측한다.

- CT 또는 MRI 영상에서 장경 10 mm 이상[슬라이스 두께(☞p52)는 5 mm 이하를 권고한다. 슬라이스 두께가 5 mm를 넘으면 측정 가능병터 크기의 최소치는 슬라이스 두께의 2배를 기준으로 한다]이다.
- 흉부 방사선 영상에서 최대 지름 20 mm 이상이며 주위가 폐부위에 둘러싸여 있다.

② 림프절병터

□ 병적 비대라고 판단하며 측정 가능한 림프절은 CT에서 단경 15 mm 이상이다. 장경이 아니라 단경으로 계측하는 것에 주의한다.

(2) 측정 불가능병터의 정의

□ 측정 가능병터 이외의 병터가 여기에 해당한다. 예를 들어, 작은 병터(장경 10 mm 미만의 림프절 이외의 종양병터나 단경 10 mm 이상, 15 mm 미만의 림프절병터), 수막연막의 병터, 복수/흉수/심낭수, 염증유방암, 피부나 폐의 림프관증, 시/촉진으로 알 수 있지만 재현성 영상 검사법으로 측정 가능하지 않은 복부종양이나 복부 장기의 비대 등이다.

3. 표적병터, 비표적병터는?

□ 기저 영상 평가에서 여러 개의 측정 가능병터가 있을 때, 그중에서 치료 효과 판정 지표가 될 수 있는 병터를 선택하여 '표적병터'로 한다.

□ 선택하는 개수는 최대 5개(각 장기에 최대 2개)까지로 되어 있다.

□ 직경이 큰 병터를 우선 선택하는 것이 바람직하지만 반복 계측이 가능할 것으로 생각하는 (측정하기 쉽다) 병터를 선택한다.

□ 선택한 표적병터의 크기를 더하여 계산한 직경합계를 기록한다.

□ 표적병터 이외의 림프절병터를 포함하여 다른 모든 병터가 '비표적병터'가 된다.

□ 이런 '비표적병터'는 계측하지 않으며 기저 평가를 '있음', '없음'으로 평가한다. 같은 장기에 여러 개의 비표적병터가 있어도 하나의 병터로 기록하는 것도 가능하다(다발 간전이 등).

2 RECIST에 의한 치료 효과 판정

□ '표적병터' '비표적병터'의 변화를 다음 기준으로 평가하며, 기저 평가에서 없던 '새로운 병터 유무'를 고려하여 '종합 효과'를 판정한다.

표 3-1-1 종합적 판정

표적병터	비표적병터	새로운 병터	종합 판정
CR	CR	없음	CR
CR 또는 PR	non-CR/non-PD	없음	PR
SD	non-CR/non-PD	없음	SD
PD	해당 없음	해당 없음	PD
해당 없음	PD	해당 없음	PD
해당 없음	해당 없음	있음	PD

1. 표적병터의 평가

- □ **완전 효과(complete response, CR):** 모든 표적병터의 소실. 표적병터로 선택한 모든 림프절병터가 단경 10 mm 미만인 경우, 표적병터로 선택한 모든 림프절병터가 단경 10 mm 미만인 경우.
- □ **부분 효과(partial response, PR):** 기저 직경합계에 비해 표적병터의 직경합계가 30% 이상 감소.
- □ **진행(progressive disease, PD):** 경과 중 최소 직경의 합계(기저 직경의 합계가 경과 중의 최소치이면 이것을 최소 직경합계로 한다)에 비해 표적병터의 직경의 합계가 20% 이상 증가, 또는 직경 합계의 절대치가 5 mm 이상 증가.
- □ **안정(stable disease, SD):** PR에 해당하는 축소가 없고 PD에 해당하는 증가가 없다.

2. 비표적병터의 평가

- □ 완전 효과(CR): 모든 비표적병터가 소실되고 종양표지자가 기준치 상한 이하. 모든 림프절에 병적 비대가 없는 크기(단경 10 mm 미만), 모든 림프절에 병적 비대가 없는 크기(단경 10 mm 미만).
- □ 비CR/비PD(non-CR/non-PD): 1개 이상의 비표적병터가 남아 있으며, 종양표지자가 기준치의 상한을 넘는다.
- □ 진행(PD): 기존 비표적병터의 명확한 악화.

3. 종합 효과의 판정

- □ 표적병터, 비표적병터, 새로운 병터 유무에 따라 표 3-1-1과 같이 '종합 효과'를 판정한다.
- □ 치료 효과를 판정하는 빈도는 치료의 종류나 스케줄에 따른 프로토콜에 의해 정한다.
- □ CR나 PR의 확정은 최초 평가 시점이나 프로토콜에 정해진 다음 평가 시점(보통 4주 후)에서 각각의 기준 만족이 필요하다. 효과율이 주요 평가 항목인 연구에서는 보통 이 판정을 이용한다.
- □ SD는 연구 프로토콜에서 정의한 최단 기간(일반적으로는 6–8주)을 경과했을 때 SD 기준 만족으로 한다.

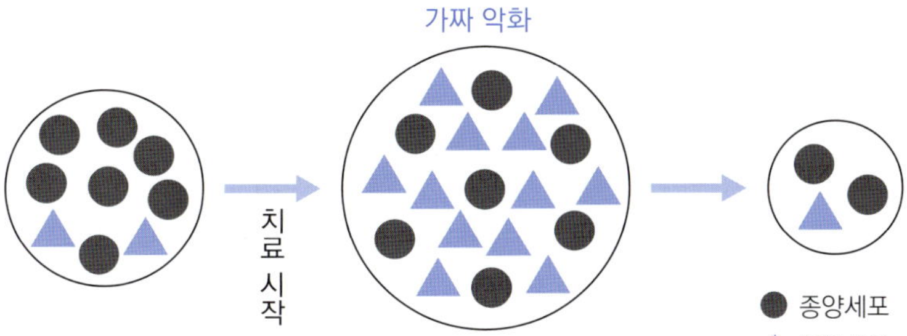

그림 3-1-2 ICI 치료 시작 후 항종양 반응

3 면역관문억제제의 치료 효과 판정

□ 최근 암 약물치료는 면역관문억제제(immune checkpoint inhibitor, ICI) 등장으로 크게 변화되었다.

□ ICI치료에서는 RECIST에 의해 PD라고 판정 후에 종양 크기가 작아지는 경우가 있다. 이런 일시적 종양 증가를 **가짜 악화(pseudoprogression)**라고 한다(그림 3-1-2).

□ 이 경우 RECIST에 의해 PD라고 판정하면 치료 효과가 과소평가 될 수 있다. 따라서 RECIST와 다른 치료 효과 판정 기준이 필요하다.

1. ICI와 가짜악화

□ ICI는 숙주의 면역기능을 통해 항종양 작용을 나타내는 치료제다.

□ ICI 치료에서는 활성화된 면역세포가 종양세포를 공격한다.

□ 종양세포에 면역세포의 침윤이 일어나면 일시적으로 종양 크기가 증가할 수 있으며 이것을 가짜악화라고 부른다.

2. ICI의 치료 효과 판정 기준

□ 가짜악화를 고려한 새로운 치료 효과 판정 기준으로 RECIST 작업팀에 의한 iRECIST가 2017년 발표되었다.

□ ICI 치료 효과를 평가하는 연구에서도 유효성의 주된 평가는 RECIST에 의해 시행하며 iRECIST에 의한 평가가 필수는 아니며 어디까지나 탐색적 목적으로 시행한다. iRECIST에 의한 평가 시행 여부는 개개 임상시험에서 결정한다.

3. iRECIST에 의한 치료 효과 판정의 개요

□ iRECIST에 의한 치료 효과 판정에서 우선 RECIST처럼 치료 효과를 판정한다.

□ RECIST에 의한 PD 기준 만족에서 판정 방법은 RECIST와 같다.

□ RECIST와 같이 '표적병터', '비표적병터', '새로운 병터'의 카테고리로 나누어 판정한다.

□ RECIST와는 다음 3가지가 다르다.

① PD에 '미확정 진행(immune unconfirmed PD, iUPD)'과 '확정 진행(immune confirmed PD, iCPD)'이 있다.

② RECIST에서는 일단 PD가 되면 PD라고 판정하지만, iRECIST는 일단 PD (iUPD)가 된 후 종양이 축소하면 효과를 '리셋트'한다. 치료 효과 판정은 기저 또는 가장 작은 시점과 비교하여 시행한다(최대 악화 시와 비교하지 않는다).

③ RECIST에서 새로운 병터는 '유무의 평가'뿐이지만 iRECIST에서는 새로운 병터를 '표적 새로운병터'와 '비표적 새로운 병터'로 구분하여 각각의 경과를 별도로 평가한다.

□ iUPD (RECIST의 PD) 판정에서 '표적병터', '비표적병터', '새로운 병터'의 평가는 RECIST와 같지만 iUPD 후에 iCPD 확정까지의 흐름은 RECIST와 다르며 다음에 설명한다.

4. iUPD와 판정 후 iCPD를 확정하는 기준

□ '표적병터', '비표적병터', '새로운 병터' 각각에 대한 기준이 있다.

□ '리셋트'는 iUPD 판정 후 병터가 일단 축소하는 것이다.

(1) 표적병터의 iCPD

□ 표적병터의 효과가 iUPD로 판정 후에 '리셋트'되지 않고 iUPD라고 판정되었을 때부터 직경 합계의 절대치 5 mm 이상 증가.

(2) 비표적병터의 iCPD

□ 비표적병터의 효과가 iUPD로 판정 후에 '리셋트'되지 않고 비표적병터의 새로운 증가가 있을 때.

(3) 새로운 병터의 iCPD

□ 새로운 병터에는 3. ③처럼 '표적 새로운 병터'와 '비표적 새로운 병터'를 구분하여 각각 평가한다.

□ iCPD 확정은 새로운 병터의 효과가 iUPD로 판정 후에 '리셋트'되지 않고 iUPD로 판정되었을 때부터 '표적 새로운 병터'로 구분했을 때 직경 합계의 절대치가 5 mm 이상 증가, '비표적 새로운 병터'로 구분했을 때 새로운 증가, 또는 다른 새로운 병터 출현으로 한다.

5. iRECIST에 의한 치료 효과 판정의 실제

□ 실제 효과 판정 순서를 구체적으로 알아보자.

- ICI치료에 의해 그림 3-1-3 과 같은 경과를 보인 증례를 소개한다.
- 설명을 단순화하기 위해 이 증례에서는 비표적병터와 새로운 병터는 치료 경과 중에 없는 것으로 한다.

□ 평가 1의 시점에서 표적병터의 직경 합계가 기저에 비해 20% 이상 증가하고 직경 합계의 절대치가 5 mm 이상 증가되었다. 이 시점에서 'iUPD'라고 판정한다.

□ 다음에 평가 1에서 평가 2의 시점으로 경과를 본다. 평가 1의 시점에 비해 약 20 mm의

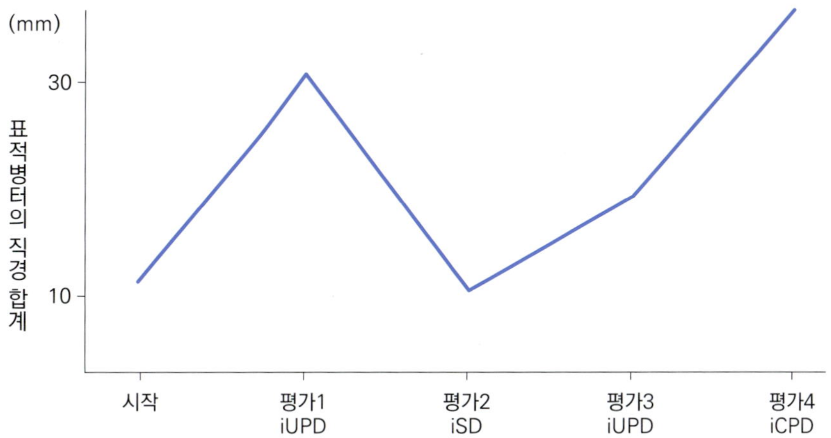

그림 3-1-3 **IC 치료 경과의 일례**

축소가 있다. 그러나 3에서 설명처럼 이 시점의 비교는 평가 1의 가짜악화 시점에서 시행하는 것이 아니라 기저와 비교한 변화를 고려한다. 기저 평가와 거의 같은 크기이므로 평가 2의 시점에서는 'iSD'라고 판정한다. 여기서 일단 'iUPD'의 '리셋트'가 일어난 것이 된다.

- □ 다음에 평가 2에서 평가 3의 시점 경과를 보자. 종양이 가장 작아진 평가 2의 시점으로부터 직경 합계의 20% 이상 증가, 직경 합계의 절대치가 5 mm 이상 증가되었다. 이 시점에서 다시 'iUPD'라고 판정한다.
- □ 마지막으로 평가 3에서부터 평가 4의 시점으로 경과를 보자. iUPD로 판정된 평가 3의 시점으로부터 직경 합계가 5 mm 이상 증가하였으므로 'iCPD'라고 '확정'한다.

참고문헌

1) 固形がんの治療効果判定のための新ガイドライン（RECIST ガイドライン）—改訂版version 1.1 —日本語訳JCOG版 ver.1.0
2) JCOG プロトコールマニュアルver.3.3
3) Seymour L, et al.：Lancet Oncol. 2017；18, E143-E152（PMID：28271869）

(渡辺尚宏)

2 조영제를 이용한 치료 효과의 판정: mRECIST

POINT

- □ mRECIST는 국소 치료나 약물치료에 의한 종양 내부의 괴사를 고려한다.
- □ mRECIST는 간세포암 등 혈류가 풍부한 암종에 적용된다.
- □ mRECIST와 RECIST 결과에 차이가 있다.

1 modified RECIST (mRECIST)

- □ 임상시험에서 RECIST (Response Evaluation Criteria in Solid Tumors)가 치료 효과 판정의 표준 기준으로 이용하지만, 라디오파 소작요법이나 간동맥 화학색전요법(transarterial chemoembolization, TACE) 등의 국소 치료가 표준 치료로 시행하는 간세포암에서는 종양 내부의 괴사를 고려한 modified RECIST (mRECIST) 판정 기준을 많이 이용한다.
- □ 위암, 신경내분비종양, 위장관간질종양(gastrointestinal stromal tumor, GIST) 등 혈류가 비교적 풍부한 암종에도 적용 가능하다.

2 실제 평가방법

- □ mRECIST는 조영제를 이용한 치료 효과 판정 기준이며 그림 3-2-1처럼 조기농염부의 장경을 계측한다. 조기농염부를 생존 종양으로 판정하기 위해 조영제를 급속 정맥주사하고 시간 경과에 따라 촬영하는 동적 CT/MR 조영조기상(동맥시기) 영상이 필요하다. 치료 후의 조영조기상에서 후기상을 통해 농염이 없어진(조영효과를 확인할 수 없게 된) 부분을

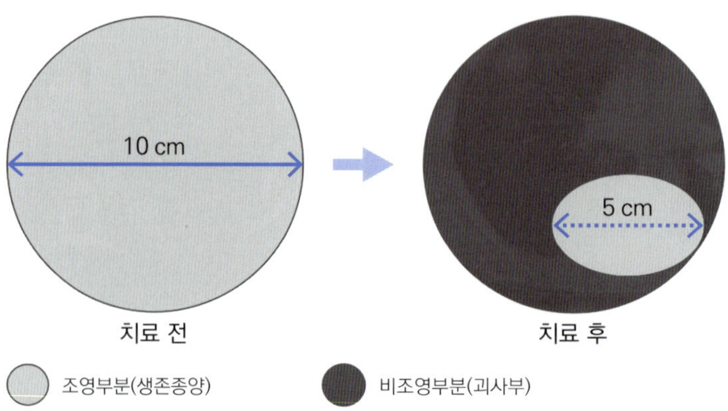

그림 3-2-1 조영이른시기에서 표적병터의 모식도

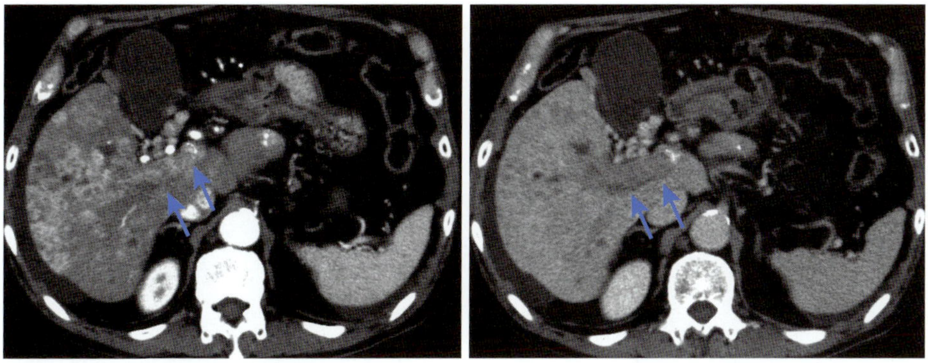

[a] 동맥시기　　　　[b] 후기(평형)

그림 3-2-2 문맥 종양색전의 취급

문맥 종양색전(⟶)은 모든 전범위 측정이 어려워 비표적병터로 분류한다.

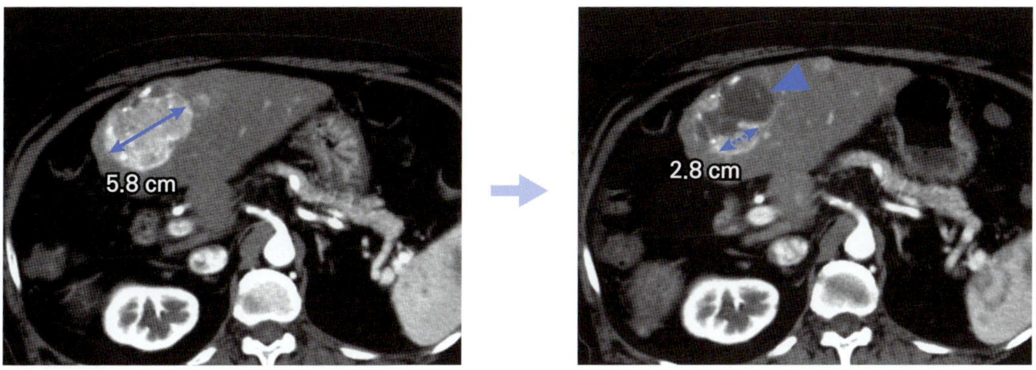

치료 전　　　　TACE 후

mRECIST: (↔ - ↔)/ ↔ ×100 = 51.7%

효과 판정: PR

그림 3-2-3 부분괴사의 판정(mRECIST)

괴사라고 판단하여 계측에서 제외한다.

- □ 표적병터(5개) 평가는 RECIST에 따라 장경 합을 계측한다. 3단계 〈1. 레시스트(RECIST)〉의 설명을 참조한다(☞p36).
- □ 간세포암에 자주 볼 수 있는 문맥내 진행인 문맥 종양색전은 측정이 어려워 비표적병터로 구분한다(그림 3-2-2).
- □ 새로운 병터는 장경 1 cm 이상 조기농염병터 출현이며, 간세포암에서는 전형적 조영패턴[조기농염, 후기상(문맥시기~평형시기)으로 wash out 되는]을 나타내는 병터라고 정의하다.

1. 부분 괴사의 경우

- □ 색전물질을 이용한 TACE 후 영상효과 판정 시행을 보자(그림 3-2-3). 이 증례에서 치료 전 표적병터의 장경(치료 전 ↔)은 5.8 cm이다. 치료 후 많은 부분이 괴사되어 농염을 나타내지 않지만(▲) 주변부에 조기농염부가 있어 생존 종양이 남아있다. 이 병터를 표적

[a] mRECIST

치료 전 / TACE 후

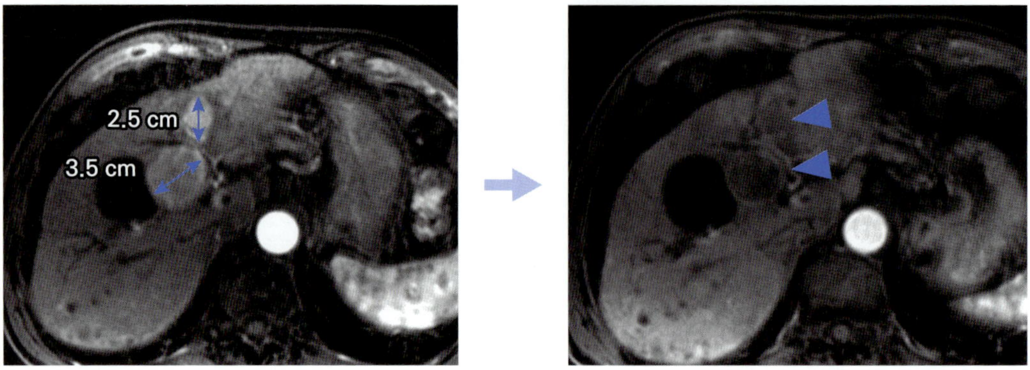

mRECIST: 조영 부분이 소실되어 완전괴사라고 판단된다.
효과 판정: CR

[b] RECIST

치료 전 / TACE 후

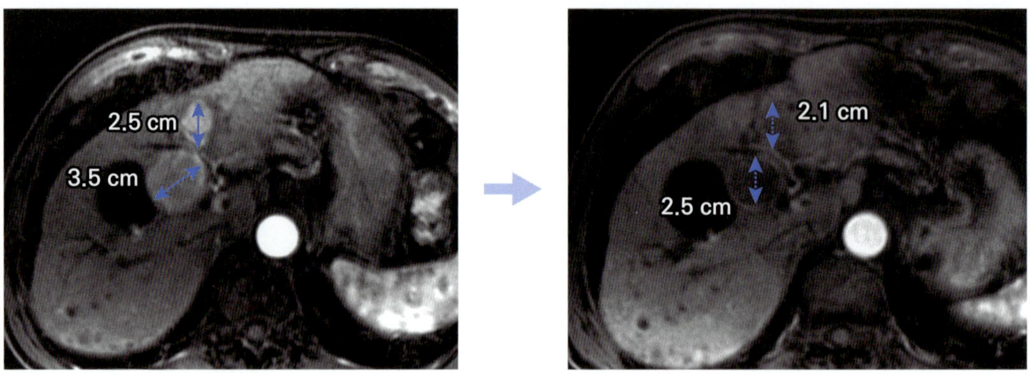

RECIST: {(↔+↔) − (↔+↔)} / (↔+↔) ×100=23.3%
효과 판정: SD

그림 3-2-4 완전괴사의 판정

병터로 하면 치료 후에 남아있는 농염 부분(TACE 후 ↔)이 측정 부위가 된다. 여기서 종양농염부가 51.7% 감소하여 PR로 판정한다.

2. 완전 괴사의 경우

□ 색전물질을 이용한 TACE 후 영상 효과 판정을 보자.

- 그림3-2-4a와 같이 CT영상에 표적병터로 2병터가 있지만 치료 후에 전체적으로 농염되지 않는 완전 괴사가 되었다(▲). 이 경우 치료 후 측정 부위가 소실되어 CR로 판정한다.

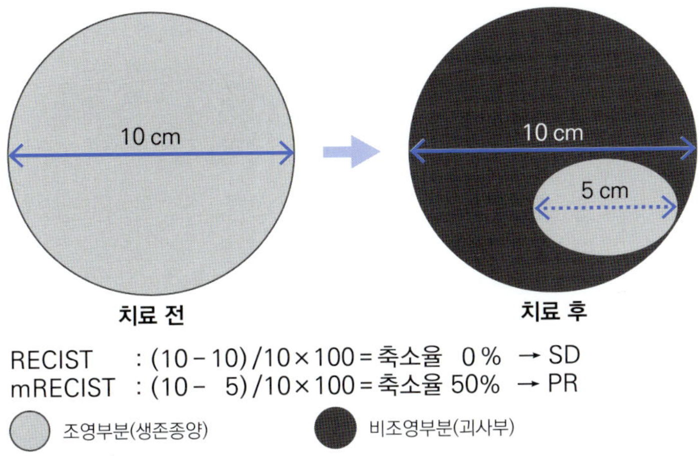

그림 3-2-5 조영이른시기에서 표적병터의 모식도

3 mRECIST 사용 시 주의사항

1. RECIST와의 결과 차이

- □ 그림 3-2-5에서 나타난대로 부분괴사는 RECIST는 괴사 부분을 포함하여 병터 전체로 계측하며 이 경우 크기 변화가 없어 SD로 판정한다. 다만 앞에서 설명한대로 mRECIST는 병터의 초기 농염을 계측하여 (10−5)/10 × 100= 축소율 50%가 되어 PR로 판정한다.
- □ 실제 증례에서 확인해보자. 그림 3-2-4b (그림 3-2-4a 와 같은 증례)는 표적병터가 완전괴사되었으나 병터는 남아있어 RECIST에서 비조영부분(괴사 부분)을 측정하여 축소율 23.3%를 SD로 판정한다. 한편 mRECIST에서는 앞에서 설명한대로 CR로 판정한다. SD와 CR은 완전히 다른 결과다.
- □ 임상시험에서 종양 축소 효과의 평가에 어떤 기준의 이용에 따라 결과가 다를 수 있다. 최인근 병원 간세포암 임상시험에 RECIST와 mRECIST 결과가 모두 기록된 경우도 있다.
- □ 과거에 시행된 REFLECT 시험[절제불능 간세포암 첫회 치료 예에 대한 렌바티닙과 소라페닙 비교 3상시험]에서 분자표적제 렌바티닙의 효과율은 RECIST에서 18.8%, mRECIST에서 40.6%로 크게 달랐다.

2. 효과 판정의 불일치

- □ 임상시험에서 치료 효과 판정에는 각 측정자 사이의 결과 일치가 중요하다. 어느 영상의 평가에서 측정자 사이에 결과가 다른 기준은 실제 대규모 임상시험에 적합하지 않다.
- □ 과거 간세포암에 대한 TACE 임상시험에서 RECIST와 mRECIST의 결과 차이를 5명의 측정자에서 조사한 결과 측정자에 따라 평균 CR율은 RECIST에서 9.2%, mRECIST에서 56.9%로 크게 차이가 있었다.

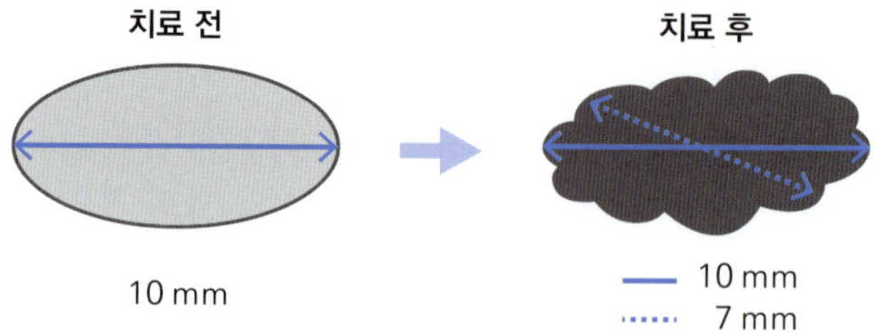

그림 3-2-6 완전괴사에 의해 RECIST의 측정치에 차이가 생기는 경우

괴사에 의해 모양이 변화하면 측정자에 따라 측정 방향이 달라질 수 있다.

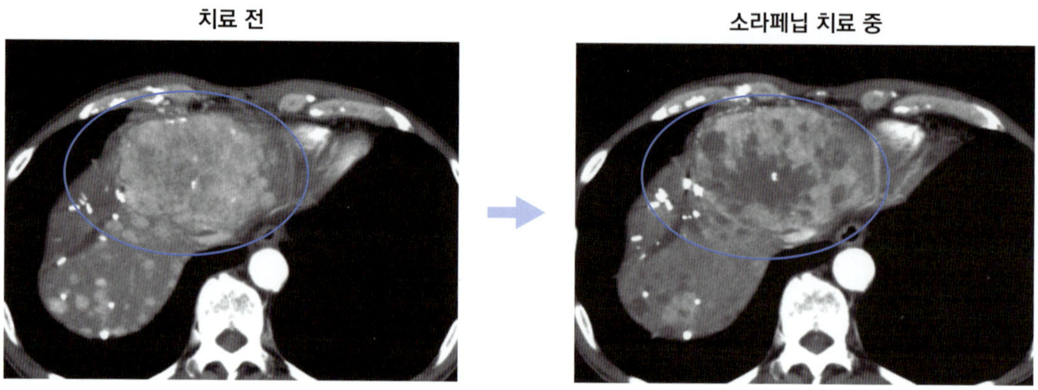

그림 3-2-7 잔존종양 조영부분이 불균일하게 되는 병터

표적병터(○)는 치료 전에 불균일하며 전체적으로 조영증가 효과가 있지만 소라페닙 복용으로 내부에 조영되지 않는(괴사부)이 부분이 생겨 조영되는 잔존종양(생존병터)은 불균일한 모양이 되어 mRECIST에서 측정이 어려운 상황이 되었다.

- □ 측정자 사이의 효과 판정에 대한 Kappa값, 일치율*1(ratio of agreement)은, 각각 0.628 vs 0.829, 78.8% vs 90.0% (RECIST vs mRECIST)이며, mRECIST 쪽이 재현성이 뛰어났다.
- □ 그 원인으로, ① 완전 괴사가 mRECIST에서 CR로 판정되는 병터가 RECIST에서는 계측치가 발생하기 때문에 측정자 사이에 차이가 생긴 것(그림 3-2-6), ② 이 시험에서 mRECIST에 의한 CR율이 비교적 높은 것을 생각할 수 있다.
- □ 따라서 완전 괴사를 고율로 얻을 수 있는 국소 치료의 영상 효과 판정에는 mRECIST가 재현성 면에서 우수할 가능성이 있다.
- □ 한편 남은 종양농염부가 불균일한 병터의 평가는 mRECIST에서 측정자 사이에 판정이 다를 가능성이 있다. 분자표적제 소라페닙 치료 후에 그림 3-2-7처럼 부분괴사를 일으킨 남은 종양 농염부가 불균일한 경우 어디를 측정할지에 따라 결과가 다르다.
- □ 분자표적제 등의 전신 요법의 치료 효과 판정 기준으로 이용할 때 이런 점을 고려해 영상을 판정할 필요가 있다.

1 Kappa값: 어떤 현상을 2명의 관찰자가 평가했을 때 어느 정도 일치하는지 나타내는 지표. 0–1까지의 값에서 1에 가까울수록 일치한다고 평가한다.

4 마지막으로

□ mRECIST는 국소 치료나 분자표적제 효과 판정을 목적으로 제시되었지만 어느 기준이 치료 효과를 적절히 판정할 수 있는지 충분히 검토할 필요가 있다.

□ 악성림프종, GIST, 악성중피종 등 RECIST 이외의 독자적 효과 판정 기준을 설정한 것도 있다.

□ 임상시험 결과를 볼 때 어느 기준을 이용하는가에 따라 치료 효과 판정 결과가 다를 가능성이 있다는 것을 알아두자.

참고문헌

1) Therasse P: J Natl Cancer Inst. 2000:92:205-216 (PMID:10655437)
2) Eisenhauer EA: Eur J Cancer. 2009:45:228-247 (PMID:19097774)
3) Riccardo L.: Semin Liver Dis. 2010:30:52-60 (PMID :20175033)
4) Kudo M. :Lancet. 2018:391:1163-1173 (PMID:29433850)
5) Sato Y: Ups J Med Sci. 2013:118:16-22 (PMID:23167460)
6) Barrington SF. :J Clin Oncol.2014:32:3048-3058 (PMID:25113771)

(佐藤洋造)

4단계

종양을 놓치지 않는다

POINT

- □ 영상진단의 실제: 종양 소견, 유래 장기의 추정, 주위 장기와의 관계
- □ 영상진단의 함정: 부분용적효과와 조영CT의 주의점
- □ CT보다 MRI가 우선인 자궁암과 유방암의 진단

1 영상진단의 실제

1. 이상 소견의 발견

□ 2단계에서 설명한대로 우선 각 장기나 체내 구조의 정상 CT소견을 철저히 이해해야 한다. 그것과 다른 소견이 병터의 후보가 되며, 형태나 색조(CT에서는 감쇄치)를 추가하여 이상 소견을 발견한다. 또한 과거 영상이 있으면 시간 경과를 추적하여 비교하여 경과 중에 명확한 증가를 나타내면 종양 가능성이 높아진다.

2. 종양 소견: 장기의 모양과 윤곽의 변화

□ 장기 일부분이 돌출되어 덩이를 만들고 있으며 그 크기가 충분히 크면 발견하기 쉽고, 종양을 의심한다. 병기 진단에서 일차병소 T인자는 많은 암에서 종양 크기에 의한 분류이며 클수록 진행도가 높을 가능성이 있다.

□ 폐암, 췌장암, 위장관암 등의 선암은 섬유조직이 풍부하여 주위의 혈관 등 기존 구조를 끌어들인다(견인 소견이라고 한다). 또한 종양이 장기 표면 근처에 있으면 그 부분은 함몰된다. 폐선암이나 대장암의 간전이 등에서 이런 경향이 알려져 있다.

□ 종양 유래 장기의 추정에 beak sign이 유명하다. 신장낭포(종양에서는 없다)와 신장피질의 경계가 새부리 모양으로 보이는 것이 대표적 예다(그림 4-1).

3. 종양 소견: 유래 장기에 형태 변화가 없을 때

□ 이때는 CT수치의 차이 즉 장기와 종양의 감쇄치가 다른 점에서 병터를 발견한다. 폐암 진단에서 폐 배경의 감쇄치가 공기 정도로 낮기 때문에 종양 발견이 쉽다. 간암이나 신장암 등 실질장기의 종양은 비조영CT와 조영CT의 비교나 동적(조영) CT에서 혈류 동태를 추가하여 병터를 검출하며 또한 질적 진단도 가능하다.

4. 종양의 주위로 진행 소견: 침윤과 압박

□ 종양(병터)과 장기가 인접하고 있을 때 침윤이나 압박이 판정은 종양의 진행 범위를 판단하여 치료 방침 결정에 중요하다.

□ 암세포가 발생한 장소에서 계속 증가하는 동시에 주위 조직을 파괴하면서 퍼져 나가며 이것을 침윤이라고 한다.

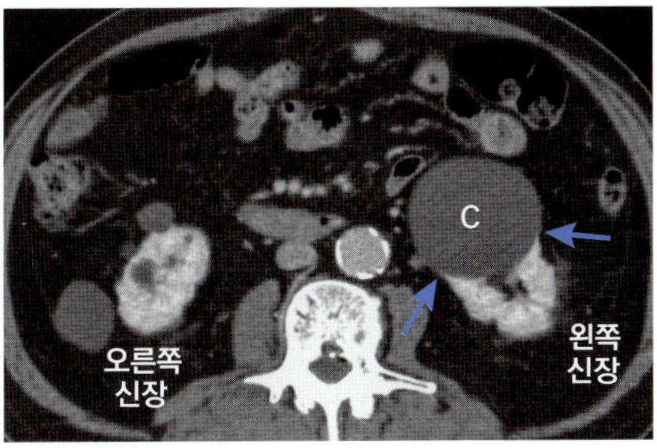

그림 4-1 beak sign

왼쪽신장과 낭포(c)의 접촉면에 주목한다. 신장조직은 C가 사이에 있듯이 앞쪽이 뾰족하게 부리 모양으로 돌출되어 있다(⟶). 이것을 beak sign 또는 beak sign 양성이라고 한다. 따라서 C는 왼쪽신장 유래라고 생각할 수 있다.

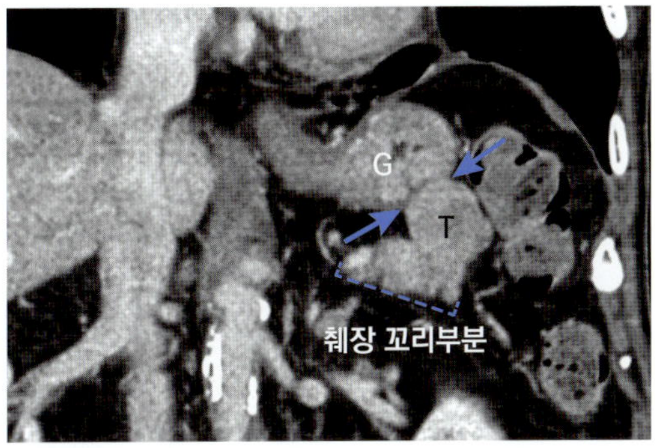

그림 4-2 장기의 압박소견

상복부의 조영CT관상영상 MPR상. 췌장 꼬리부분(----의 범위)에서부터 연속하여 위쪽으로 췌장에서 돌출한 병터(T)가 있다. 위(G)를 아래서 밀어 올리듯이 압박하고 있다(⟶). 접촉면은 원을 그리듯이 매끄러워 침윤은 없다고 생각한다. 수술에서 위벽 침윤은 없다고 확인되었다(병리: 췌장 신경내분비종양).

- □ 침윤의 영상 소견은 종양과 주위 장기 경계의 불명확이나 양자의 접촉면이 톱니모양으로 일정하지 않음(불규칙)이다.
- □ 압박은 종양이나 부종 등의 다양한 이유에 의해 밀어 내는 변형이 장기에 나타난 경우를 말한다.
- □ 이때 종양과 장기의 경계는 명확하고, 양자의 접촉면은 균일하다(그림 4-2).

2 슬라이스 두께와 부분용적효과

- □ CT영상 소견에서 '이 CT횡단영상에서는…….' 등으로 표현하듯이 단면상이 많지만 사실 그 단면이 평면만을 표현하는 영상은 아니다. '슬라이스 두께'라는 넓이 즉 깊이가 있는 영상(단층상)이다. 현재 CT는 슬라이스 두께 5 mm가 표준으로 되어 있다.
- □ CT영상에서 짙은 정도는 CT수치를 반영한다. 어떤 슬라이스 두께의 CT수치는 그 슬라이스 단층면 내부에 포함되는 부분, 예를 들어 CT수치가 서로 다른 여러 조직 구조가 있을 때 그 평균으로 표현된다. 이것을 부분용적효과(partial volume effect, partial volume averaging)라고 부른다(그림 4-3).
- □ 슬라이스 두께와 대상물의 조건에 따라 그 대상물의 본래 CT수치를 반영하지 않는 CT영상이 나타날 가능성이 문제가 된다. 예를 들어, 간낭포를 간전이로 오인하거나 작은 병터 검출이 어려울 수 있다. 또한 병터와 주위 장기의 경계가 명확하지 않아 다른 장기의 침윤을 과대 평가하거나(실제로 병터는 없는데) 가짜병터를 검출하는 일이 있다.
- □ 관찰 대상 병터가 슬라이스 두께보다 충분히 크면 이런 영향을 걱정할 필요는 없지만, 슬라이스 두께보다 작으면 문제가 된다. 실제 임상 현장에서 자주 '없는 것이 보이거나(=실제 병터는 없는데 영상에 나타난다) (그림 4-4)', '있는 것이 보이지 않는다(=실제 병터가 있어도 영상에 나타나지 않는다) (그림 4-5)가 나타난다'.

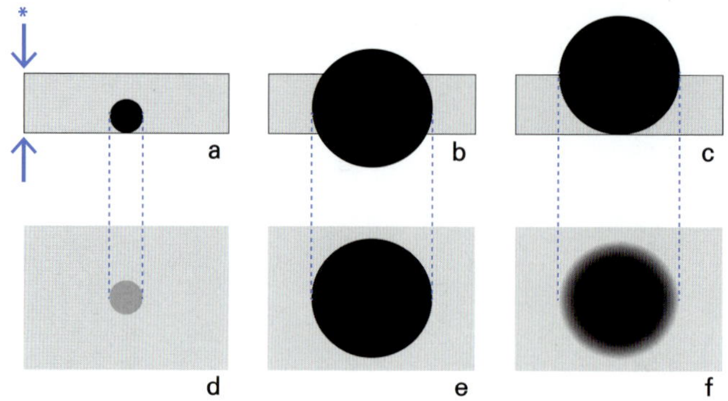

그림 4-3 간CT영상에서 부분용적효과의 모식도

위 그림은 CT 슬라이스 단면[네모 영역: 상하 폭은 슬라이스 두께(*)]과 간 내부 병터(●)의 위치 관계(a-c), 아래 그림은 해당 CT영상(d-f). 병터가 슬라이스 두께보다 작으면(a) CT영상(d)에서 병터 크기가 진정한 크기를 반영하지만, 병터의 CT수치는 주위 간조직과 함께 평균화되므로 CT수치가 올라가서 병터의 CT수치를 반영하지 않는 영상이 된다. 병터가 슬라이스 두께보다 충분히 크면(2배 이상)(b) CT영상(e)은 병터 크기, 병터의 CT수치가 진정한 값을 반영한다. 병터의 일부가 해당 슬라이스에 포함되면(c) CT영상(f)에서 병터 중심부의 CT수치는 진정한 값이 반영되지만 주변에서는 주위 간조직에 가까운 CT수치가 되고 또한 병터와 주위의 경계가 희미한다. 병터가 낭포일 때 CT영상은 주변이 희미하여 물에 가까운 흡수치의 주변에 흡수치가 약간 높은 띠 모양의 구조가 보여 간전이 병소와 비슷하게 보일 위험이 있다.

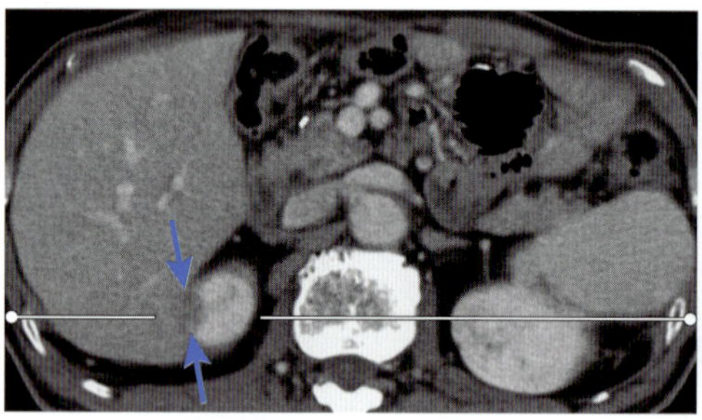

[a] 횡단영상(5 mm 두께)

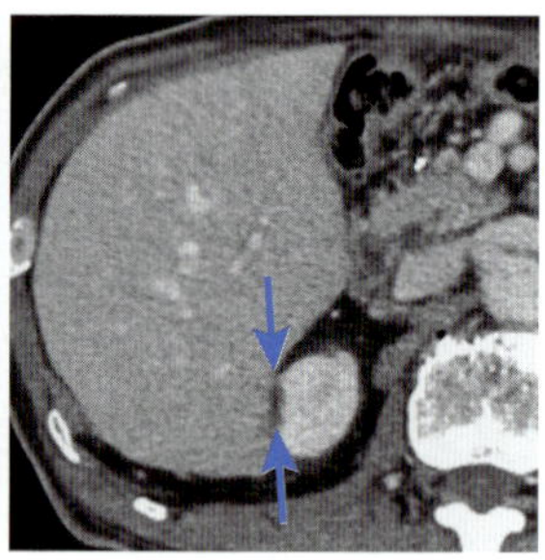

[b] 횡단영상(1 mm 두께)

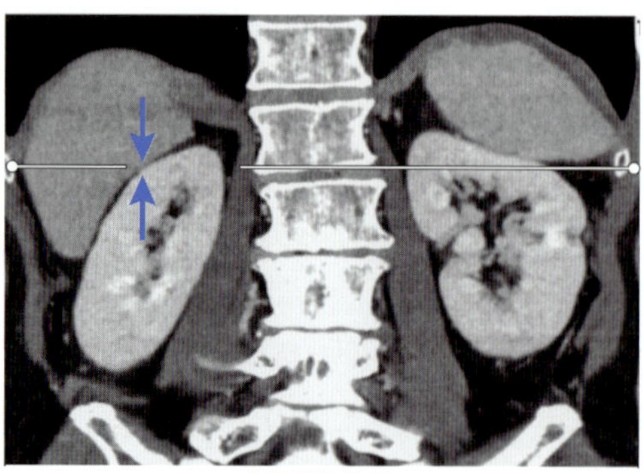

[c] 관상영상

그림 4-4 부분용적효과: "없는데 있다"(없는 병터가 비쳐 보인다)

a: CT횡단영상(슬라이스 두께: 5 mm) 위암 수술 후 경과 관찰 CT. 오른쪽 신장 위쪽에 20x12 mm 정도의 흡수가 저하된 결절병터가 의심되었다(→). b: CT횡단영상(슬라이스 두께:1 mm)에서는 결절이 없고 간과 신장 사이에 가늘고 긴 저흡수 영역이 부분적으로 보인다. c: CT관상영상에서 전후를 관찰해도 명확한 병터를 지적할 수 없다. 간 아래쪽 면과 신장 사이에 띠모양의 지방이 있으며, 이 부위가 5 mm 두께의 CT에서 부분용적효과를 나타낸 것으로 생각할 수 있다(a, c의 흰선은 기준선이며 슬라이스 위치를 나타낸다).

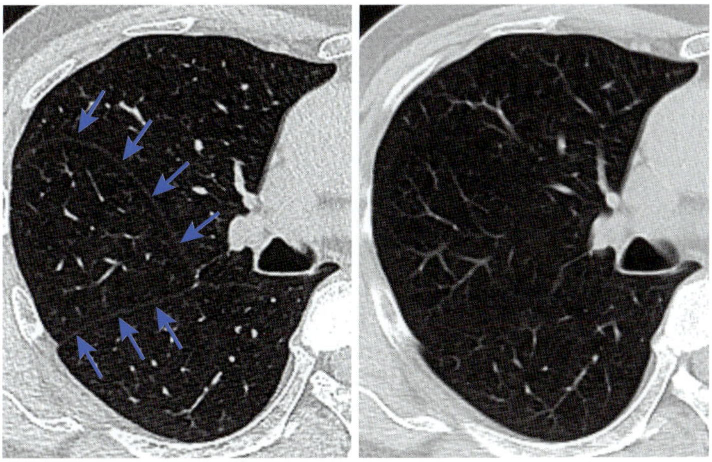

[a] 고분해 CT (1 mm 두께)   [b] 통상 CT (5 mm 두께)

그림 4-5 부분용적효과: "있는데 없다"(해부학적으로 존재하는데 보이지 않는다)

a: 폐엽 사이의 흉막은 매우 얇은 막이며 고분해능 CT*1(슬라이스 두께: 1 mm)에서 희미한 줄모양 음영으로 보인다. b: 일반 CT(슬라이스 두께: 5 mm) 폐부위조건에서는 보이지 않고, 오히려 그 부근은 혈관 등의 구조가 안보이는 영역으로 나타난다.

□ 이런 부분용적효과의 문제점을 최소화하기 위해 슬라이스 두께를 대상 병터보다 충분히 작게하는 등의 대책을 생각할 수 있다. 이 경우에도 대상 병터와 슬라이스 단면의 방향 관계에서 아무래도 이 효과가 남을 가능성이 있다. 이때, 보다 직각으로 나누는 단층상 [관상이나 시상 영상 등의 MPR상(설명 ☞p4)]을 만들어 여러 방향에서 관찰하여 3차원적으로 병터를 파악하면 부분용적효과를 줄일 가능성이 있다(그림 4-4, 5).

3 조영CT의 함정

□ 조영CT는 병터 검출이나 진단을 좁히기에 매우 좋은 방법이지만 함정도 있다. 비조영CT에서 보이지만 조영CT만으로는 거의 안보이거나 잘 알 수 없을 때가 있다(그림 4-6).

□ 치료 효과 판정에서 재현성이 뛰어난 종양 측정을 위해 경정맥 조영제 투여(용량과 투여속도)와 촬영 시간을 포함하여 일관된 방법의 CT촬영이 중요하다. 대부분의 복부CT는 문맥시기(portal phase)에 촬영하며 이것은 간의 조영효과가 가장 높아지는 시간이고, 조영효과가 낮은 간전이 병터 등에 콘트라스트가 높은 시간이기 때문이다. 간세포암이나 신경내분비종양 등 혈관이 많은 종양은 조영 조기(동맥 우위상)를 포함하여 3단계의 조영CT가 표준으로 RECIST에서 권고한다(그림 4-6).

□ 혈관이 많은 종양의 병터를 놓치지 않기 위해 '비조영CT = 조영 전 CT' 촬영이 유용하다. 혈관이 많은 종양을 포함하여 대부분의 악성 간종양은 비조영CT에서 저감쇄로 묘사되므로 비조영CT를 효과적으로 활용할 수 있다. 조영CT에서 1단계만으로 놓치기 쉬운 병터로 간세포암, 신경내분비종양과 간전이, 유방암이나 신장암의 간전이 등이 알려져 있다.

*1 고분해능CT: 얇은 슬라이스 두께로 촬영한 최초의 데이터에서 작은 표시 시야에서 공간적 분해능을 강조한 영상 재구성 CT 영상.

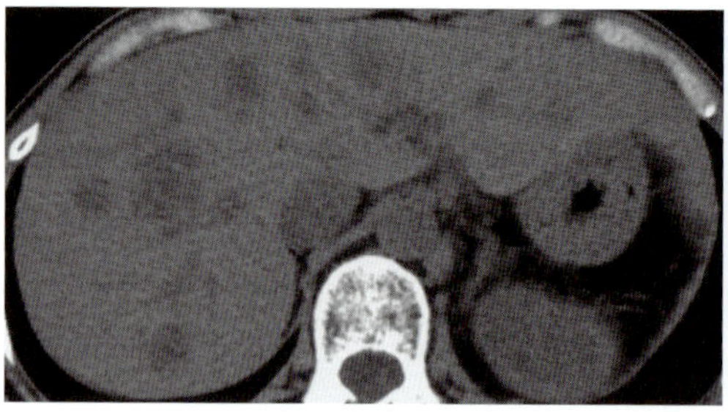

[a] 비조영CT

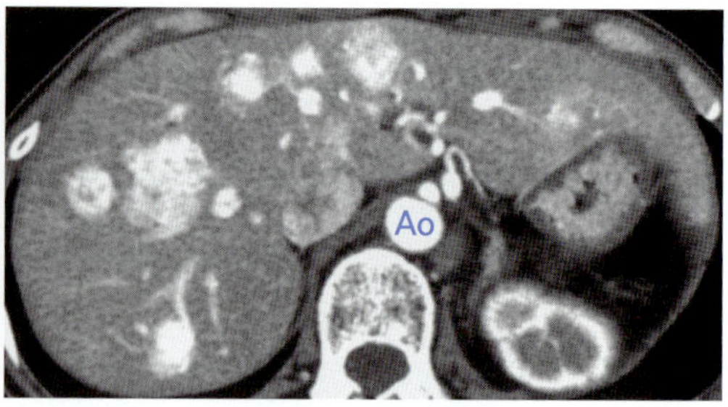

[b] 조영CT 이른시기

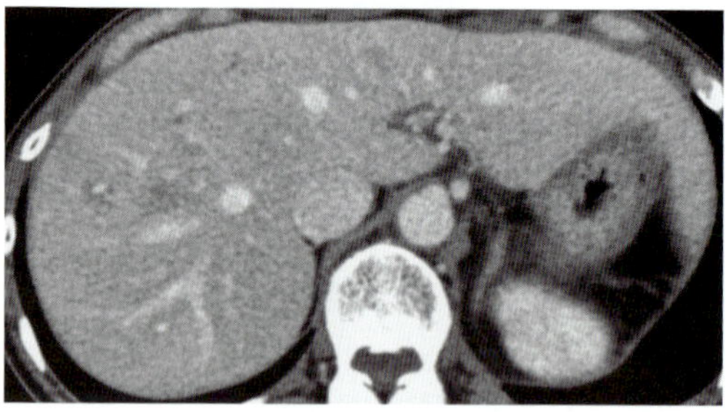

[c] 조영CT 늦은시기

그림 4-6 조영 시간에 따라 다른 영상을 나타내는 간전이(일차종양: 췌장의 신경내분비종양)

비조영CT(a)나 조영CT 이른 시기(b)에서 여러 개의 결절병터를 확인할 수 있다. 비조영CT 저감쇄, 이른시기에서 명확한 고감쇄 복부대동맥(Ao)과 비슷한 정도로 강한 고감쇄도 있다. 일반 조영CT에 해당하는 조영CT 늦은시기(c)에서는 어떨까? 병터의 대부분이 불명확하고, a, b에 비해 몇 곳밖에 인식할 수 없다. 보이는 병터도 약간의 저감쇄로 겨우 인식할 수 있는 정도이며 경계가 불명확하고 작게 보일 뿐이다.

4 MRI가 유리한 암종양: 자궁암, 유방암

□ 암 검진 효과가 과학적으로 증명되어 검진을 권고하는 5개 암 중에서 일차병소 진단에 CT보다 MRI가 유리한 종양은 자궁암과 유방암이다. MRI는 콘트라스트 분해능이 높고, 방사능 노출이 없어 임상 현장에서 이용이 정착되고 있다.

1. 자궁암의 영상진단

□ 자궁은 골반의 거의 중앙에서, 방광의 뒤, 직장의 앞, 질의 위쪽에 위치하며 가지를 거꾸로 한 앞뒤가 평평한 모양이고, 근육층이 발달한 벽을 가진 속공간(내강; lumen)이 있는 장기다(그림 4-7a). 위 2/3를 자궁체부라고 하며 위쪽이 둥글게 부풀어 자궁바닥이라고 한다. 자궁체부는 아래쪽으로 점차 가늘어져 자궁경부(아래 1/3)로 이행한다. 체부와 경부의 사이는 잘록하여 자궁협부라고 부른다.

□ 자궁암은 자궁경암과 자궁체암(내막암)으로 나눈다. 자궁암에서 자궁 내부나 국소 진행도 평가에 MRI가 CT보다 우선된다. CT는 광범위한 촬영이 쉬워 MRI 촬영 범위 밖의 골반강보다 위쪽으로 림프절전이나 파종병터, 원격전이 검색에 주된 역할이 있다.

□ **MRI에 의한 자궁 평가에는 T2강조영상이 필수**이며, 자궁 특유의 층 구조를 묘사할 수 있다. T1강조영상에서는 거의 균일한 신호가 되어 자세한 구조를 구별할 수 없다(T1, T2강조영

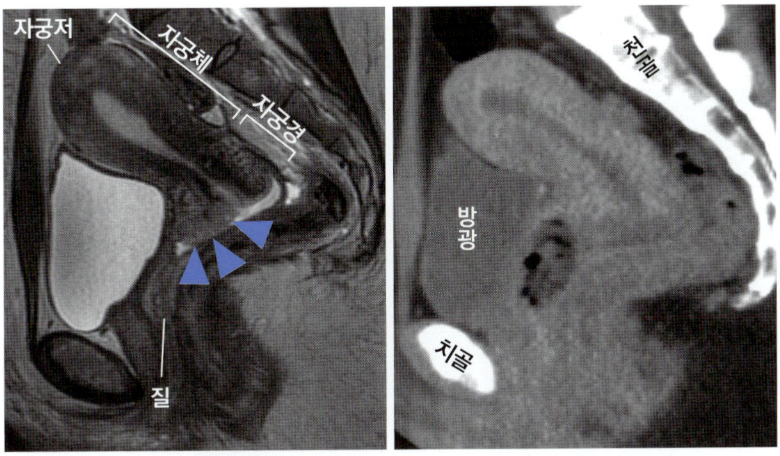

[a] T2강조영상(시상단)

[b] 조영CT시상단 MPR상

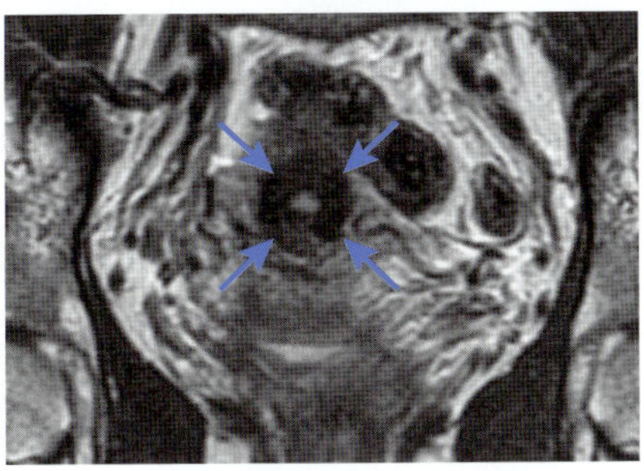

[c] T2강조영상(자궁 경부 단축단)

그림 4-7 자궁경부에 국한된 자궁경부암

a: T2강조영상(시상단). 자궁경부 전순에 일치하여 3 cm 지름의 고신호 병터가 있다(▲). 경계가 명확한 융기병터가 경부에 국한되어 있다. b: 조영CT시상단 MPR상. 해부학적 구조의 확인과 MRI와 비교용이다. 일차병소나 자궁의 층 구조는 a와 비교하여 명확하지 않다. c: T2강조영상(자궁경부 단축단상). 안쪽에 경관상피의 고신호, 바깥쪽에 경부 사이질이 고리모양의 저신호(⟶)로 보여서 인접조직 침윤을 짐작하는 단서가 된다(30대 여성).

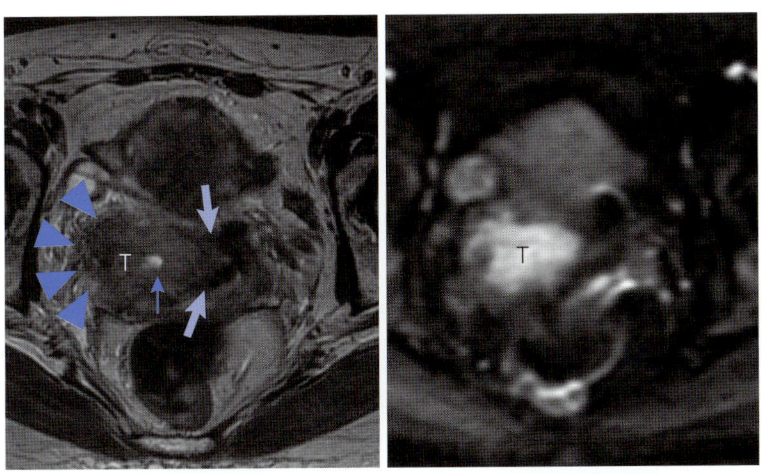

[a] T2강조영상

[b] 확산강조영상

그림 4-8 자궁경부암: 자궁 주위조직 침윤 증례

a: T2강조영상. 자궁경부 오른쪽에 고신호의 종양(T)가 있다. 경부 사이질(자궁경부의 고리모양 저신호)은 8시-11시 방향의 틈새(➡)로, 종양은 오른쪽으로 돌출되어 있다. 주위 지방조직과의 경계가 불규칙(▲)하여 자궁 주위조직 침윤을 생각한다. 요관 확장이 있어(⟶) 수신증을 의심한다. b: 확산강조영상. 종양(T)은 고신호로 범위가 명확하다. (30대 여성. 그림 4-7과 다른 증례. ·자궁경부암 IIIB기)

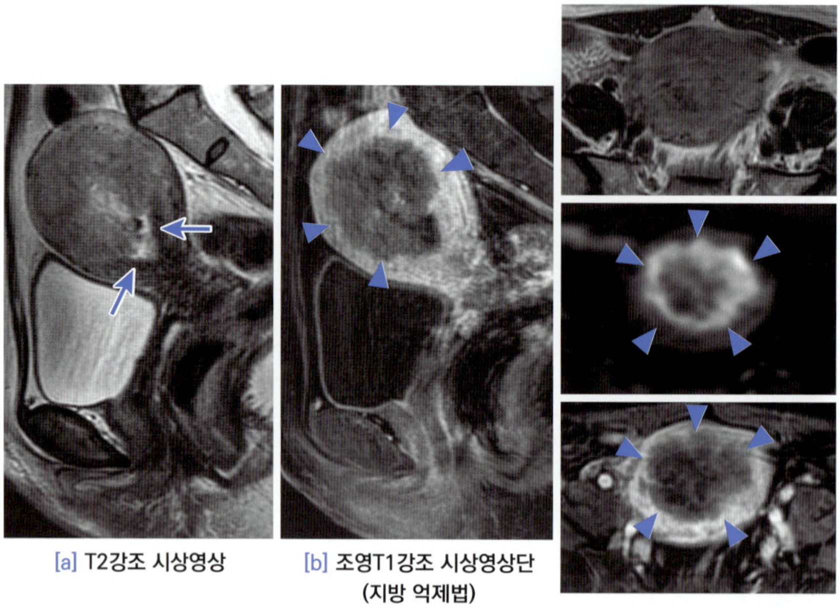

[a] T2강조 시상영상 [b] 조영T1강조 시상영상단 (지방 억제법) [c] T2강조 횡단영상 [d] 확산강조 횡단영상 [e] 조영T1강조 횡단영상 (지방 억제법)

그림 4-9 자궁체암 근육층 1/2 이상 침윤 증례

a: 자궁 속공간에서 근육층으로 침윤한 경계가 불명확한 종양이 있으며, 저신호의 junctional zone(→)은 일부 남았고 대부분 소실되어 층 구조가 파괴되었다. b, e: 조영MRI에서 종양(5 cm 지름▲)과 근육층의 경계가 보다 명확하게 묘사되어 근육층의 1/2 이상 침윤을 볼 수 있다. 횡단영상에서도 같은 소견. d: 확산 강조영상에서 주변이 톱니모양인 고신호의 종양이 근육층 심부까지 진행이 명확하다. (50대 여성, 자궁체암IB2기, 유사내막암Grade 3)

상에 대해서는 ☞ p55).

□ 자궁경부의 T2강조영상에서 속공간 쪽보다 희미한 고신호의 경관상피, 저신호의 경부간질을 볼 수 있다(그림 4-7). 젊은 여성에서는 그 바깥쪽에서 근육층을 볼 수 있다.

□ 자궁경부암은 T2강조영상에서 고신호의 종양으로 묘사된다(그림 4-7). 질벽이나 자궁 주위조직, 방광 직장 등의 침윤이 진단율이 높다. 자궁 주위조직은 자궁경부 옆의 조직(인대, 신경, 혈관, 요관을 포함)의 총칭이며 종양의 진행 경로로 중요하다(그림 4-8).

□ 자궁체부는 T2강조영상에서 속공간쪽으로부터 고신호 중막, 저신호 junctional zone, 중등도 신호 외바깥 근육층으로 구분한다. Junctional zone은 근육층의 일부라고 생각하고 있으며, 국소적 중단은 근육층 침윤이다(그림 4-9).

□ 자궁체부에 발생하는 자궁 내막암은 MRI에서 근육층 침윤 진단이 예후 면에서 중요하다. 근육층과 종양의 콘트라스트가 명확한 확산 강조영상이나 조영 T1강조영상이 유용하다(그림 4-9). 또한 자궁경부 간질에 침윤 증식이나 복막 파종이나 난소전이의 평가도 중요하다(그림 4-10).

2. 유방암의 영상진단

□ 유방은 유관과 선방으로 이루어진 유선실질, 사이질조직(혈관이나 쿠퍼인대 등), 지방조직 등으로 구성된다. 유두에 유관이 열리며 말초를 향해 분지하여 소엽, 선방에 이른다. 이런 하나의 단위를 유관선엽계라고 부르며 유방 안에 15–18개의 단위가 있어, 유방을

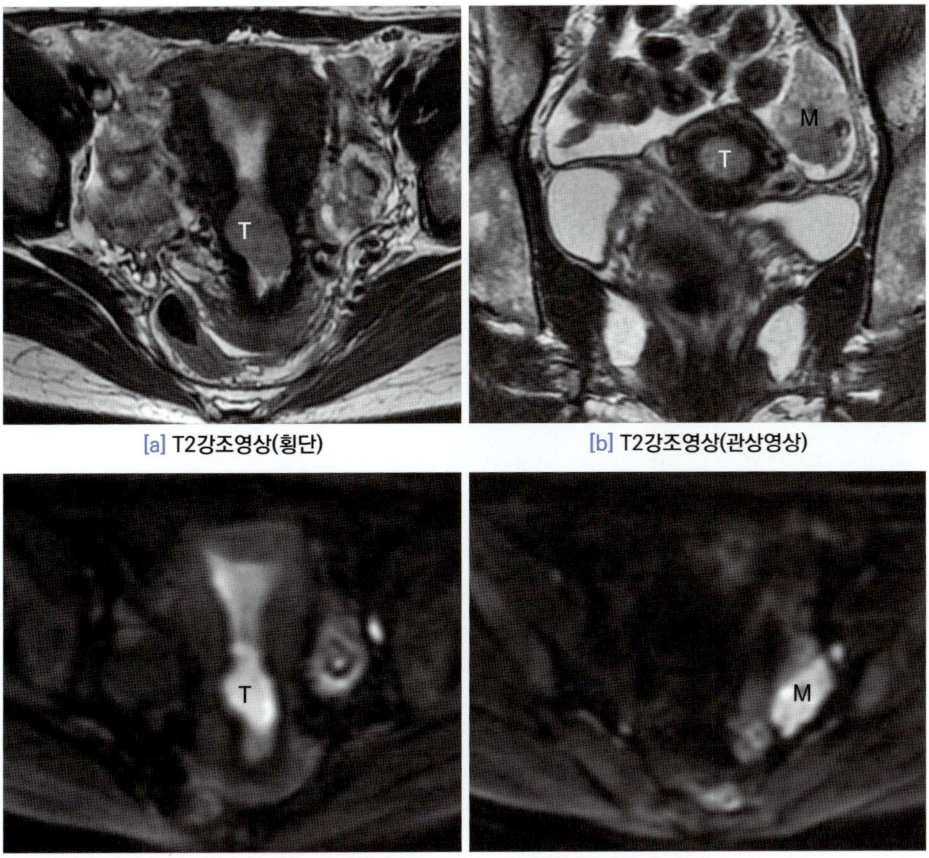

[a] T2강조영상(횡단)

[b] T2강조영상(관상영상)

[c] 확산강조영상(횡단): 일차병터 수준

[d] 확산강조영상(횡단): 일차병터보다 약간 위쪽의 왼쪽 난소 수준

그림 4-10 자궁체암 난소전이 동반 증례

자궁협부를 중심으로 긴지름 35 mm의 종양(T)이 있으며, T2강조영상(a, b)에서는 중간 신호를 나타낸다. 주위의 저신호층은 유지되어(b) 근육층 침윤은 없다. 왼쪽 난소에 일차병터와 유사한 중간 신호의 주변이 명확한 종양이 있다(M). 확산강조영상(c, d)에서 자궁의 일차병터가 고신호(c: T)로 인식하기 쉽고, 왼쪽 난소병터도 명확하다(d: M). 수술 후 병리조직에서 왼쪽 난소전이가 확인되었다. (40대 여성, 자궁체암IIIA기, 유사내막암 Grade 2)

정면에서 보면 유두를 정점으로 부채모양이 방사상으로 배열되어 있다.

□ 유방 영상진단의 기본은 유방촬영(mammography)이며 유방의 방사선촬영이다. 유방질환 진단뿐 아니라 유방암 검진에도 이용한다. 내외사위(mediolateral oblique, MLO) 방향과 두미(craniocaudal, CC) 방향의 2 방향 촬영을 기본으로 한다(그림 4-11a~f). 종양, 석회화, 구조의 흐트러짐 등의 소견에 의해 진단하며, 카테고리 분류에 따라 소견을 기록한다(카테고리1: 이상 없음~카테고리 5: 악성).

□ 초음파는 시/촉진이나 맘모그라피에서 알 수 없는 유방암 검출 가능하고, 종양병터의 양·악성 감별에 뛰어나다.

□ 유방 MRI는 다른 영상 검사보다 유방암의 수술 전 진단에 정확도가 높다. 유관내 진행과 다발병터의 존재는 유방 보존수술 후 국소 재발 위험 인자로 알려져 이에 대한 진단이 필요하다.

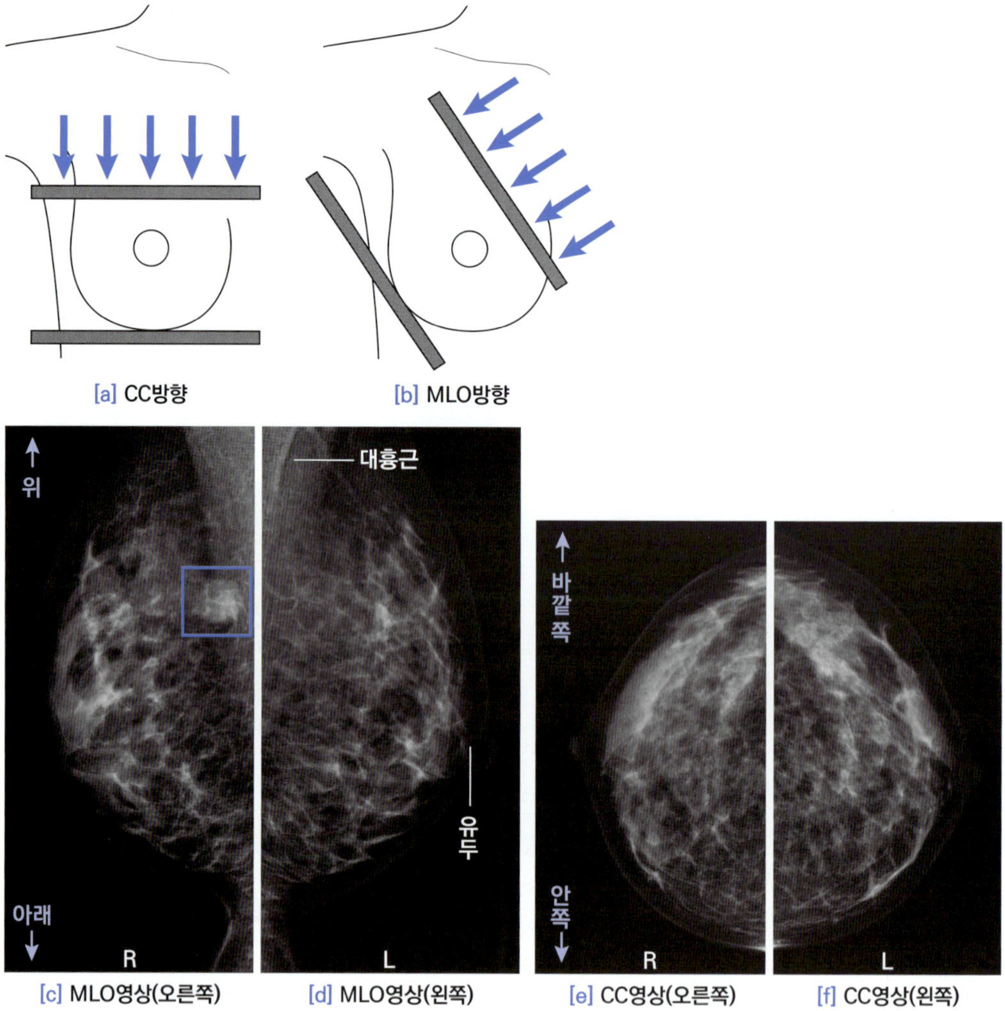

그림 4-11 유방암(침윤유관암)

오른쪽 MLO (c)에서 겨드랑이 근처에 작은 톱니 모양의 경계를 나타내는 고농도의 종양이 있다(□ 안의 흰 결절). 카테고리 4(악성 의심)로 판정되었다(30대 여성, 병리: 침윤유관암).

□ 유방암의 MRI진단에는 가돌리늄 조영제를 이용한 동적 검사가 필요하다(그림 4-11). 조영 이른시기(early phase) 관찰과 시간신호곡선 해석을 권고한다. 유방암은 혈류가 풍부한 종양이며, 조영제 주입 후 1-2분 후 이른시기에서 가장 잘 보인다. 유방암은 그 후 점차 감소하는 증가 효과를 나타내며, 양성 병터는 점차 증가하는 증가 효과를 나타내는 것이 많으며 이것을 기본으로 시간신호곡선을 해석하면 양·악성의 감별이 가능하다.

□ 확산 강조영상에서 유방암은 고신호를 나타내서 명확하게 묘사되는 것이 많다. T2강조영상에서 유선 검사는 보통 지방억제법(☞ p59)을 병용하여 촬영한다. 낭포병터나 점액암 등은 수분이 많아 강한 고신호를 나타내서 진단 유용성이 높다.

□ 원격전이 호발부위는 골, 폐, 피부, 림프절, 간, 흉막, 중추신경계 등이다. 증상이 있거나 진행되는 경우 필요에 따라 검사를 추가한다.

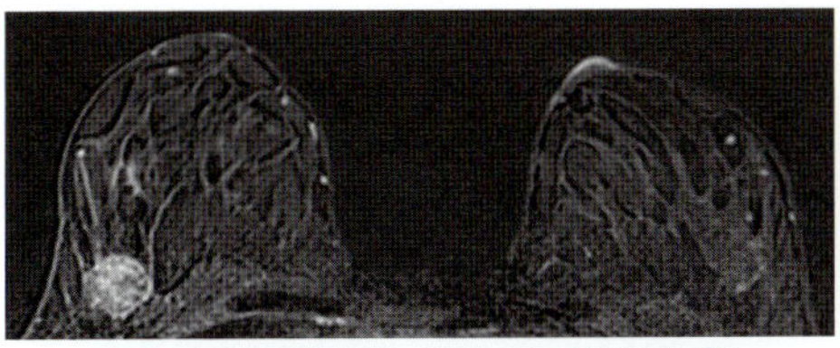

[g] 동적(조영)MRI 서브트랙션상(2분 후)

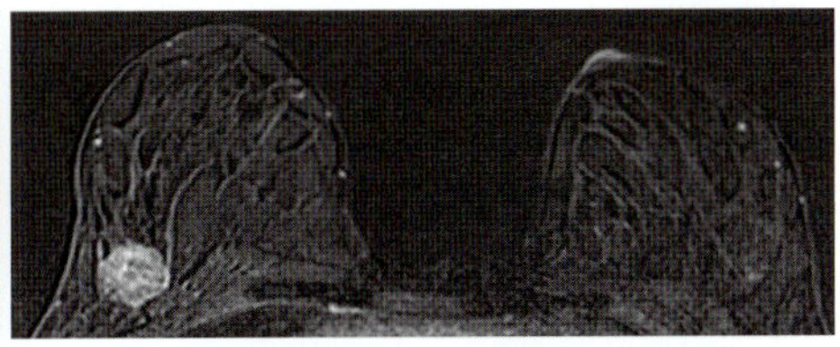

[h] 동적(조영)MRI 서브트랙션상(4분 후)

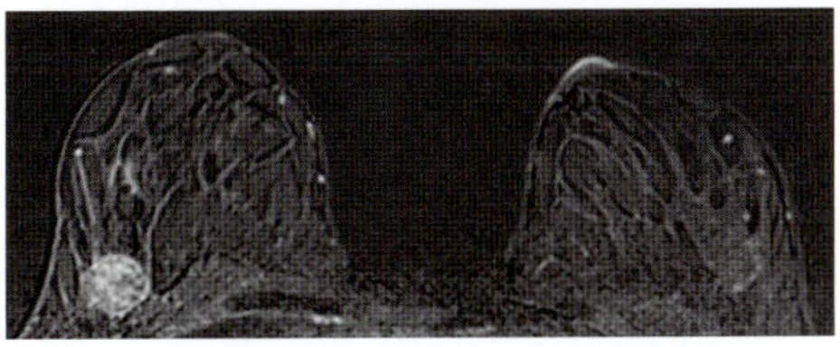

[i] 동적(조영)MRI 서브트랙션상(8분 후)

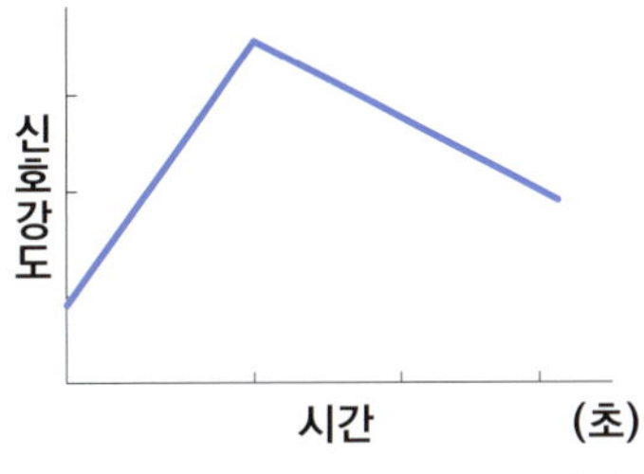

[j] 시간신호 곡선 신호강도 시간(초)

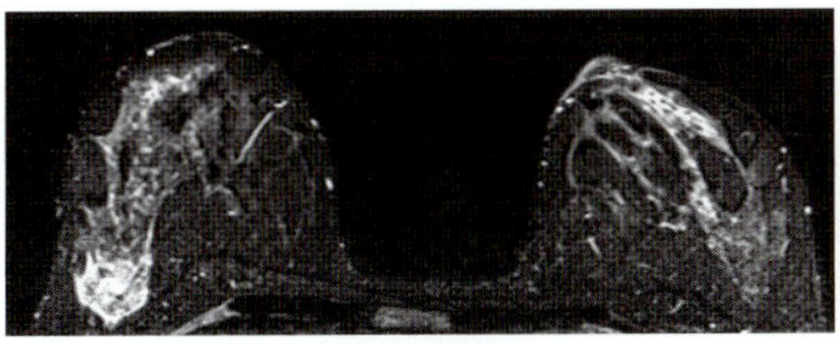

[k] STIR영상

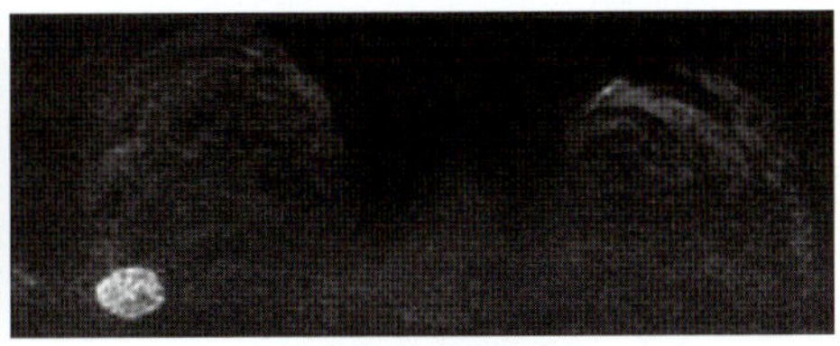

[l] 확산강조영상

그림 4-11 **(계속) 유방암(침윤유관암)**

동적(조영) MRI 서브트랙션 영상(g, h, i: 2, 4, 8분 후)*2에서 조영 이른시기부터 병터가 증강되어 고신호가 되고, 늦은시기에서 저신호가 된다. 시각적 평가뿐 아니라 가로축에 시간, 세로축에 신호 강도를 플롯한 시간신호곡선(h)에서 이 변화를 파악하기 쉬워진다. 이것을 rapid-wash out 패턴이라고 부르며 유방암에서 나타나는 소견이다. STIR영상(지방억제법의 일종으로 지방억제 T2강조영상과 유사한 영상, k)이나 확산강조영상(l)에서 고신호병터로 묘사된다.

5 대표적 MRI 영상의 특징

- □ **T1 강조영상:** 수분이나 액성 성분 낭포는 검게 보이며(저신호), 종양은 일반적으로 저신호, 출혈이나 단백 농도가 높으면 강한 고신호다. 지방조직은 고신호로 보이므로 장기의 윤곽을 알기 쉽다.
- □ **T2 강조영상:** 수분이 많은 부위가 희고(고신호), 수분이 적은 곳은 검게(저신호) 보인다. 낭포, 점액은 매우 희고, 부종이나 종양은 희게 묘사된다.
- □ **확산 강조영상(diffusion weighted image, DWI):** 물 분자의 확산운동(자유운동)을 신호로 변화하여 강조한 영상이다. 악성종양이나 급성기의 뇌경색병소 등은 고신호로 묘사된다.
- □ **지방억제법:** T2강조영상이나 T1강조영상에서 지방 조직(지방 성분)은 고신호로 묘사된다. 지방억제법을 이용하면 지방조직의 신호를 억제하여(저하시켜) 각각의 영상에서 다른 고신호 성분(**T2강조영상에서는 종양이나 부종, T1 강조영상에서는 출혈이나 조영제의 증강 효과**)이 나타나는 효과가 있다.

---

*2 동적(조영) MRI 서브트랙션 영상: 조영MRI영상에서 조영 전의 배경 MRI영상을 뺀 것으로 조영된 영역만 강조되기 쉬워진다.

참고문헌

1） 甲田英一他：Beak sign, Crab's claw sign. 画像診断のための知っておきたいサイン（第2版），p146，医学書院，1997
2） 固形がんの治療効果判定のための新ガイドライン（RECIST ガイドライン）ー改訂版version 1.1 ー日本語訳JCOG版 ver.1.0 http://www.jcog.jp/doctor/tool/recistv11.html（2021 年10月閲覧）
3） 田中優美子：産婦人科の画像診断，pp102-130，167-207，金原出版，2014
4） 日本医学放射線学会編：乳房．画像診断ガイドライン2016 年版，pp494-517，金原出版，2016

(女屋博昭)

5단계

장기별 암CT영상 판독 요점

1 폐암

POINT

- □ 진행 폐암이라고 진단하는 근거 소견은 원격전이의 존재다.
- □ 국소적으로 진행된 폐암은 근치적 방사선치료가 가능하다.
- □ 폐의 기저 질환으로 중요한 소견은 배경 폐의 사이질 음영이다.

1 폐 판독의 기본

- □ 폐암의 치료 방침 결정에는 영상진단뿐 아니라 조직형, 분자진단이 중요하다. 자세한 내용은 폐암 진료지침을 참고한다.
- □ 여기서는 비소세포폐암의 치료 방침 결정에 중요한 영상 소견을 설명한다.
- □ 폐암 진단에 사용하는 영상은 흉부 방사선, 흉복부 CT, 머리 MRI이며 특히 CT와 FDG-PET/CT가 중요하다.

1. 흉부 방사선 판독

- □ 흉부 방사선은 간편하고 반복 시행이 쉬운 장점이 있지만, 뼈나 혈관, 심장 등이 겹쳐진 영상이라는 것을 이해할 필요가 있다. 또한 작은 병터나 젖빛유리 영상은 묘사하기 어려운 단점이 있다.

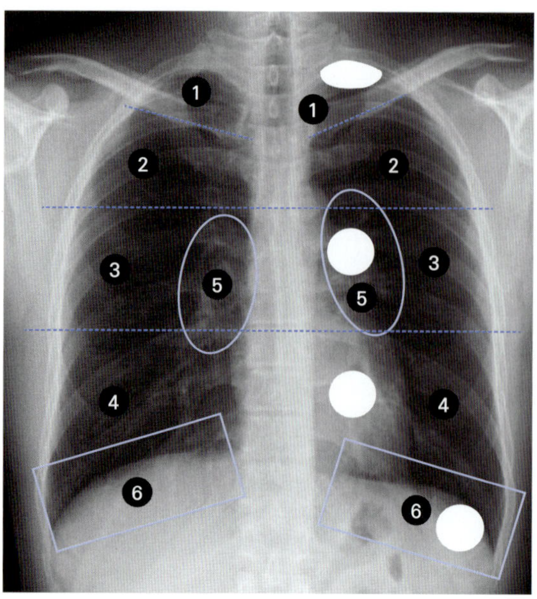

그림 5-1-1 흉부 방사선사진 부위와 사각 지역

폐첨부, 폐문, 심장음영, 횡격막 등과 겹쳐지는 장소(○)는 놓치기 쉽다.

〈참고: 장소의 표현〉

① 폐첨부: 쇄골보다 위

② 상폐부위
경계: 제2 늑골 앞부분 아래

③ 중폐부위
경계: 제4 늑골 앞부분 하단

④ 하폐부위

⑤ 폐문

⑥ 폐저부

표 5-1-1 폐암 치료 중 증상 악화 시의 흉부 방사선평가

방사선으로 밝혀지는 것	• 일차병터의 명확한 증가 • 흉수 증가, 무기폐 출현(대부분 종양 악화에 동반) • 심낭수 출현(하지 부종, 빈맥, 저혈압, SpO_2는 정상) • 기흉 합병 • 폐렴, 특히 약제 사이질폐렴 • 뼈파괴를 의심하는 골융해, 골형성 변화, 골절 출현(통증이 있으면 아픈 장소에 주의)
방사선에 변화가 없을 때	• 빈혈 진행(혈액 검사, 복통, 흑색변에 주의) • 약제폐렴, 뉴모시스티스폐렴 등 특히 희미한 사이질 음영(기침, 숨참에 주의) • 폐혈전색전증(화학요법 중 SpO_2 저하 시에 주의) • 부정맥 등 순환기질환 • 천식발작이나 만성폐쇄폐질환(chronic obstructive pulmonary disease, COPD)의 급성 악화(환자의 과거 병력에 주의)

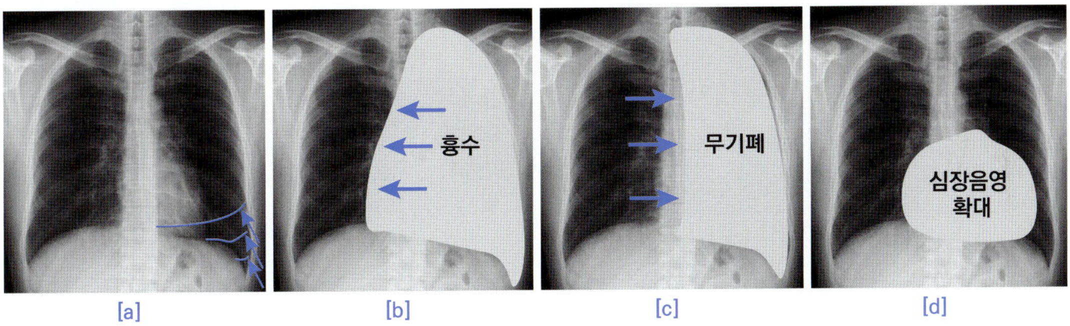

그림 5-1-2 특징적 흉부 방사선소견

소량의 흉수에서 늑골 횡격막각의 둔화를 볼 수 있으며, 증가에 따라 폐부위가 화살표의 방향으로 밀려 올라간다(a). 대량의 흉수에서 세로칸이 정상 쪽으로 이동(b). 무기폐에서는 병터 쪽으로 이동한다(c). 심장음영의 확대(d) = 심낭수 저장 또는 심장 자체의 비대

□ 보통 폐암은 원형 음영으로 묘사된다. 3 cm 이하를 결절, 3 cm를 넘는 것을 종양으로 표현한다. 그림 5-1-1과 같은 소견을 볼 수 있으며 폐첨, 폐문, 심장과 겹쳐지는 음영이나, 횡격막과 겹치는 폐저부는 특히 주의한다. 알기 어려운 장소의 음영을 찾아내기 위해서 과거 영상과 비교가 유용하다.

□ 흉부 방사선 촬영은 흉수 저장이나 무기폐, 심장 음영의 확대, 폐렴의 경과 관찰 등 치료 시작 후 경과 관찰 수단으로 중요하다. 특히 호흡기 증상이 새로 나타났을 때 초기 평가로 시행한다(표 5-1-1). 예를 들어 그림 5-1-2처럼 소량의 흉수는 늑골횡격막각의 둔화로 보인다. 흉수 저장에서는 용적이 증가하고, 무기폐에서는 감소한다. 심장 음영 확대도 자주 볼 수 있으며 심낭물 저장은 치명적이며 심낭 천자에 의해 증상이 개선된다. 방사선에서 의심하여 초음파 검사나 CT로 확정한다.

2. 흉복부 CT의 판독

□ 폐에 이상 음영이 있을 때 다음 순서로 영상을 확인해 나가면 좋다.

표 5-1-2 폐암을 의심하는 영상 소견

고분해능 CT의 결절, 종양에서 폐암 의심 소견	• 경계 불명 • 흉막을 끌어 들임(흉막감입 영상) • 스피큘라(가시모양 돌기) • 분엽이 있음 • 폐정맥의 말려 들어감 • 소엽 사이 격벽이나 구역 등의 해부학적 경계를 넘음 • 젖빛유리음영을 동반한 부분 충실형(part-solid)
폐암을 의심하는 기타 소견	• 인접 장기(늑골, 세로칸, 횡격막) 파괴 • 폐결절에 더해 림프절 비대, 골용해 소견, 흉수 저장 등의 명확한 원격전이 소견

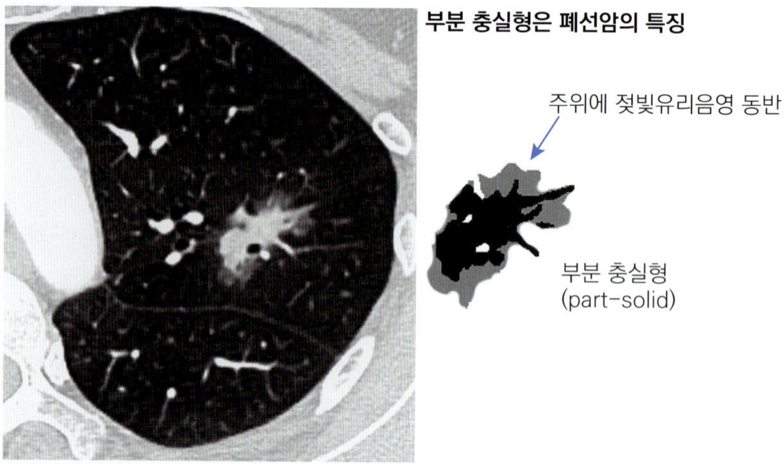

그림 5-1-3 전형적 폐선암의 CT소견

(1) 폐암인 것 같은지 아닌지

□ 폐암인 것 같은 영상 소견은 일반적으로 표 5-1-2와 같다.

□ 실제 CT영상으로 설명하면 그림 5-1-5b(☞ p67)에서 좌상엽에 18 mm의 꼬리(spicula)가 있는 결절이 있으며 ▲로 표시한 흉막이 끌려들어간 소견이 있다. 폐암의 전형적 영상이다. 조영CT에서 그림 5-1-5c처럼 결절 주변은 조영되어 희게, 내부는 괴사를 반영하여 조영되지 않고 검게 된다. 이 결절은 그림 5-1-5a의 흉부방사선에서는 결절로 인식되지 않았다. 그림 5-1-5의 증례에서 일차병소는 충실형(solid)*1 음영을 나타내지만 그림 5-1-3처럼 주위에 젖빛유리음영을 동반한 부분충실형(part−solid)도 폐선암의 전형적 영상이다.

(2) 대략적 병기 진단

□ 병기 진단에서 중요한 것은 치료 방침이 바뀌는 경계가 되는 소견이다. 일차병소뿐이면 외과절제를 시행하지만, 세로칸 림프절전이가 어느 정도 있으면 외과절제는 표준이 아니며 근치적 방사선치료가 가능한 범위인지의 평가가 중요하다. 원격전이 소견이 있으면 진행 폐암이 되어 약물치료를 시행한다.

*1 충실형(solid): 전체적으로 회색 부분이 없는 흰 결절로 된 병터(폐부분조건).

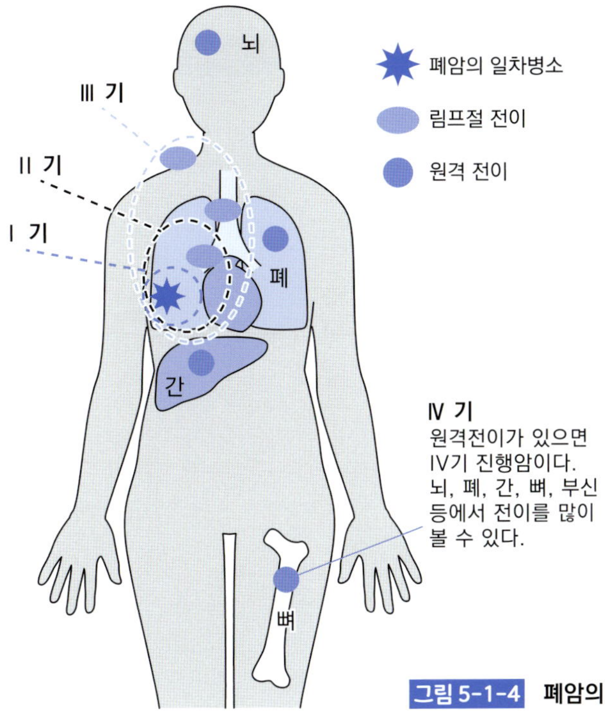

그림 5-1-4 폐암의 병기

□ 치료 방침 선택에는 병기 이외에 배경이 되는 폐의 상황, 폐기능, 기저 질환 상태가 영향을 준다. 임상병기에서 비소세포폐암은 I기부터 II기, IIIA기 일부는 외과절제, IIIA기, IIIC기는 화학요법, 방사선요법, 방사선 조사 불가능 III기와 IVA, IVB기는 약물치료를 시행한다. 소세포폐암은 국소형과 진행형으로 나누어, 국소형은 화학방사선요법을, 진행형에서는 화학요법 적응이 된다. 국소형은 일반적으로 병터가 한쪽 흉곽*2 안과 세로칸 림프절까지에 머무른 경우다.

□ 실제 CT영상을 보자. 폐암에서 중요한 림프절은 다음의 〈보충 항목(폐암의 림프절 전이)〉을 참조한다(p75, 그림 5-1-10, 11).

□ 림프절비대를 찾는 요점은 정상 혈관과 다른 음영을 찾는 것이다. 조영 영상에서 세로칸 조건으로 폐부위와 혈관의 중간 색조(회색 음영)로 보인다. 혈관은 중추에서 말초로 슬라이스를 따라 연속적으로 분지한다. 한편 림프절은 공 모양에 가까운 형태다. 일차병소에 가까운 폐문부와 그 가까이의 세로칸을 주의해 본다. 그림 5-1-5의 증례에서 세로칸, 폐문 림프절전이를 많이 볼 수 있다. 일차병소처럼 전이림프절도 내부가 괴사되면 알기 쉬울 것이다. 좌상엽 일차병소인 그림 5-1-5c의 ○안 좌폐문에서 반대쪽 세로칸의 우하부기관지옆 림프절(#4R), 그림 5-1-5 d~f의 왼쪽 쇄골위림프절(#1 L), 대동맥아래림프절(#5), 기관분지아래림프절(#7) 등 광범한 림프절전이가 있다. 림프절전이가 좌폐문뿐이면 외과절제가 가능하지만, 반대쪽 세로칸 림프절전이가 있으면 외과절제의 적응이 되지 않는 것을 이 슬라이스에서 볼 수 있다.

*2 흉곽: 가슴을 둘러싼 골격

표 5-1-3 폐암의 TNM분류와 이를 이용한 치료 방침

<table>
<tr><th>병기(v8)</th><th>T</th><th></th><th>N</th><th>M</th><th>NSCLC</th><th>SCLC</th></tr>
<tr><td>잠복암</td><td>X</td><td></td><td>0</td><td>0</td><td></td><td></td></tr>
<tr><td>0</td><td>is</td><td></td><td>0</td><td>0</td><td></td><td></td></tr>
<tr><td>IA1</td><td>1mi, 1a</td><td>1 cm</td><td>0</td><td>0</td><td rowspan="8">수술</td><td rowspan="3">수술</td></tr>
<tr><td>IA2</td><td>1b</td><td>2 cm</td><td>0</td><td>0</td></tr>
<tr><td>IA3</td><td>1c</td><td>3 cm</td><td>0</td><td>0</td></tr>
<tr><td>IB</td><td>2a</td><td>4 cm</td><td>0</td><td>0</td><td rowspan="12">국한형
↓
진행형

화학방사선 요법
↓
화학요법</td></tr>
<tr><td>IIA</td><td>2b</td><td></td><td>0</td><td>0</td></tr>
<tr><td rowspan="2">IIB</td><td>1a~2b</td><td>5 cm</td><td>1</td><td>0</td></tr>
<tr><td>3</td><td></td><td>0</td><td>0</td></tr>
<tr><td rowspan="3">IIIA</td><td>1a~2b</td><td></td><td>2</td><td>0</td><td rowspan="3">수술 또는
화학방사선 요법</td></tr>
<tr><td>3</td><td>7 cm</td><td>1</td><td>0</td></tr>
<tr><td>4</td><td></td><td>0, 1</td><td>0</td></tr>
<tr><td rowspan="2">IIIB</td><td>1a~2b</td><td></td><td>3</td><td>0</td><td rowspan="3">화학방사선 요법
또는
화학요법</td></tr>
<tr><td>3, 4</td><td></td><td>2</td><td>0</td></tr>
<tr><td>IIIC</td><td>3, 4</td><td></td><td>3</td><td>0</td></tr>
<tr><td>IVA</td><td>any</td><td></td><td>any</td><td>1a, 1b</td><td rowspan="2">화학요법</td></tr>
<tr><td>IVB</td><td>any</td><td></td><td>any</td><td>1c</td></tr>
</table>

비소세포폐암: non-small cell lung cancer, NSCLC
소세포폐암: small cell lung cancer, SCLC

[일본 폐암학회편: 폐암취급 규칙(제8판), 금원 출판, 2021]

(3) 원격전이 유무의 확인

- □ 폐암의 원격전이에는 뼈, 간, 폐, 뇌, 부신전이 등이 많다. 이 증례에서 **그림 5-1-5c-e, h**의 ★로 표시한 골용해성 골전이를 볼 수 있다. **그림 5-1-5h**에서 왼쪽 제6늑골의 전이를 볼 수 있으며, 흉부방사선 **그림 5-1-5a**에서 왼쪽 제4, 6늑골의 전이를 볼 수 있다(→). 반드시 확인해 본다. 골전이는 통증 동반이 많으며, 아픈 장소에서 골전이를 찾기 쉽다. 증상을 물어 영상을 확인하는 것이 중요하다. 이 증례에서 오른쪽 겨드랑이림프절전이(**그림 5-1-5g** ○), 간전이(**그림 5-1-5 O**), 비장전이(**그림 5-1-5i** 끊은 선 ○) 도 확인할 수 있다.
- □ 약물치료를 시행하기 위해서는 병리 진단이 필요하다. 치료 효과가 높은 유전자 이상이 알려져 있으므로 검체 채취가 중요하다. 생검 시행을 위해 가장 확실하고 안전하게 병리 검체를 채취할 수 있는 병터를 검토한다. 폐의 일차병소에 기관지의 연결을 확인할 수 있으면 기관지내시경으로 폐생검 검체를 채취할 수 있다. 쇄골위림프절이나 겨드랑이림프절은 초음파를 보면서 비교적 안전하게 침생검을 시행할 수 있다. #4R이나 #7의 림프절은 기관지 초음파 내시경으로 천자세포진(endobronchial ultrasound-guided transbronchial needle aspiration, EBUS-TBNA)도 시행할 수 있다. 이 증례는 괴사가 심하여 어느 방법으로도 적절한 검체를 채취하기 어려울 수 있다. 병리 진단 결과를 신속히 확인하여 확정 진단이 어려우면 다른 검체 채취 방법을 생각한다.

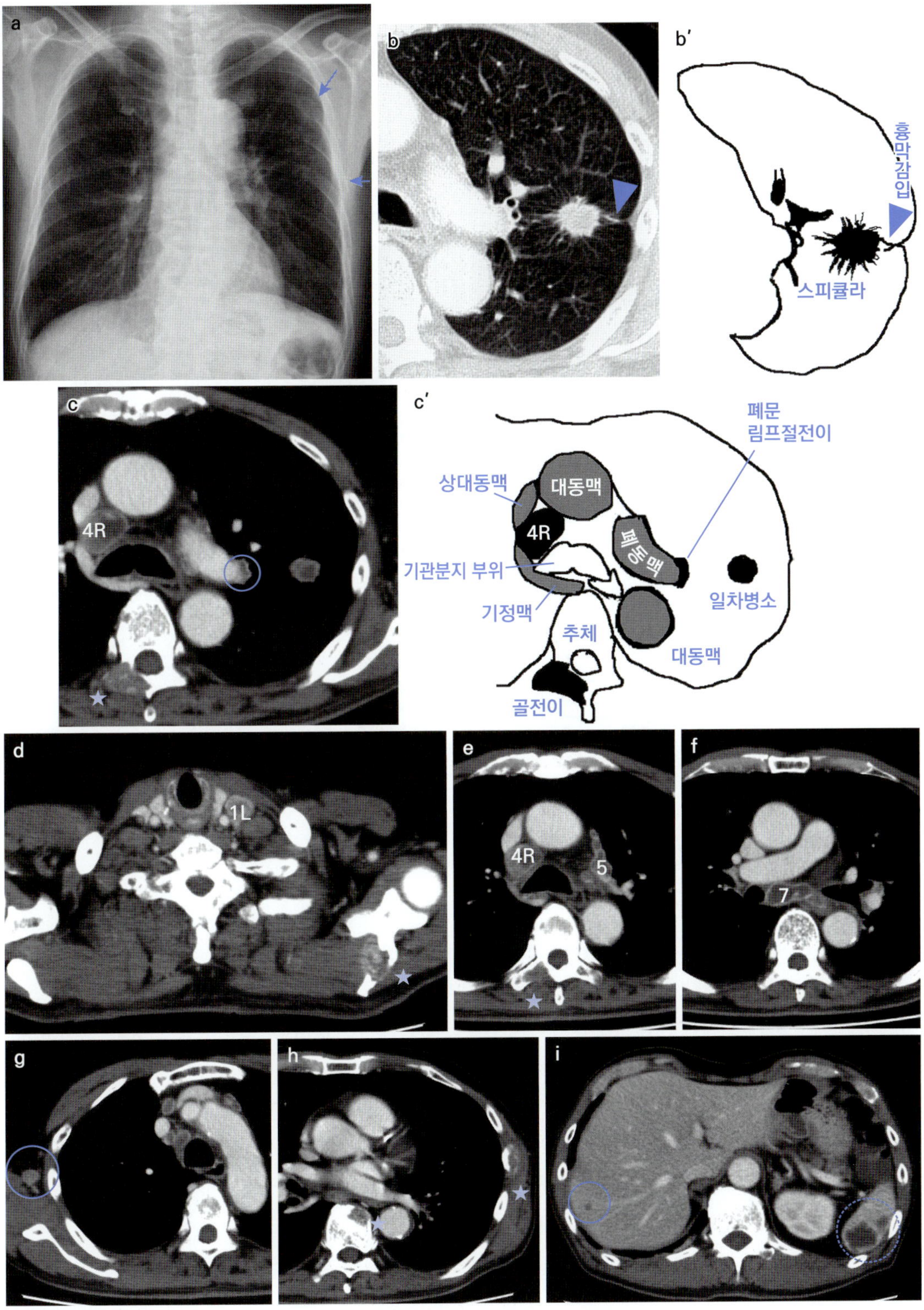

그림 5-1-5 폐암의 대표적 CT소견(b–i)과 같은 증례의 흉부 방사선사진(a)

표 5-1-4 치료 방침에 영향을 주는 소견

합병증 소견	• 사이질폐렴, COPD, 폐기종 동반 • 감염 동반(결핵, 비결핵성 항산균증, 진균증 등)
암에 동반한 긴급성이 필요한 소견	• 폐동맥 혈전증 • 기관·주기관지의 고도협착 • 척추전이 • 심낭수 저장, 대량의 흉수

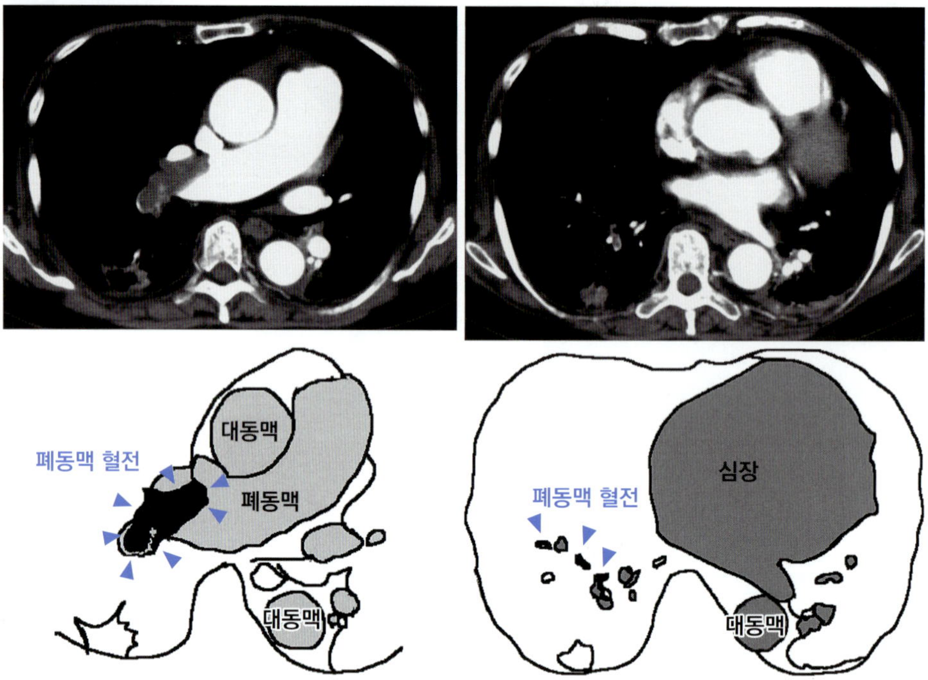

그림 5-1-6 폐동맥 혈전증의 CT소견

(4) 폐암 소견 이외의 치료에 영향을 주는 소견의 확인

□ 폐암 치료에 영향을 주는 소견은 표 5-1-4와 같다.

□ 그림 5-1-5의 증례는 그림 5-1-5b(폐부위 조정CT)에서 5 mm 정도의 검은 기종화 병터를 여러 개 볼 수 있으며 사이질폐렴(간질폐렴; interstitial pneumonia) 동반을 나타내는 섬유화는 볼 수 없다. 사이질폐렴이 있으면, 외과절제 수술 후에 사이질폐렴의 급성 악화, 방사선치료에서는 중증 방사선폐렴의 위험이 되므로 중등도 이상의 사이질 음영이 있으면 보통 적응이 되지 않고, 각종 약물치료에서도 급성 악화 위험이 높아진다. 사이질폐렴 소견은 6단계 〈1. 폐렴의 영상진단〉(☞ p150)을 참고한다.

□ 진단 시나 치료 중에 자주 볼 수 있는 합병증으로 폐동맥 혈전증이 있다(그림 5-1-6). 조영CT에서 폐동맥 안의 조영결손상으로 혈전을 확인할 수 있다.

2 증례로 배우는 영상판독 요점 *Case 1*

□ 50대 여성, 흡연력 없음.

□ 허리에서 왼쪽 다리로 이어지는 통증으로 인근 병원에서 진료 후 폐암 의심으로 진료 의뢰.

□ 생검으로 폐선암, EGFR 유전자 변이 양성 확정.

□ 증례의 영상을 보고 중요한 요점을 순서대로 확인하자.

1. 일차병소는 어디인가?

□ 우선 흉부 방사선을 보자. 이상을 발견할 수 없으면 정상 영상과 다시 비교한다. 이 증례에서 오른쪽 폐문부의 음영이 눈에 띈다(그림 5-1-7a 점선○).

□ 다음에 CT영상을 보자. 폐부위 조건의 영상을 보면 오른쪽 폐문부에 결절 음영이 있다(그림 5-1-7b 점선○). 조영CT에서 혈관과 종양 음영의 콘트라스트를 쉽게 구별할 수 있다(그림5-1-7c 점선○). 그보다 말초 폐부위에는 이상이 없어 폐문부가 일차병소로 의심된다.

2. 세로칸이나 폐문에 림프절전이가 있는가?

□ 림프절전이는 어떨까? 영상진단에서 단경 10 mm 이상을 유의한 림프절로 본다. 림프절전이는 우선 일차병소가 있는 쪽의 폐문 림프절, 그 다음에 기관 분지부(#7) 또한 하부기관옆림프절(#4R/L) 등의 세로칸 림프절에 전이한다.

□ 이 증례의 일차병소는 오른쪽 폐문부이며 이것을 의식하여 #7→ #4R의 림프절을 찾아본다.

□ 그림 5-1-7e에서 #4R, 그림 5-1-7f에서 #7 림프절비대를 볼 수 있다. CT만으로 림프절전이 진단의 민감도 59%, 특이도 78%이므로, 원격전이가 없으면 FDG-PET/CT 추가, EBUS-TBNA에 의한 병리 진단 추가가 필요하다. 또한 이 증례는 그림 5-1-7a와 같이 오른쪽 쇄골위림프절(#1R)의 비대도 있다. 생검을 시행하기 쉬운 부위는 우폐문 일차병소(기관지내시경으로 폐생검), 세로칸 림프절(EBUS-TBNA), 오른쪽 쇄골위림프절(초음파를 보며 침생검)이다.

3. 원격전이가 있는가?

□ 다음에 원격전이를 보자. 폐암전이를 잘 볼 수 있는 장소는, 폐내, 간, 부신, 뼈, 겨드랑이와 복부의 림프절, 뇌 등이다. 이 증례는 다발성 폐전이(그림 5-1-7b ○), 왼쪽 부신전이(그림 5-1-7g ○), 다발성 골전이(그림 5-1-7h ○)를 볼 수 있다.

□ 그림 5-1-7과 같이 폐전이는 일차병소 이외에 같은 크기의 작은 결절이 다발하고 있으면 확정적이다. 원격전이 검출에는 FDG-PET/CT검사와 머리 조영MRI 추가를 권고한다. FDG-PET/CT에 의한 원격전이 진단은 민감도 77-100%, 특이도 93-100%로 알려져 있다. 원격전이가 의심되면 되도록 여러 영상의 진단이나 병리 진단으로 전이 확인이 필요하다.

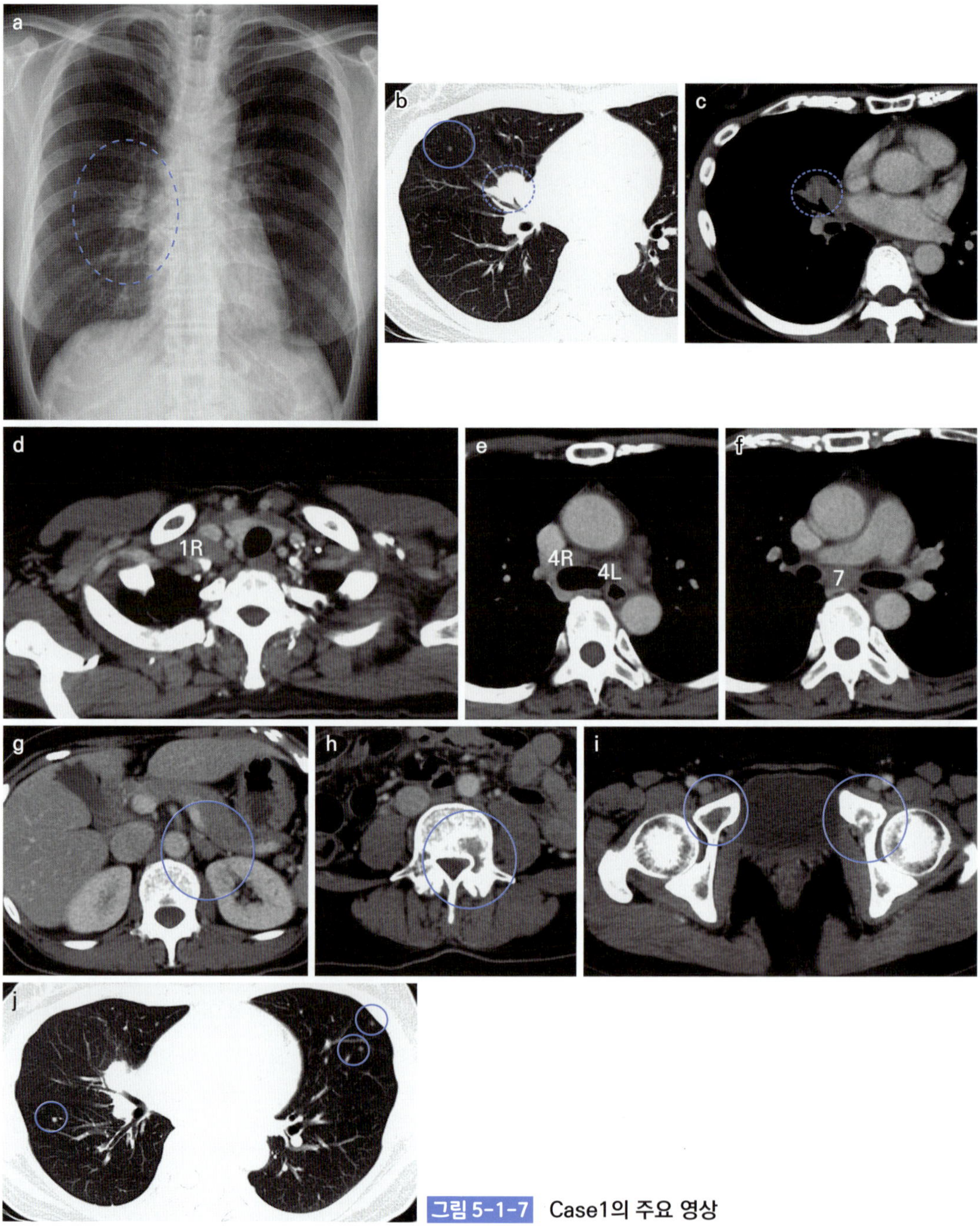

그림 5-1-7 Case1의 주요 영상

4. 기타 확인해야 할 것은?

□ 이 증례는 진료 시에 요통을 호소했다. 그림 5-1-7i의 왼쪽 골반전이 병터가 통증 장소와 일치하므로 골전이에 의한 요통으로 생각할 수 있었다. 배경 폐에 사이질폐렴 소견이나 감염을 동반한 소견은 없다.

5. 향후 치료 방침

- □ 이 증례는 안전하고 확실히 조직 검사를 시행할 수 있는 병터로 오른쪽 쇄골위림프절을 선택했다.
- □ 병기 진단 결과 T4N3M1c, IVB기이고, 다리 통증으로 PS1이 된다. 증상이 있는 골전이가 있어 요추에 방사선 치료 시행과 구강 상태 확인 후 데노스맙도 시작했다.
- □ 병리진단 결과 선암, 분자진단 결과 EGFR 유전자 변이 양성이었다. 사이질폐렴은 없고, 약물치료 위험이 높지 않아 오시머티닙 치료를 시작했다.
- □ 치료 시작 후 오시머티닙의 부작용으로 사이질폐렴이 중요하다. 호흡기 증상 출현에 대한 자기 점검이 중요하다. 정기 진료에서 호흡기 증상에 대한 문진, 동맥혈 산소포화도(SpO_2) 측정, 흉부 방사선 검사, 일반적 혈액 이상(백혈구 수, LDH나 CRP 증가)에 주의한다.

3 증례로 배우는 영상판독 요점 *Case 2*

- □ 60대 남성. 흡연력 40개/일 × 30년.
- □ 기침과 악화되는 숨찬 증상으로 진료, 왼쪽에 대량 흉수로 진료 의뢰.
- □ 흉수의 세포진으로 폐선암 확정.
- □ 증례의 영상을 보고 순서대로 중요한 요점을 확인하자.

1. 일차병소는 어디인가?

- □ 우선 흉부 방사선사진을 보자. 왼쪽 폐에는 이상이 없어 보이지만 심장 음영이 오른쪽으로 약간 이동되어 대량의 흉수를 알 수 있다(그림 5-1-8a). 대량 흉수가 있으면 CT에서도 일차병소를 찾는 것은 어렵다(그림 5-1-8b). 이런 경우 진단과 치료를 위해 왼쪽 흉강 배액을 시행한다. 흉수의 세포진이 양성이면 EGFR 유전자 변이 등의 분자 이상도 흉수로 검사가 가능하다.
- □ 흉강 배액 후 CT영상을 확인해 보자. 폐부위조건의 영상을 보면 왼쪽 상엽의 흉막 바로 아래에 11 mm 결절성 음영이 있다(그림 5-1-8c). 흉막과 접촉한 병터에서 암성 흉막염을 일으킨 작은 병터가 많아 진행암이 된다.

2. 세로칸이나 폐문에 림프절전이가 있는가?

- □ 림프절전이는 어떨까? 조영하지 않은 영상에서는 발견이 어렵지만 대동맥, 폐동맥을 의식하여 단경 10 mm 이상의 림프절을 찾아보자. 좌상엽 일차병소이므로 좌폐문이나 #5, #6, #4L 등에 우선 전이가 일어날 수 있으나 비대 림프절을 볼 수 없어 N0으로 판정했다(그림 5-1-8d). 그러나 CT에서 단경 10 mm 이상의 양성전이가 있으면 민감도 59%, 특이도 78%로 가짜음성이 많은 검사다. FDG-PET는 민감도 77.4%, 특이도 90.1%가 된다.

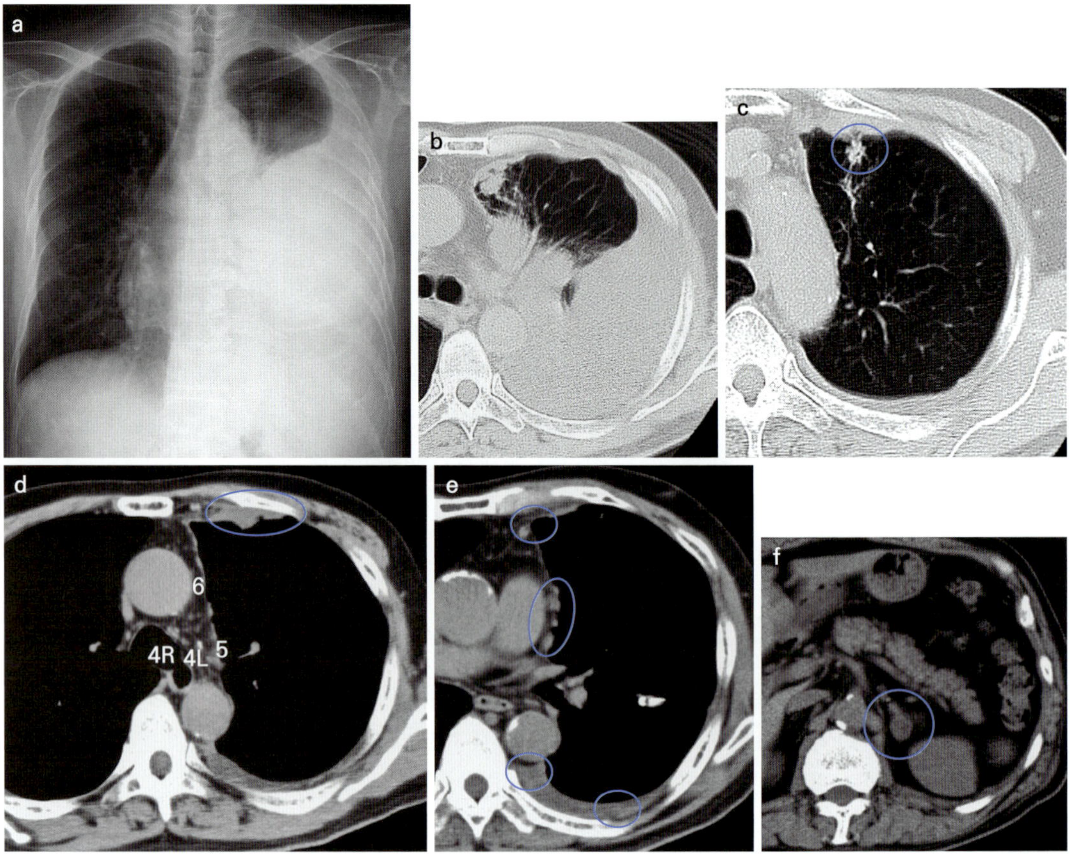

그림 5-1-8 Case 2의 주요 영상

3. 원격전이가 있는가?

□ 다음에 원격전이를 보자. 세로칸 조건으로 본다. 이 촬영 범위에서 판단할 수 있는 것은 겨드랑이 림프절, 뼈, 부신, 간 등이다. 왼쪽 흉벽을 잘 보면(그림 5-1-8d) 흉막면에 작은 결절을 많이 볼 수 있어 흉막파종을 생각할 수 있다(M1a). 특히 그림 5-1-8d ○의 앞 흉벽에 접한 병소는 두께가 1 cm 정도이므로 경피적 침생검도 가능한 병터다.

□ 그림 5-1-8f에서 왼쪽 부신 비대가 있었으나 나중에 시행한 FDG-PET/CT에서 축적이 없어 부신선종으로 판단했다. 그 후의 경과에서도 변화가 없어 선종으로 보아도 좋다. 이 증례에서 만약 흉막파종이 없어도 부신전이가 있으면 약물치료 대상이 되고, 부신전이가 없으면 외과 절제 적응이 된다. 선종에서도 FDG-PET 축적이 될 수 있어 판단이 어려우면 MRI나 경피적 침생검, 위장관 경유 초음파 내시경하 천자세포진 등을 추가하여 전이 유무의 확인이 필요하다.

4. 흉수 조절을 위한 추가 처치

□ 암성 흉막염은 일시적 흉수 배액만으로는 1–2주 후에 다시 저장된다. 따라서 피시바닐이나 탈크를 이용한 유착요법을 시행한다. 각각의 흉수 조절률은 75.8%, 71%로 되어 있다.

유착요법에 의해 발열이 있거나 드물지만 약제폐장애를 일으킬 수 있어 기침이나 숨참의 악화, 동맥혈 산소포화도 저하 등에 주의한다. EGFR 억제제나 베바시주맙 병용 화학요법에서는 유착요법을 시행하지 않고 일시 배액만으로도 재저장이 없어 유착요법 시행은 임상적으로 결정한다. 종말기에 대증요법으로 가는 배액관을 유치하여 지속배액을 시행하면 입원 기간 단축과 증상 조절이 가능할 수 있다.

5. 향후 치료 방침

- □ 이 증례는 흉수 세포진으로 진단되었으나 보다 많은 검체를 채취하기 위해 흉막 침생검도 시행했다. 또한 탈크 유착요법도 시행했다.
- □ 머리 MRI와 FDG-PET/CT를 추가하여 왼쪽 흉벽 이외의 원격전이는 없어 병기진단은 T2aN0M1a, IVA기, 발병 시 PS는 2, 흉수 조절 후 PS 1이 되었다.
- □ 병리 진단에서 선암, 분자진단에서 EGFR, ALK, MET, BRAF, ROS1의 유전자 변이는 없었다. 사이질폐렴 동반은 없고, 약물치료 위험이 높지 않아 시스플라틴+페메트렉세드+베바시주맙 투여를 시행했다.
- □ 이 환자의 치료 시작 당시에는 일차치료제로 면역관문억제제 사용이 화학요법 병용으로 승인되지 않았다. 현재 PD-L1 발현이 높으면 펨브롤리주맙 또는 아테졸리주맙 단일제 사용이 가능하며, PD-L1 발현과 관계없이 화학요법에 더해 펨브롤리주맙, 아테졸리주맙, 니볼루맙+이피리사맙의 병용, 또한 니볼루맙+이피리사맙 2제 병용요법이 가능하다. PD-L1이 음성이면 화학요법과 니볼루맙 병용이 가능하다. 면역관문억제제 사용 시에 폐에 사이질폐렴이 있거나 조절 곤란 또는 중증이 될 수 있는 자가면역질환이 있으면 기저질환 악화 빈도가 높아 신중하게 적응을 판단한다.

4 증례로 배우는 영상판독 요점 *Case 3*

- □ 50대 여성. 흡연력 없음.
- □ 건강진단에서 흉부 방사선에 이상 소견 발견.
- □ 세로칸 림프절의 EBUS-TBNA에서 폐선암 확정.
- □ 증례의 영상을 보자.

1. 일차병소는 어디인가?

- □ 우선 흉부 방사선을 살펴보자. 오른쪽 중간 폐부분에 2 cm 미만의 결절이 있다(그림 5-1-9a). 다음에 CT의 폐부분조건을 살펴보자(그림 5-1-9b). 오른쪽 상엽에 약 18 mm의 결절이 있다. 또한 스피큘라와 흉막 함몰이 있고 그 주위에 젖빛유리음영도 관찰된다. 폐선암이라고 말할 수 있는 영상 소견이다.

2. 세로칸 또한 폐문 림프절전이가 있는가?

- □ 림프절전이는 어떨까? 오른쪽 폐문에서 세로칸까지 살펴보자. 오른쪽 폐문(그림 5-1-9c

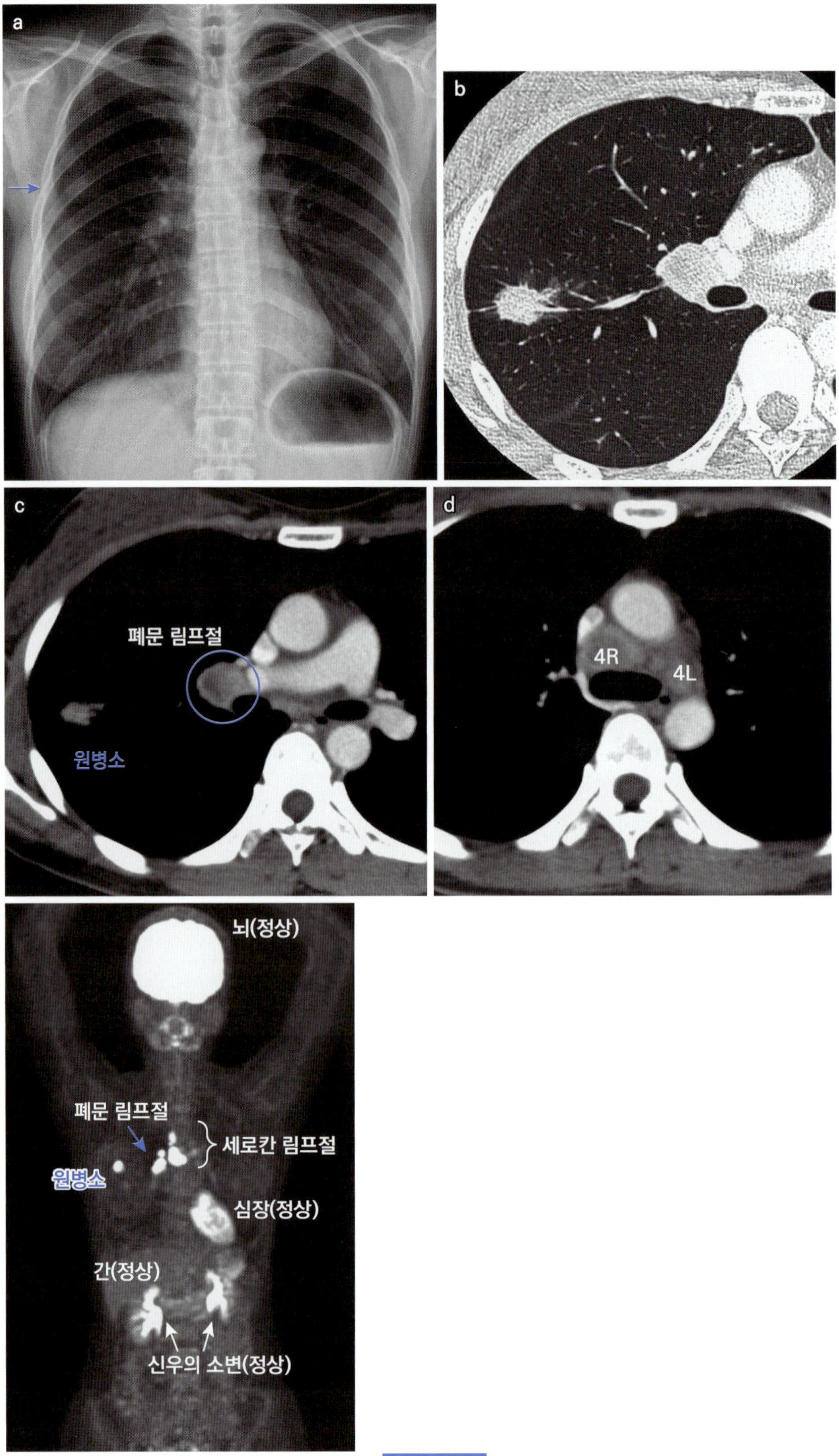

[e] FDG-PET

그림 5-1-9 Case 3의 주요 영상

○)과 세로칸림프절(그림 5-1-9d)의 비대가 있다. 나중에 병기 판정을 위한 4R 림프절의 EBUS-TBNA 천자에서 폐선암과 폐문 및 세로칸 림프절전이가 확인되었다. FDG-PET를 보면(그림 5-1-9e) 전이 병터를 쉽게 알 수 있으며 병터의 정도를 쉽게 시각화할 수 있다.

3. 원격전이가 있는가?

- 다음에 원격전이를 알아보자. 폐부분조건에서 폐전이를, 세로칸조건에서 부신, 간, 복부, 겨드랑이, 경추림프절과 뼈조건에서 골전이가 확인되었다. 원격전이는 없었다.

4. 향후 치료방침

- 오른쪽 위 일차 폐선암, T1aN3M0의 IIIB기로 확정했다. 표준치료는 화학방사선요법과 그 후의 면역관문억제제 유지 치료(듀르바르맙 1년간)다.
- 방사선치료 가능성 판단이 중요하며, 치료방사선과 의사에게 의뢰하여 조사영역을 정할 필요가 있다.
- 일반적으로 III기에서 근치적 흉부 방사선치료를 할 수 없는 경우는, 반대쪽 폐문림프절 전이, 중등도 이상의 사이질폐렴, 이미 존재하는 호흡부전, 너무 넓은 조사영역[대략 한 쪽 폐의 반 이상은 조사할 수 없다. 20 Gy를 조사하는 폐 용적(V20)이 많아지면 중증 방사선폐렴 위험이 높아진다] 등을 들 수 있다.
- 이 환자는 반대쪽 폐문 림프절전이가 없고 사이질폐렴도 없다. V20도 20% 이하로 근치 화학방사선요법(chemoradiotherapy)을 시행했다.

5 보충(폐암의 림프절전이)

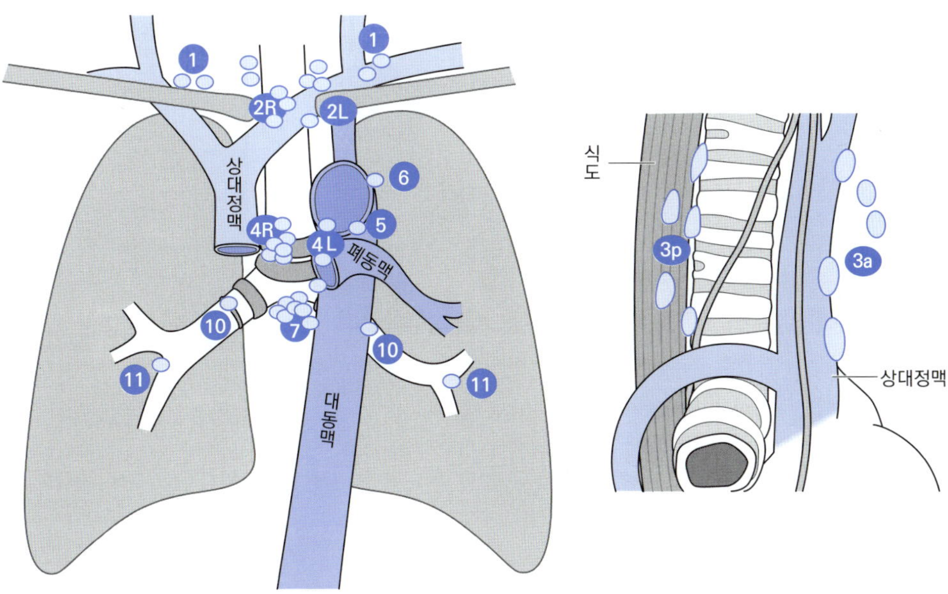

그림 5-1-10 폐암 림프절전이의 개념

1. 폐의 주된 림프절 및 번호

① 하경부, 쇄골상와 및 흉골절흔림프절

② 상부 기관옆림프절※

③ 혈관 앞 및 기관 후 림프절

④ 하부 기관옆림프절※

⑤ 대동맥하림프절

⑥ 대동맥옆림프절

⑦ 기관분지하림프절

⑧ 식도옆림프절

N1림프절: ⑨ 주기관지 주위 림프절

⑩ 엽기관지 주위 림프절

※ 기관의 좌연보다 오른쪽을 R, 왼쪽을 L이라고 표기한다.

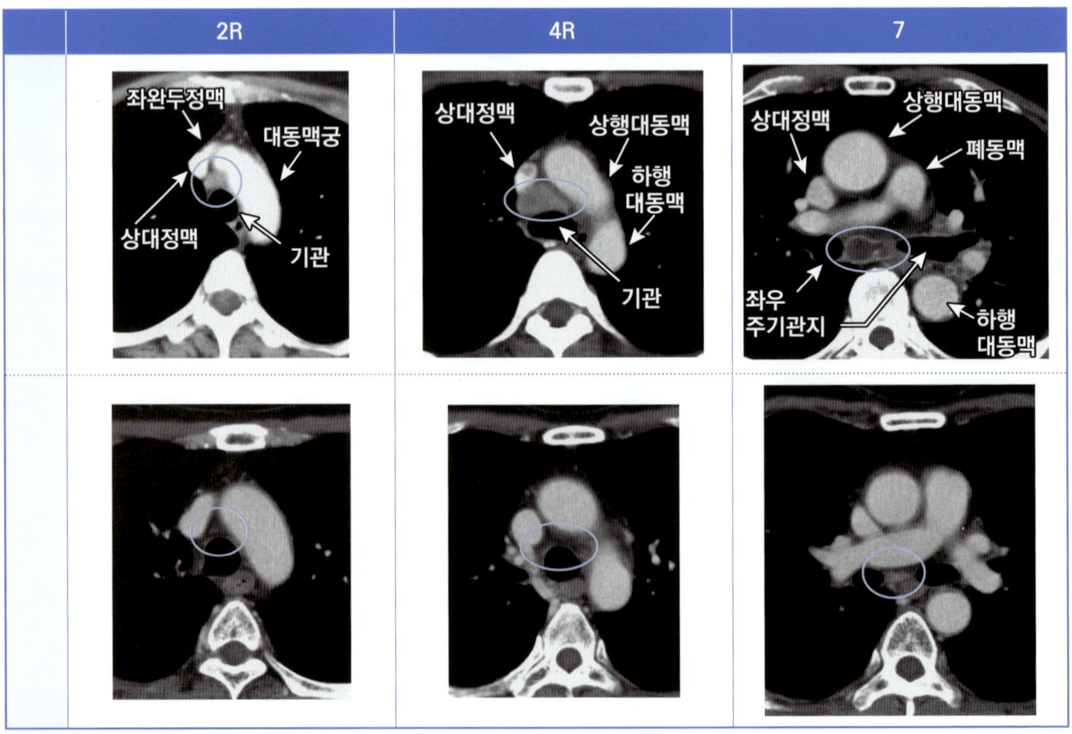

그림 5-1-11 폐암 림프절전이의 CT영상 소견

CT에서 단경 10 mm 이상 크기를 전이 있음으로 판단한다.

왼쪽에서 2R(우상부 기관옆림프절), 4R(우하부 기관옆림프절), 7(기관분지 아래 림프절)의 전이에 대해 위쪽은 전이 있음, 아래쪽은 전이(비대) 없음의 영상이다.

2. 림프절전이의 범위

NX: 국소림프절 평가 불가능.

N0: 국소림프절전이 없음.

N1: 같은 쪽 기관지 주위/또는 같은쪽 폐문, 폐내 림프절 전이에서 일차종양의 직접 침윤을 포함한다.

N2: 같은쪽 세로칸/또는 기관 분지하 림프절에 전이.

N3: 반대쪽 세로칸, 반대쪽 폐문, 같은쪽 또는 반대쪽의 전사각근, 쇄골상와림프절에 전이.

참고문헌

1) 日本肺癌学会編：肺癌診療ガイドライン2021 年版．2021
https://www.haigan.gr.jp/modules/guideline/index.php?content_id=3（2021 年12月閲覧）

2) 日本CT 検診学会肺がん診断基準部会編：低線量CT による肺がん検診の肺結節の判定基準と経過観察の考え方（第5版）．2017
https://www.jscts.org/pdf/guideline/gls5th201710.pdf（2021 年12月閲覧）

(清水淳市)

2 위암

POINT

□ CT진단에서 '두꺼운 위벽의 병터'에 주목한다.
→ 위 주위 지방조직의 혼탁과 그물모양음영, 림프절비대, 원격전이 등을 판독한다.

□ 위는 2부분이 고정된 주머니 모양의 장기이며, 위암은 복막전이가 많다.
→ 횡단영상뿐 아니라 관상영상, 시상영상에서 위벽 밖이나 주위와의 관계를 파악한다.

□ 적절한 조영CT시행에 의한 정밀 검사를 시행한다.
→ 위벽의 층 구조와 침윤 깊이, 간전이의 평가, 복막파종 등을 놓치지 않는다.

1 위의 구조

□ 위는 위장관에서 가장 확장된 부분이며 약간 평평한 봉투와 같은 모양이다. 위쪽 입구는 식도에 연결된 분문부이고 아래쪽 출구는 십이지장에 연결되는 유문고리이며 이 두 곳에서 고정되어 있다. 위의 장축 방향 구분을 여기서는 소화기내시경 용어집의 명칭을 따른다(그림 5-2-1). 이 구분은 '위암 취급규칙'의 3구분(소만과 대만을 3등분하고, 그 선에 따라 상부, 중부, 하부로 나눈다)보다 진료기록이나 컨퍼런스에 자주 이용한다. 단축 방향에서는 전벽과 후벽의 양면을 연결하듯이 둥글게 구부러진 위쪽의 소만과 아래쪽의 대만으로 나눈다(그림 5-2-2).

□ 위벽의 층 구조를 단순CT에서는 구별을 할 수 없지만, 조영CT에서는 위의 속공간을 확장시켜 위벽이 충분히 늘어난 상태에서 3층 구조를 구분할 수 있다. 위의 속공간쪽부터 ❶ 고흡수 안층, ❷ 조영이 약한 중간층, ❸ 연부조직에 가까운 바깥층이다(그림 5-2-3)

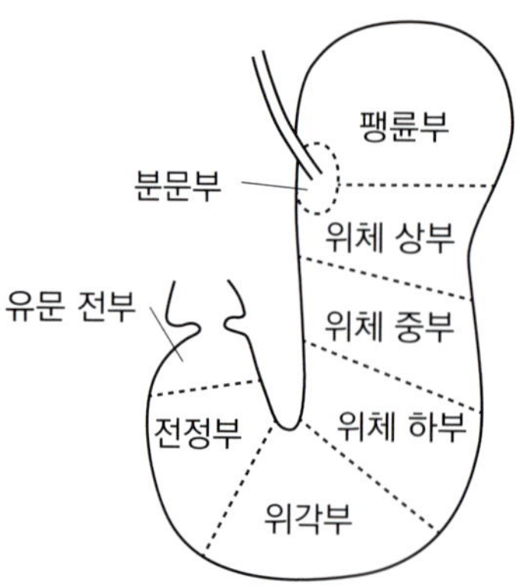

그림 5-2-1 위의 구분 명칭(장축)

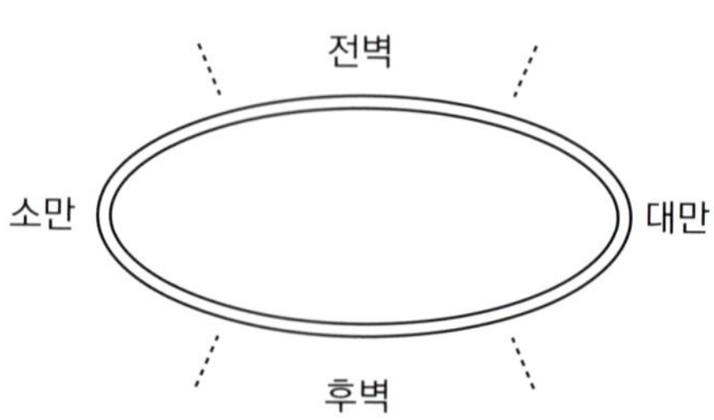

그림 5-2-2 위의 구분 명칭(단축)

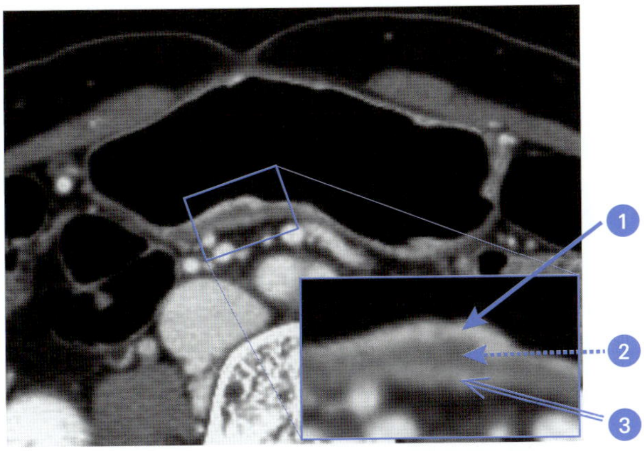

그림 5-2-3 조영CT에서 위벽의 층 구조 (위체 하부)

조영CT의 얇은 슬라이스 조건에서 다음 3층을 구별할 수 있다. 속공간부터

❶ 명확하게 고흡수되는 안층(점막층)(⟶)

❷ 조영이 약한 중간층(점막 아래층)(⋯▸)

❸ 연부조직에 가까운 바깥층(고유근육층, 장막 아래층)(⇒)

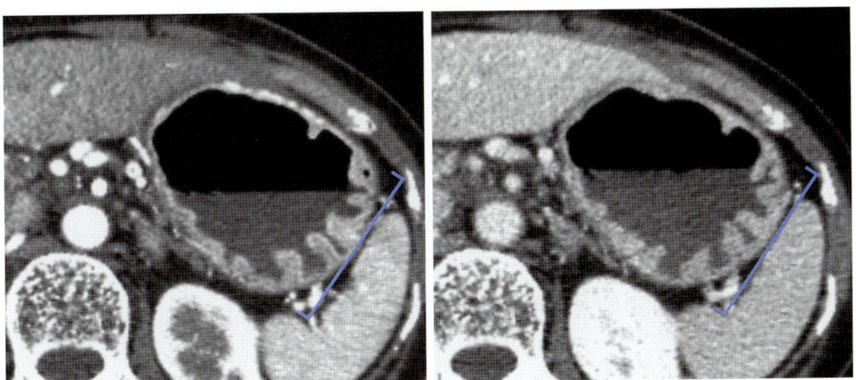

[a] 조영CT이른시기　　[b] 조영CT문맥시기

그림 5-2-4 조영CT에서 위벽의 층 구조(위체 하부)

조영이른시기에서 점막이 고흡수가 되어 문맥시기 보다 층 구조를 구별하기 쉽다[이른시기, 문맥시기는 그림 1-2-1 ☞ p10]. 위점막 주름은 속공간을 향해 융기한 구조이며 대만쪽(—범위)에서 보통 가장 눈에 띈다.

□ 위의 안쪽 점막에는 종주하는 점막 주름이 많으며 확장되지 않은 위벽은 이 점막 주름 때문에 두껍게 보인다(그림 5-2-4). 얇은 슬라이스 CT에서 점막 주름은 닫힌 아코디언 같은 줄무늬처럼 보이며 익숙해지면 벽 구조가 없는 종양을 감별할 수 있다. 또한 정상에서 위벽은 전정부에서 유문까지가 가장 두껍게 보인다(그림 5-2-5).

2 위암의 맨눈 모습

□ 위암 진단 소견으로 맨눈 모습이 중요하다. 기본적 분류는 암이 점막아래층에 머무는 경우에 많이 볼 수 있는 형태를 표재형(0형)으로, 고유근육층에 도달한 경우에 보이는 형태를 진행형(1–4형)으로 한다(그림 5-2-6).

1. 일차병소(침윤 깊이 진단)

□ 위암의 CT진단에 대해 설명한다. 위암은 위벽 가장 안쪽의 점막에서 발생하는 것으로

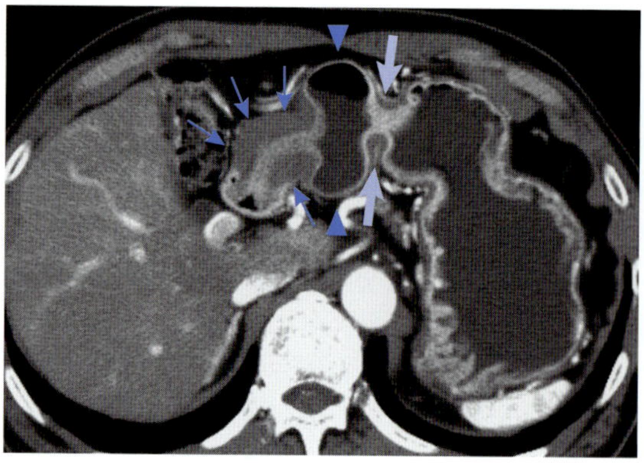

그림 5-2-5 위벽의 CT소견(정상 예에서도 두껍게 보이는 경우)

조영CT 이른시기다. 위는 연동이 있다. 따라서 확장한 부분(▲)과 좁아진 부분(→)이 교대로 또는 혼합되어 보일 수 있다. 좁아진 부분은 벽이 두껍게 보이므로 병터로 잘못 판단하지 않게 주의한다. 전후나 좌우 등 대칭성의 벽모양 변형에서는 감별할 수 있다. 위벽 중에서 전정부부터 유문은 정상에서도 가장 두껍게 보인다(→).

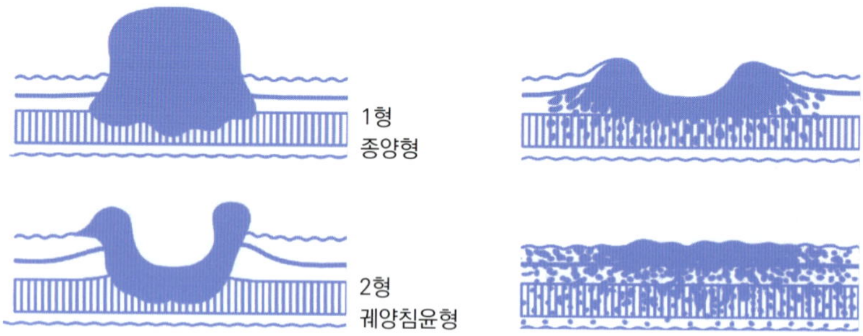

그림 5-2-6 위암의 맨눈 분류[표재형(0형)의 세부분류 제외]

([일본 위암학회 편:위암취급규칙(제15판), 2017])

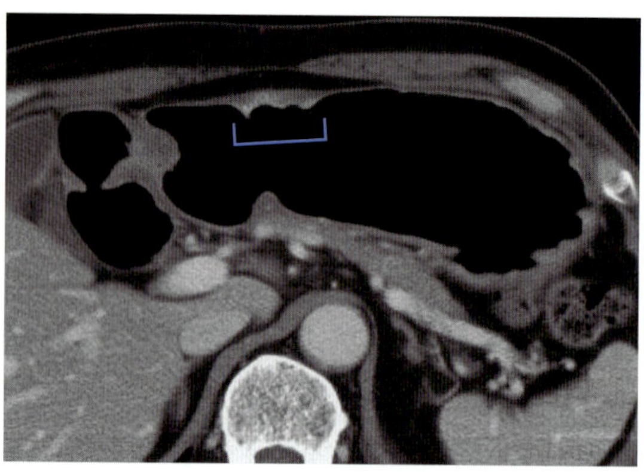

그림 5-2-7 조기 위암의 조영CT

위각부의 앞벽에 점막 비후가 눈에 띈다(—범위). 요철이 일정하지 않으며 주변부는 약간 높다. 내시경에서 점막주름 집중을 동반한 함요병터(0-IIc형)가 있었다. 이 CT는 검사 직전에 발포제를 복용하여 위 속공간 확장으로 위벽을 늘려 촬영했다. 이런 처치를 하지 않거나 부위에 따라 조기 위암이 일반 CT에서 발견되지 않을 수 있다.

알려져 있다. 암의 침윤 깊이에 따라 점막아래조직에 머무르면(SM) 조기암으로, 그보다 깊으면 진행암으로 나눈다.

- □ CT에서 발포제 등을 이용하여 위벽을 충분히 늘린 상태가 아니면 조기암의 일차병소 발견은 어려워(그림 5-2-7) 정밀내시경이나 바륨조영 검사를 시행한다. 최근 초음파 내시경에 의한 침윤 깊이 진단이 뛰어나 자주 이용한다.
- □ 진행위암에서 일차병소는 정상 위벽 구조의 이상이나 소실, 국소적으로 두꺼운 위벽 비후 영역으로 나타난다(그림 5-2-8). 조영CT는 병터의 비정상적 조영 소견 포착을 쉽게 한다.

표 5-2-1 **위암 취급규칙(제15판)에 의한 진행도 분류**

벽침윤 깊이(T)

TX	암의 침윤의 깊이가 불명한 것
T0	암이 없음
T1	암의 국재가 점막(M) 또한 점막아래 조직(SM)에 머무르는 것
T1a	암이 점막에 머무르는 것(M)
T1b	암의 침윤이 점막아래 조직에 머무르는 것(SM)
T2	암의 침윤이 점막아래 조직을 넘었지만 고유근육층에 머무르는 것(MP)
T3	암의 침윤이 고유근육층을 넘고 장막아래 조직에 머무르는 것(SS)
T4	암의 침윤이 장막 표면에 접하고 있거나 노출, 또는 다른 장기에 이르는 것
T4a	암의 침윤이 장막 표면에 접하거나 또는 이것을 파괴하여 복강에 노출하는 것(SE)
T4b	암의 침윤이 직접 다른 장기까지 미치는 것(SI)

다른 장기에는 간, 췌장, 횡행결장, 비장, 횡격막, 복벽, 부신, 신장, 소장, 후복막강을 가리킨다.

림프절전이의 정도(N)

N0	국소림프절에 전이 없음
N1	국소림프절에 1-2개의 전이 있음
N2	국소림프절에 3-6개의 전이 있음
N3	국소림프절에 7개 이상의 전이 있음
N3a	7-15개의 전이 있음
N3b	16개 이상의 전이 있음

기타 전이 유무와 부위(M)

M0	국소림프절 이외의 전이 없음
M1	국소림프절 이외의 전이 있음

국소림프절전이 이외의 전이가 있으면 M1으로 분류하고 부위를 다음과 같이 설명한다.
림프절(LYM), 피부(SKI), 폐(PUL), 골수(MAR), 뼈(OSS), 흉막(PLE), 뇌(BRA), 수막(MEN), 부신(ADR),기타(OTH)

[일본위암학회 편: 위암 취급규칙(제15판), pp 17, 20, 24, 2017]

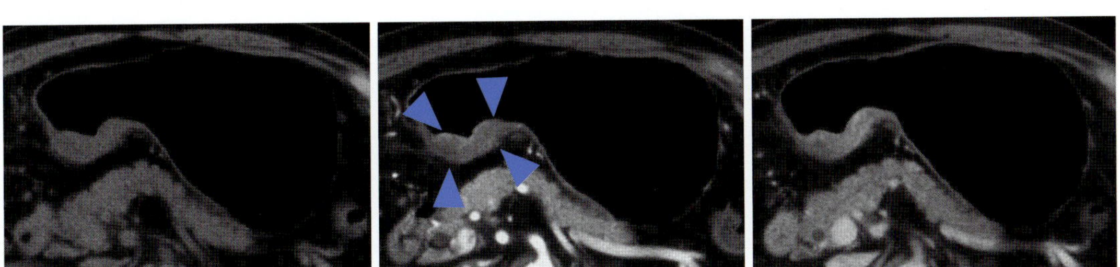

[a] **비조영CT** [b] **조영CT이른시기** [c] **조영CT문맥시기**

그림 5-2-8 **진행 위암의 조영CT**

위체 중부에서 하부의 후벽 소만에 걸친 3형 종양이 있다. 비조영CT(a)에서 거의 균일한 감쇄치이지만 같은 부분의 조영이른시기(b)에서 층 구조 소실(▲)이 있고, 문맥시기(c)에서 불균일한 조영효과를 나타낸다. 병터 이외의 정상 위벽은 얇고 조영효과가 약하다. 병리에서 저분화선암 SE (serosa exposed)로 진단되었다(위 속공간을 발포제로 부풀려 CT촬영).

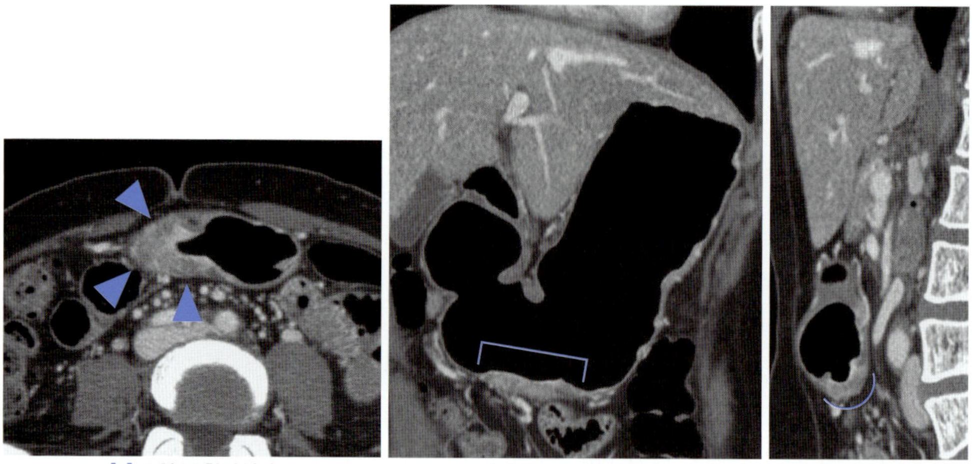

그림 5-2-9 진행 위암의 조영CT, 여러 방향 관찰의 유용성

위하부의 대만에 벽이 비후된 병터가 있다. 중심이 약간 함요되어[*1] 암의 궤양면이 의심된다. 이 벽의 모든 층에 불균일한 조영효과(▲)를 나타내고 있다. 횡단영상(a)에서 병터가 깊어 장막 아래층까지의 도달이 추측된다. 이것을 관상영상(b), 시상단(c) 방향에서 보면 이 병터가 벽 바깥쪽으로 돌출을 만들고(—범위), 미세하게 불규칙한 모양이므로 SS (subserosa)나 SE를 생각할 수 있다. 병리에서 3형 SE 저분화형선암으로 진단되었다.

- □ 또한 비정상적 조영 효과가 위벽 전체 층으로 확장되면 위벽 외 침윤 소견이 되어 주위 지방조직의 보풀 모양, 그물모양 영상, 입자모양 영상을 다면 이미지로 신중하게 평가하며 주변에 파종 진행을 진단한다(그림 5-2-9).
- □ 굳은암종(scirrhous cancer)은(그림 5-2-10) 맨눈에서 단단한 모습이며 섬유질이 많이 증식된 위암이다. 암세포가 광범위하게 위벽 깊이 침윤하며, 제4형 위암 형태가 많다. 복막 파종이 있는 진행암으로 발견되는 경우가 많고, 점막 표면 변화가 적으면 내시경으로 진단이 쉽지 않을 수 있다. 병기 진단을 위해 진단복강경 검사를 시행하기도 한다.

2. 림프절전이

- □ 위와 관련된 림프절 번호와 명칭은 그림 5-2-11와 같이 정의한다. No.1–12와 No. 14v가 위의 국소림프절이다(표 5-2-2). 다른 림프절, 예를 들어 복부대동맥 주위 림프절이나 쇄골위 림프절전이는 원격전이로 취급한다. N분류는 과거 일차병소의 점거 부위에 대한 림프절군으로 정하였으나 현재는 전이 수로 분류한다(표 5-2-1).
- □ CT의 림프절전이 판정으로 단경 10 mm 이상을 양성으로 하는 것이 관례다. 그러나 크기만으로 전이 판정에는 한계가 있다. 따라서 내부가 보통과 다른 불균일하게 저감쇄이거나 하나 이상 여러 개 림프절이 집합[*2]되어 있는 등의 소견을 고려하면 확실성이 높아진다[*3](그림 5-2-12).

*1 함요: 파인 상태.
*2 집합: 한 곳에 모여있는 것
*3 정상 림프절에는 림프문이 있어 누에콩처럼 평평한 모양이다.

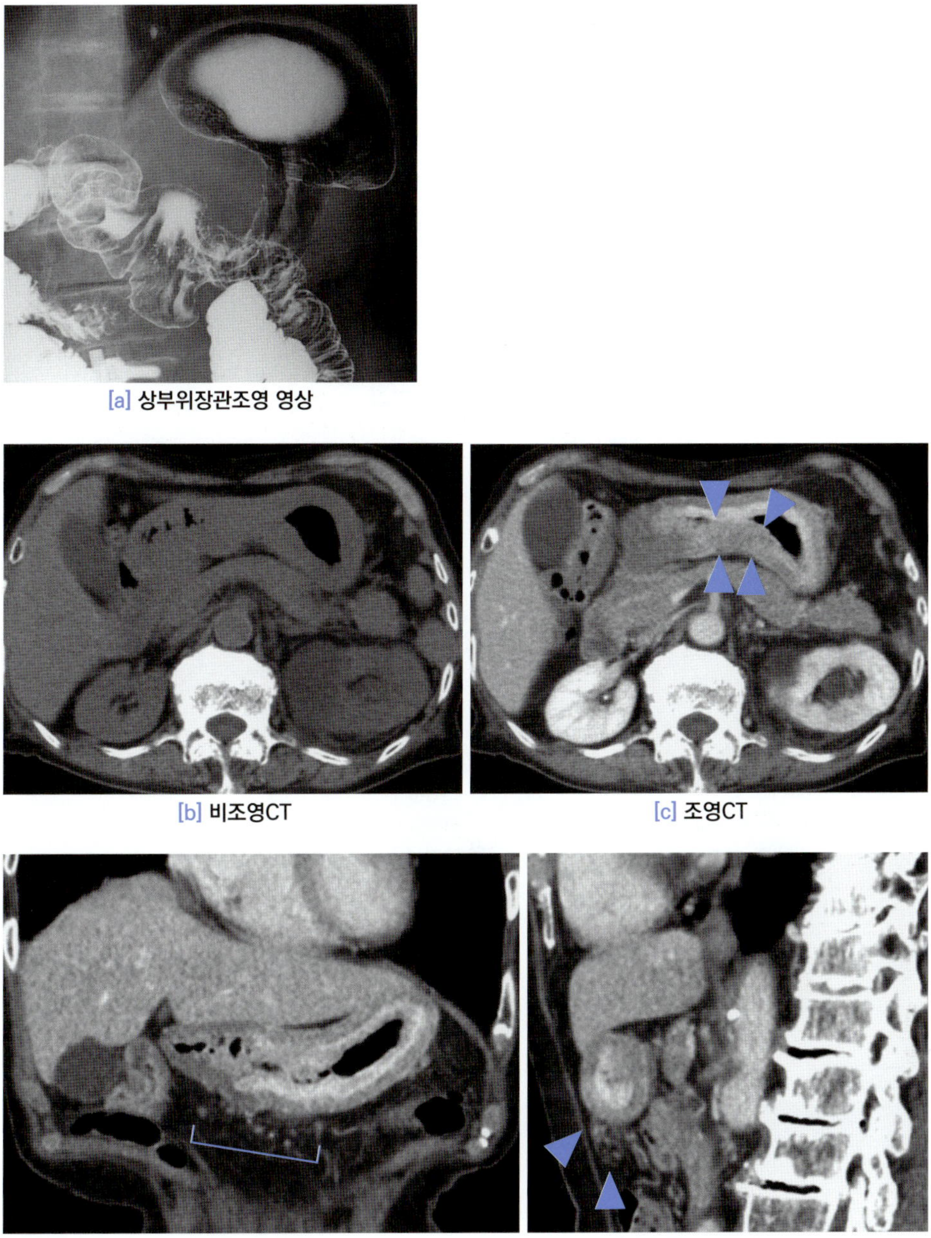

[a] 상부위장관조영 영상

[b] 비조영CT

[c] 조영CT

[d] 조영CT관상영상

[e] 조영CT시상영상

그림 5-2-10 굳은암종 위암

a: 상부위장관조영 영상. 위체 상부에서 위각부까지 위벽이 늘어나지 않고 점막 주름이 명확하지 않다(바륨이 십이지장 아래까지 흘러간 상태로 보아 위벽이 굳고 폭이 좁아진 것으로 생각된다). b: 비조영CT에서 위체부부터 전정부까지 광범위한 위벽의 심한 비후가 있다. c: 조영CT에서 안층(점막층)에 강한 조영효과가 있다. 위체 하부 후벽에 경계가 명확하지 않은 두꺼운 융기성 병터가 있고 모든 층이 조영불량이다(▲). 굳은암종 위암을 생각하기 쉬운 영상이다. d: 관상영상 영상이다. e: 시상단 영상. 위 대만쪽, 위벽 밖의 다리쪽에 일정한 부위에 작은 결절과 그물모양 음영을 볼 수 있다(d의 —범위, e의 ▲). 대망의 복막파종 소견이다. 이와 같이 관상영상, 시상단 등 상하 방향의 단면상 관찰은 위 주위의 파종진단에 도움이 된다. 굳은암종 위암의 정확한 병기 결정을 위해 복강경검사를 시행했다. 복막 결절 생검에서 반지모양세포암*4 증식이 있어 복막파종으로 진단했다. 또한 더글라스오목, 왼쪽 횡격 아래 복강 세척액의 세포진에서 양성이었다(CY1*5).

*4 반지모양세포암종(signet ring cell carcinoma): 반지모양 종양 세포가 많은 선종.

*5 복막 세척액에서 세포검사가 양성이면 '위암 치료지침'의 진행도는 CY1 (cytology positive)으로 M1(기타전이 있음)이 된다.

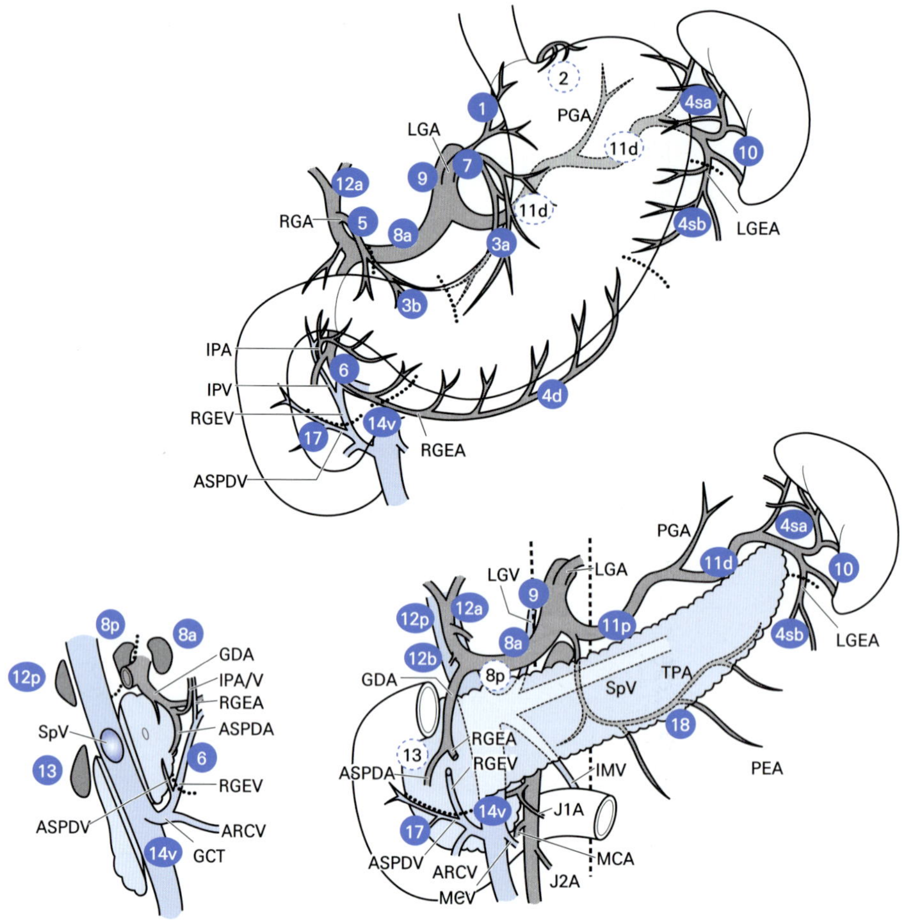

그림 5-2-11 **림프절의 부위와 경계**

[일본 위암학회편: 위암 취급규칙(제15판), 2017]

표 5-2-2 **림프절 번호와 명칭**

No	명칭	No	명칭
1	오른쪽 분문	8a	총간동맥앞 상부
2	왼쪽 분문	8P	총간동맥 뒤
3a	소만(좌위동맥 주위)	9	복강동맥 주위
3b	소만(우위동맥 주위)	10	비문
4sa	대만좌군(단위동맥 주위)	11p	비동맥 간 가까운 부위
4sb	대만좌군(좌위대망동맥 주위)	11d	비동맥 간 먼 부위
4d	대만우군(우위대망동맥 주위)	12a	간십이지장간막 안(간동맥 주위)
5	유문 위	12b	간십이지장간막 안(담관 주위)
6	유문 아래	12p	간십이지장간막 안(문맥 주위 모두)
7	좌위동맥간	13	췌장 머리 뒤
		14v	상장간막정맥 주위

위의 국소림프절은 No.1-12및 14v.

[일본 위암학회편: 위암 취급규칙(제15판), 2017]

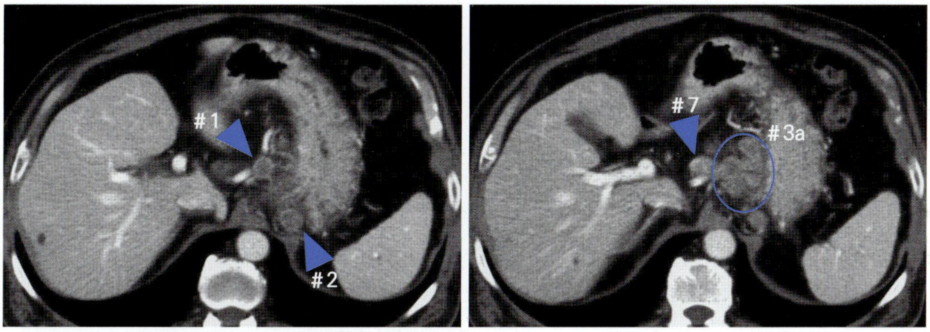

[a] [b]

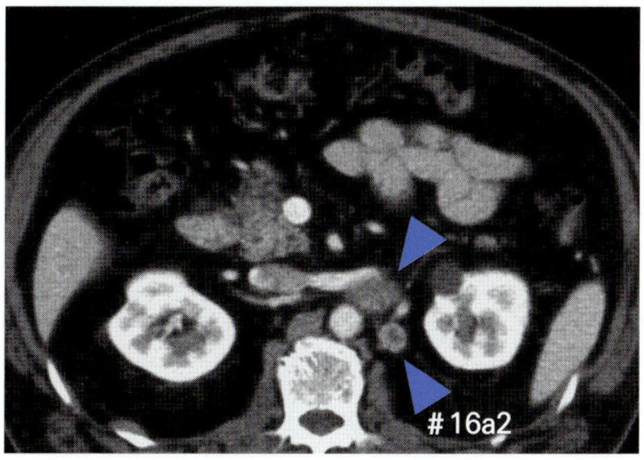

[c]

그림 5-2-12 다발성 림프절전이 (위 분문부암)

머리쪽에서 발쪽 슬라이스(a→c). 일차병소(분문부암) 가까이의 위 주위 림프절이 여러 개 비대되어 있다(▲). 대부분 원형 비대이며 내부의 경도 저감쇄는 전이 양성 소견이다. 위 소만쪽에 림프절 집합이 있다(b ○안). 복부대동맥 주위 림프절(c #16a2)의 전이는 원격전이이며 불균일한 저감쇄를 나타내며 비대되어 있다.

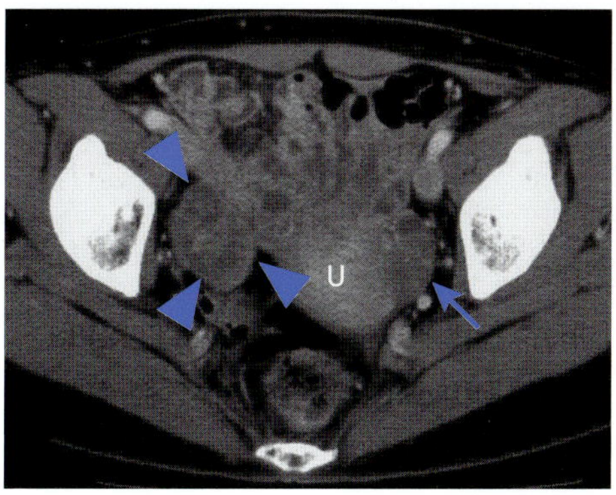

그림 5-2-13 위암의 난소전이 (Krukenberg종양)

자궁(U)의 오른쪽 앞 골반벽 근처에 타원형의 충실부와 저감쇄가 혼합된 종양이 있다(오른쪽 난소전이 ▲). 같은 모습의 왼쪽 난소전이가 있다(→). 양쪽성이 많다.

3. 원격전이

- □ 국소림프절 이외의 전이가 있으면 원격전이로 취급한다(표 5-2-1).
- □ 복막전이(복막파종)나 간전이가 많으며, 그 밖에 난소전이(Krukenberg종양[*6])(그림 5-2-13), 폐전이, 골전이, 뇌전이 등이 있다. 이런 진행 위암은 치료 저항성이다. 영상 소견에서 익숙해질 필요가 있는 복막파종과 간전이에 대해 설명한다.

---

*6 Krukenberg종양: 암세포와 난소 사이질의 섬유 증식을 특징으로 하는 전이 난소종양. 일차장기로 위가 많다.

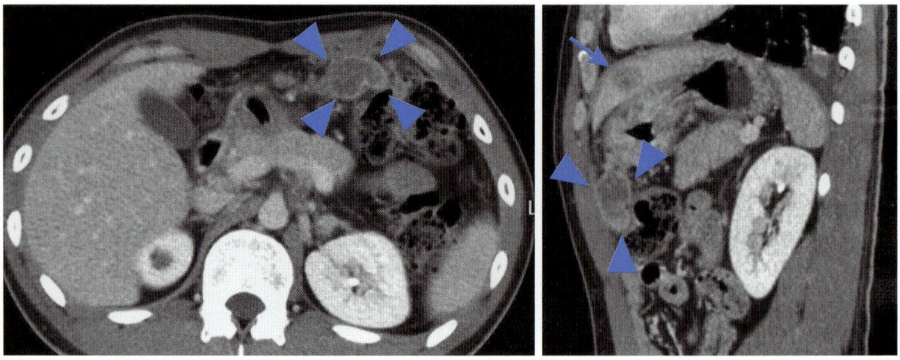

[a] 조영CT횡단영상 [b] 조영CT시상영상

그림 5-2-14 복막파종 결절(굳은암종)

위 전만 아래쪽에 불규칙한 결절(▲)이 있는 것을 조영CT 시상 영상에서 잘 볼 수 있다. 횡단 영상은 같은 평면에서 볼 수 없다. 내부는 균일하지 않고 흡수율이 낮으며 주변 지방조직의 혼탁과 그물모양 영상이 있다. 대망의 복막파종이 결절 형태로 보이는 예다. 시상단에서 간 왼쪽엽의 바깥부분에도 전이 병소가 있다(→).

4. 복막전이(파종)

- □ **복막파종은 위암에서 흔한 전이, 재발 형태**다. 위 주위의 장막[*7] 바깥의 지방조직에 침윤, 파종한다. 영상 소견은, 주변 장막 지방조직의 혼탁, 지방조직 안에 띠모양 또는 그물모양 영상 및 입자모양 영상의 증가, 복막 비후(국소/광범위, 표면의 불규칙), 주변이 불규칙한 파종 결절(그림 5-2-14), 복수 저장 등이다.
- □ 대망은 위 대만에서 앞치마처럼 펼쳐진 구조이며 횡행결장과 소장의 앞쪽을 덮고 있다. 많은 양의 지방조직을 가지고 있으며 혈관이 연결되어 있다. 정상 상태에서는 인식하기 어려운 구조이지만 파종 세포가 침윤되면 작은 결절모양이나 그물모양의 구조로 보이며, 전체적으로 두꺼운 판모양이 되면 팬케이크모양의 복막파종(대망케이크; omental cake)이라고 부른다(그림 5-2-15).
- □ 더글라스오목[*8]은 직장 앞에서 복막이 접힌 홈이며, 서있거나 바로누운 자세에서 복강 안에 가장 낮은 위치에 해당한다. **복수가 생길 때 처음으로 모이는 장소**이며 이 부위에 암세포가 흘러들어와 정착하면 파종이 형성된다. 이는 복막파종의 발견 계기가 되는 소견으로 중요하다. 직장에 손가락을 넣어 촉진하여 더글라스오목에 굳은 결절이 만져지면 Schnitzler전이라고 한다.
- □ 더글라스오목은 여성에서 직장과 자궁 사이의 홈이며(그림 5-2-16), 남성에서 직장과 방광사이의 홈이다(그림 5-2-17). CT영상에서 이 부위에 **복막에 인접한 작은 결절이나 불규칙한 복막비후가 있으면 복막파종의 소견**이다.[*9]
- □ 복막파종에 의한 3가지의 중요한 합병증은, 장폐색증, 난치성 복수, 수신증이다. 수신증

---

*7 장막(serous membrane): 장기 표면을 덮고 있는 얇은 막. 복막, 흉막 등.

*8 더글러스오목은 직장자궁오목이라고도 부르며 여성에만 있지만, 임상에서 남성은 직장방광오목으로 부르므로 편의상 남성과 여성의 구분 없이 더글러스오목을 사용한다.

*9 정상 복막은 얇아서 보통 CT에서 볼 수 없다.

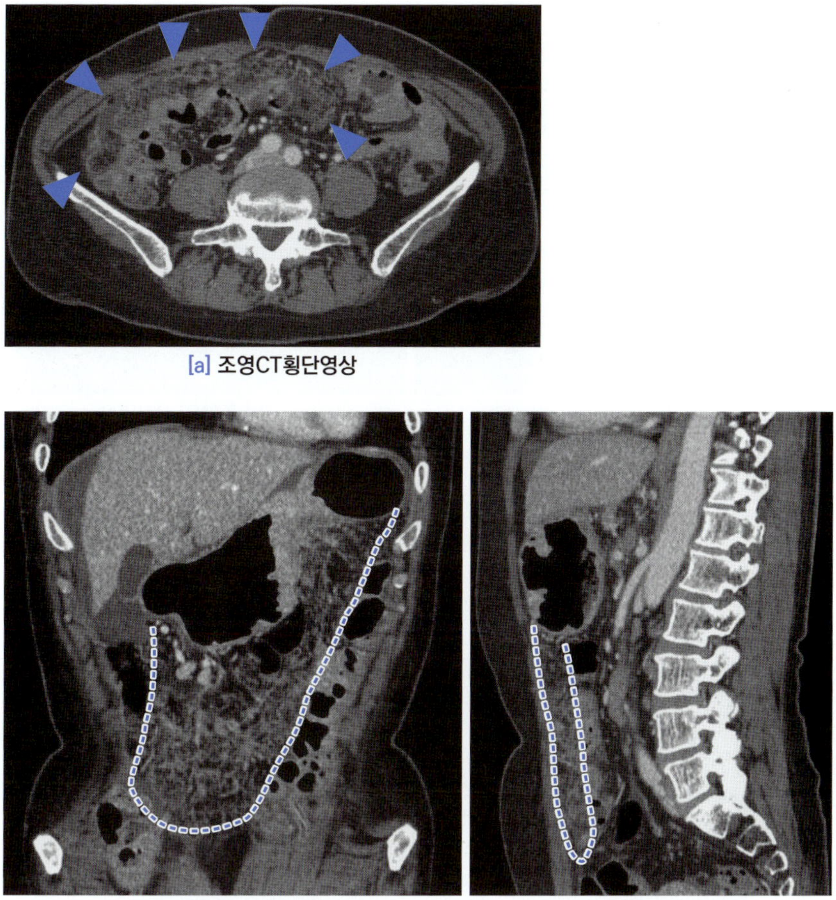

[a] 조영CT횡단영상

[b] 조영CT관상영상

[c] 조영CT시상영상

그림 5-2-15 대망의 팬케이크 모양의 복막파종(위체부 3형 위암)

횡단영상(a)에서 앞복벽의 내면, 결장 및 소장 앞을 덮는 미세한 그물모양 영상과 입자모양 영상이 어느 정도 두꺼운 영역으로 보인다(▲ 범위). 관상영상(b), 시상단(c)에서 위 대만쪽에 매달려 있는 전체적으로 두꺼운 앞치마 같은 모양을 나타낸다(---- 범위).

은 후복벽의 파종전이가 요관을 둘러싸서 협착을 일으킨 것이다(그림 5-2-18). 요관 주위 지방조직의 혼탁, 미세한 그물모양음영, 요관벽의 조영증강을 동반한 비후와 협착, 그보다 근위 요관, 신우의 확장 등을 볼 수 있다. 또한 간십이지장간막에 파종되면 폐쇄황달을 일으킨다.

□ CT소견으로 이 장간막의 비후, 담관의 비후성협착, 상류 담관의 확장, 간 글리손칼집*10의 비후 등을 볼 수 있다.

5. 간전이

□ 영상 소견은 매우 다양하다. 대장암 등에서 자주 볼 수 있는 고리모양의 조영효과가 주

*10 글리손칼집(Gleason sheath): 간 표면을 덮고 있는 복막 중피세포 아래의 결합조직(글리손피막)의 얇은 층이 문맥, 간동맥, 담관 림프관, 신경 등을 감싸고 혈관과 신경 분지에 따라 간소엽의 결합조직이 된다.

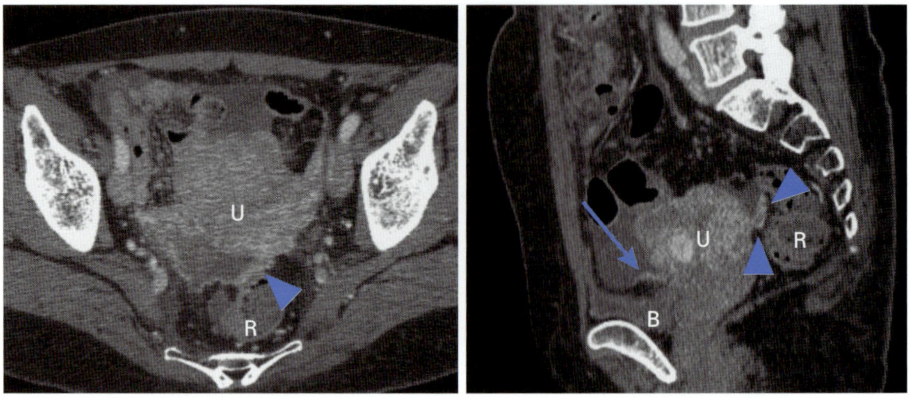

[a] 조영CT횡단영상 [b] 조영CT시상영상

그림 5-2-16 더글라스오목의 복막파종(여성 예)

여성에서 직장(R)과 자궁(U)의 사이(직장자궁오목)가 더글라스오목이다. 이 부분의 복막이 불규칙하게 비후되어 복막파종의 소견이다(▲). 또한 시상단에서 자궁(U) 앞의 방광자궁오목에도 파종에 의한 복막 비후가 있다(→). 양쪽 모두에 복수 저장이 있다.

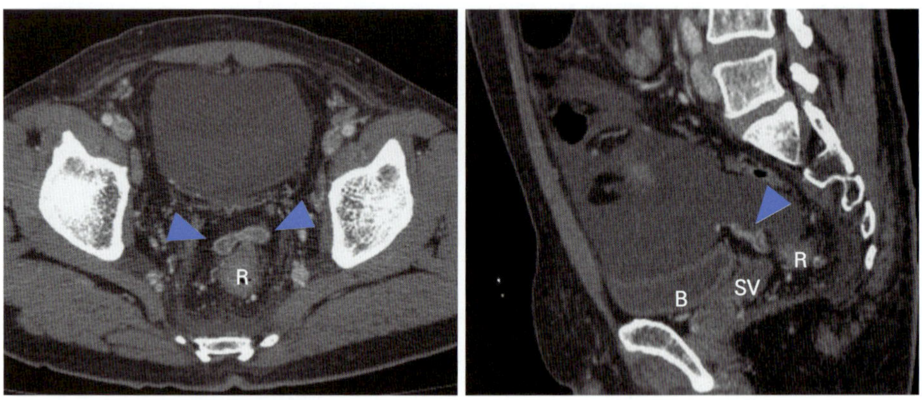

[a] 조영CT횡단영상 [b] 조영CT시상영상

그림 5-2-17 더글라스오목의 복막파종(남성 예)

남성에서 직장(R)과 방광(B) 사이(직장방광오목)가 더글라스오목이며 이 예에는 나비넥타이 모양의 파종결절이 있다(▲). 시상단에서 방광(B)의 뒤위쪽, 정낭선(SV)의 위쪽에 위치한다. 또한 복수 저장이 있다.

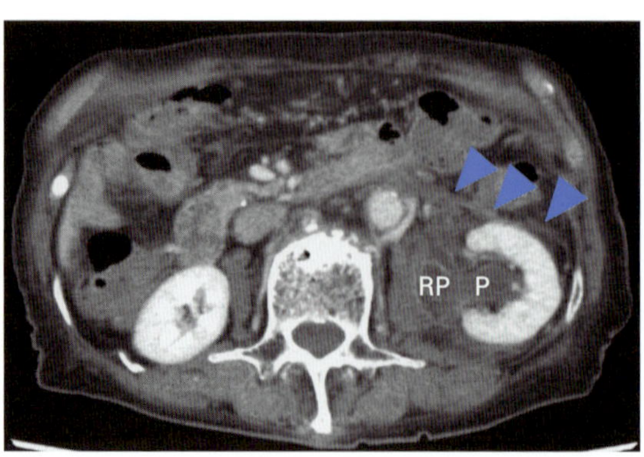

그림 5-2-18 복막파종의 후복막 진행에 의한 수신증

왼쪽 신우(P)의 확장이 있으며, 신장 주위 지방조직이 혼탁된 띠모양 영상이 보인다. 왼쪽 신장에 오른쪽에 비해 조영효과가 저하된 수신증이 있다. 복막 앞쪽도 불규칙하게 비후되어 있다(▲). 후복막 파종에 의한 요관협착이 원인이다.
(그림 5-2-10 '굳은암종 위암'과 같은 증례).

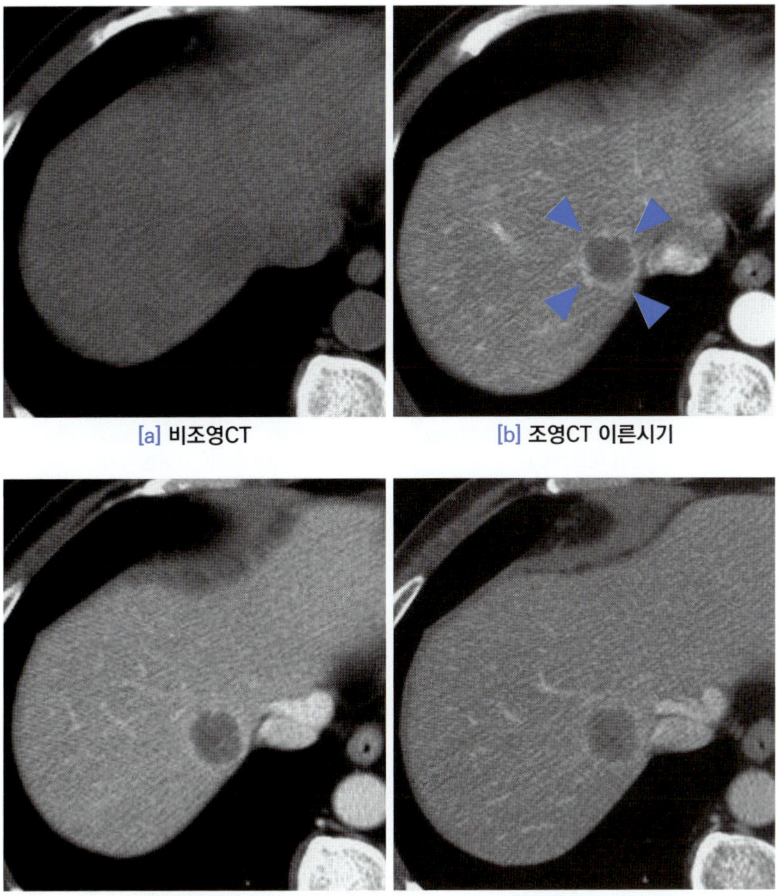

그림 5-2-19 **간전이(약한 조영효과)**

단순CT(a)에서 감쇄율이 낮았고, 조영CT 초기 단계(b)에서 고리모양의 높은 감쇄가 있다. 병터 가장자리에 조영효과가 강하다(▲). 병터 내부는 크게 조영되지 않아 주위의 간이 가장 조영되는 문맥시기(c)에서 병터와 간의 대조에 의해 병터 인식이 쉽다. 후기 단계(d)에서도 내부는 감쇄율이 낮게 유지되며 이는 전형적 간전이 영상이다.

변부에서 강하게 나타나고 내부는 저흡수 결절성 병터가 많다(그림 5-2-19).

- 한편 조영 초기에 다혈성 조영효과를 나타내는 형태가 있다. 이 소견은 간세포암과 비슷하며, 이런 경우에는 조영제 주입부터 촬영 시간에 따라 '외관상' 축소나 소실되므로 과소평가할 우려가 있다. 또한 종양 괴사가 크면 내부가 물 감쇄치에 가깝게 보일 수 있다.

3 증례로 배우는 영상판독 요점 *Case 4*

- 40대 남성.
- 주소: 폐암 치료 중 경과 관찰 CT에서 우연히 위의 종양이 발견되었다.

1. 일차병소는 어디인가?

- 위체 아래부분 속공간에 고흡수 종양이 있다(그림 5-2-21a). 경계가 명확하고, 약간 나누

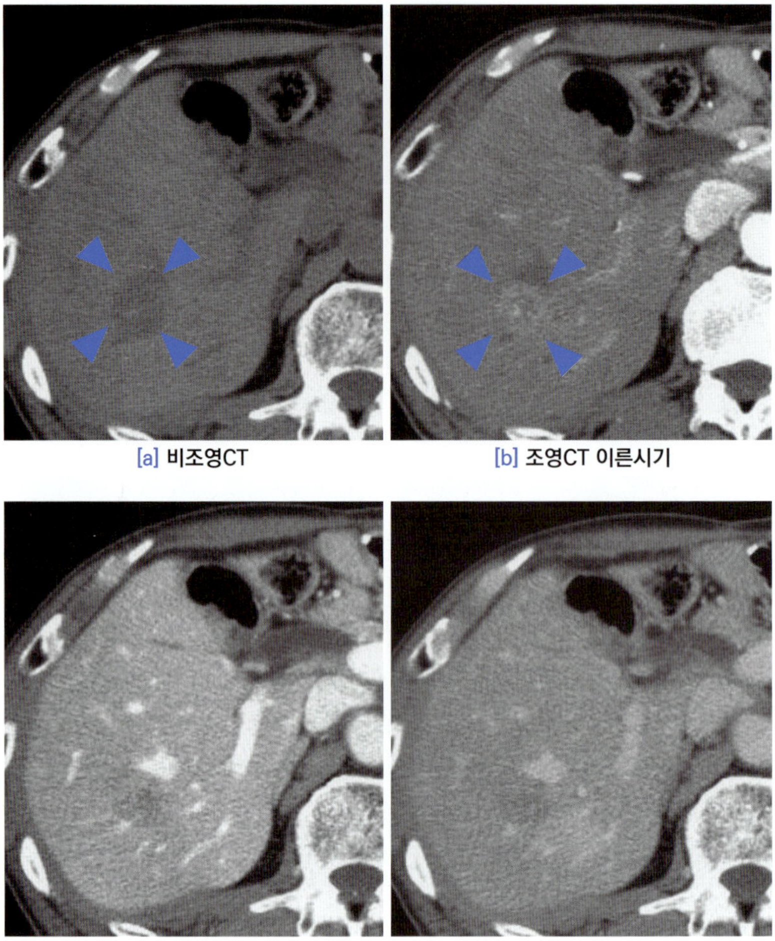

[a] 비조영CT [b] 조영CT 이른시기 [c] 조영CT 문맥시기 [d] 조영CT 늦은시기

그림 5-2-20 간전이(혈류가 풍부한 것, 일차병소 위암)

병소는 비조영CT(a)에서 저감쇄로 명확하며, 이른시기(b)에서 조영효과를 나타내서 주위의 간보다 약간 고감쇄를 나타내고 있다(▲). 문맥시기(c)에서는 거의 같은 감쇄이고, 늦은시기(d)에서는 약간 저감쇄이다. 이렇게 동맥혈류가 풍부한 간전이에서는 문맥시기나 늦은시기에서 병터와 주위의 간이 같은 정도의 감쇄치가 되어 발견하기 어려운 경우가 있다.

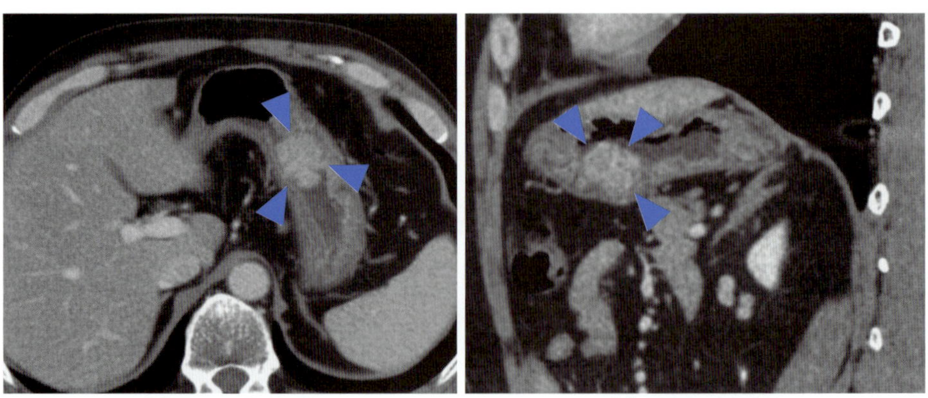

[a] 조영CT횡단영상 [b] 조영CT시상영상

그림 5-2-21 위암 Case 4

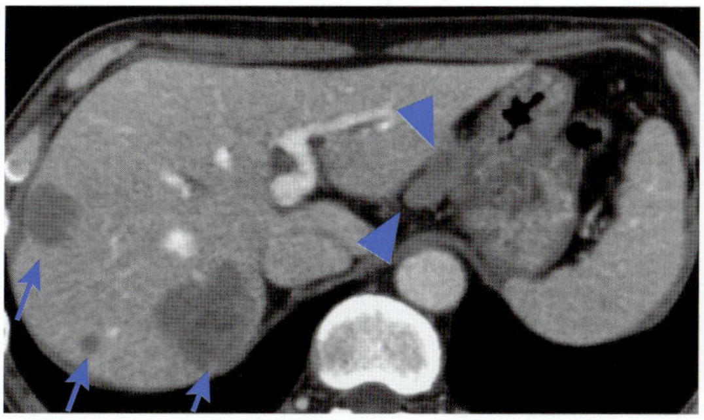

[a]

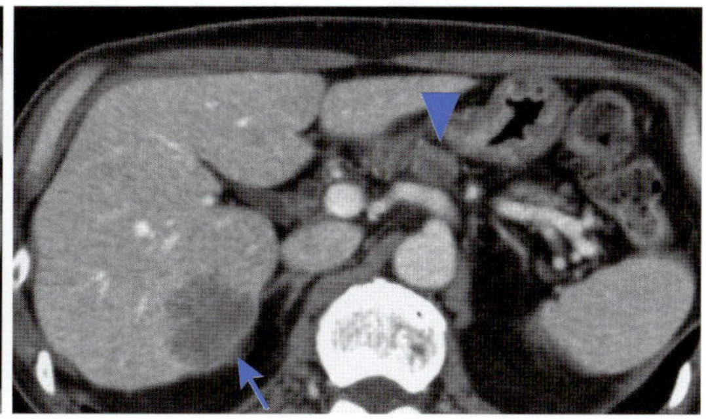

[b]

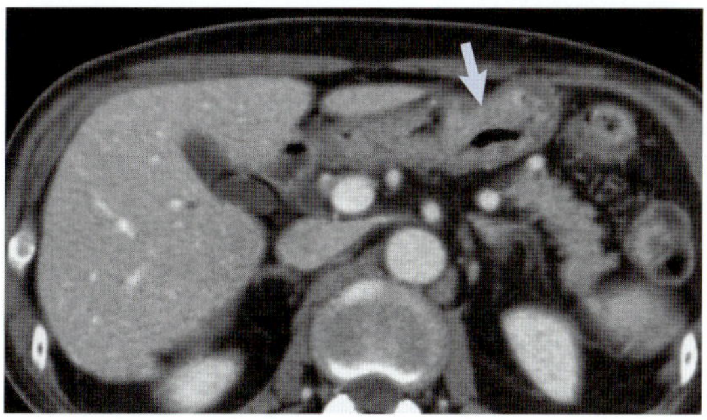

[c]

그림 5-2-22 위암 Case 5

조영CT, 머리쪽에서 발쪽으로 슬라이스 순서(a→c).

어진 모습이다.

□ 시상영상에서 위 점막의 고감쇄층과 거의 연속되어 있으며 그 바깥쪽 점막아래층의 저감쇄는 거의 유지되어 CT에서 침윤 깊이 SM까지의 조기 위암이 의심된다(그림 5-2-21b).

2. 림프절전이가 있는가?

□ 위 주위에 림프절비대를 생각하는 결절은 없다.

3. 원격전이가 있는가?

□ 위벽 바깥 면은 평활하며 명확한 원격전이는 없다.

4. 향후 치료 방침

□ 종양 생검으로 위선암으로 진단되었다. 폐암은 치료 효과가 있어 병소 축소를 유지하고 있으며 다른 원격전이도 없어 유문쪽 위절제를 시행했다. 병리적으로 1형, 침윤 깊이 SM의 조기암이었다(pT1b, N0M0, pStage IA).

4 증례로 배우는 영상판독 요점 *Case 5*

□ 60대 남성.

□ 주소: 운동 시 숨참으로 인근 병원 진료. 빈혈, 대변 잠혈 양성, CA19-9증가로 정밀 검사를 위해 진료 의뢰.

1. 일차병소는 어디인가?

□ 위각 앞벽과 내부에 균일하지 않은 저감쇄 비후가 있다(그림 5-2-22c →). 위벽 밖으로 명백한 침윤 소견은 없다.

2. 림프절전이가 있는가?

□ 위 주위를 보면 소만에 림프절이 커진 것을 여러 개 볼 수 있다(그림 5-2-22a ▲#3a). 내부가 저흡수이므로 전이 양성이라고 생각할 수 있다. 또한 총간동맥 앞의 림프절 비대(그림 5-2-22b ▲#8a)도 있다.

3. 원격전이가 있는가?

□ 간 안에 결절성 병터가 여러 개 있다. 모두 내부가 저감쇄이며 주변이 약간 나누어진 모양이므로 간전이로 판단된다(그림 5-2-22a, b →) .

4. 향후 치료 방침

□ 내시경에서 위각부 앞벽에 3 cm의 궤양 병터가 있었으며, 생검에서 중등도 분화 선암으로 진단되었다. 위암의 cT3N2M1 (HEP), cStage IVB로 판단하여 화학요법을 시행하였다. 치료 시작 후 CA19−9가 정상까지 감소, 간전이나 림프절비대가 크게 축소했으나 일차병소는 변화가 없었다.

참고문헌

1) 日本胃癌学会編：胃癌取扱い規約（第15 版）. 金原出版, 2017
2) Japanese Gastric Cancer Association：Gastric Cancer. 2011 Jun；14：101-112（PMID：21573743）
3) 日本臨床腫瘍学会：新臨床腫瘍学（改訂第4 版）がん薬物療法専門医のために. 南江堂, 2015
4) 女屋博昭：胃癌の画像診断NCC Delta V for Gastric Cancer 会議資料. pp63-74, ジョンソン・エンド・ジョンソン, 2013

(女屋博昭)

3 대장암

POINT

- □ 조기 대장암의 일차병소 침윤 깊이 평가는 CT만으로는 어렵다. 다른 검사 결과와 함께 종합적으로 평가한다.
- □ 진행 대장암에서 주위 장기 침윤이나 장관 폐쇄 동반에 주의한다.
- □ CT영상에서 가장 중요한 소견은 림프절전이나 다른 장기전이 유무의 평가다.

1 대장암의 병기 분류

- □ 대장암의 병기 분류는, 일차병소의 침윤 깊이(T분류), 림프절전이(N분류), 원격전이(M분류) 등의 구분이다(표 5-3-1).
- □ 이런 분류는 여러 영상 검사 소견을 종합하여 판단하며, 여기서는 대장암 병기 분류에서 CT 소견에 대해 설명한다.

2 대장암 증례에서 CT판독의 기본

- □ 대장암 증례의 영상진단에서 가장 중요한 요점은 내시경치료나 수술 가능성의 평가다.
- □ 내시경치료의 적응은 점막내암, 점막아래층에 경도 침윤암까지다. 따라서 장벽 외 침윤이나 림프절전이, 원격전이 유무를 판단할 필요가 있다.
- □ 수술 시행에서는 림프절전이 정도에 따라 수술 중의 림프절 제거 범위가 다르므로 어느 범위까지 림프절전이가 있는지 진단이 중요하다.
- □ 일반적으로 암치료에서 원격전이가 있으면 전신 화학요법 적응이지만 대장암에서는 일차병소와 전이병터의 근치적 절제가 가능하면 수술 적응이 된다. 따라서 어느 장기에 어느 정도(개수와 크기)의 전이가 있는지 평가할 필요가 있다.

1. 일차병소

- □ 다른 위장관 종양처럼 대장암에서도 CT에 의한 일차병소 평가의 유용성이 높지는 않다. 기본적으로 위장관 종양은 CT에서 종양 형성, 벽비후 소견으로 나타나지만, 정상 위장관에서도 신축, 연동운동에 의해 종양 모양이 되거나 벽비후를 볼 수 있어 정상 장관과 종양의 구별이 어렵다.
- □ 따라서 위장관 종양의 선별 검사에서 CT보다 내시경이 우수하다. 최근에는 항문으로 대장 안에 이산화탄소를 넣어 대장을 확장시켜 종양을 보기 쉽게 하여 촬영하는 대장 CT

표 5-3-1 대장암의 TNM 분류

벽침윤 깊이(T)

Tis	암이 점막 내(M)에 머물고 있고, 점막하층(SM)으로 퍼지지 않음.
T1	암이 점막하층(SM)에만 머물러 고유근층(MP)에 이르지 못함.
T1a	암이 점막하층(SM)까지만 머물러 있고, 침윤 거리가 1,000 μm 미만.
T1b	암이 점막하층(SM)까지만 머물러 있고, 침윤 거리가 1,000 μm 이상이지만 암이 고유근층(MP)까지는 도달하지 못함.
T2	암이 고유근층(MP)까지 침윤하고, 이를 넘지 않음.
T3	암이 고유근층(MP)을 넘어 침윤.
T3a	장막이 있는 부위에서 암이 장막하층(SS)까지만 머물러 있음.
T3b	장막이 없는 부위에서 암이 외막(A)까지만 머물러 있음.
T4	암이 장막 표면에 접해 있어나 노출(SE), 또는 다른 장기에 직접 침윤(SI/AI)
T4a	암이 장막 표면에 접해 있거나 장막을 뚫고 복강에 노출(SE)
T4b	암이 다른 장기에 직접 침범한 경우(SI/AI)

림프절전이(N)

N0	림프절 전이 없음.
N1	장관부 림프절과 중간 림프절의 전이 총 개수 3개 이하
N1a	전이 개수 1개
N1b	전이 개수 2~3개
N2	장간막 림프절과 중간 림프절의 전이 총 개수 4개 이상
N2a	전이 개수 4~6개
N2b	전이 개수 7개 이상
N3	주 림프절로 전이된 경우. 하부 직장암에서 주 림프절 및 / 또는 측부 림프절로 전이된 경우

원격전이(M)

M0	원격전이 없음.
M1	원격전이 있음.
M1a	한 장기에 원격전이 있음(복막전이 제외).
M1b	두 장기 이상에 원격전이 있음(복막전이 제외).
M1c	복막전이 있음.
M1c1	복막전이만 있음.
M1c2	복막전이 및 기타 원격전이 있음.

[대장암연구회편: 대장암 취급규칙(제9판), pp10-11,15, 2018]

(CT콜로노그라피)가 가능하게 되었지만 시행할 수 있는 병원은 아직 제한적이다.

□ 어느 정도 진행된 대장암은 큰 종양을 만들어 CT에서도 구분할 수 있다. 대장의 근육층 밖을 침윤하면 CT에서 대장 주위 지방조직의 농도 상승이나 대장 주위에 결절 모양의 돌출이 있다.

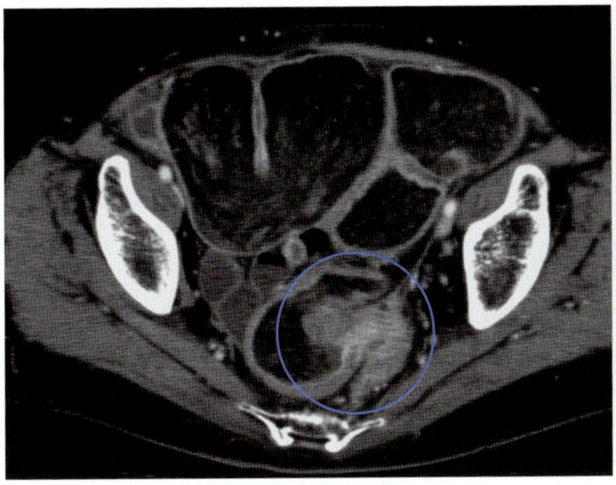

[a] 조영CT횡단영상

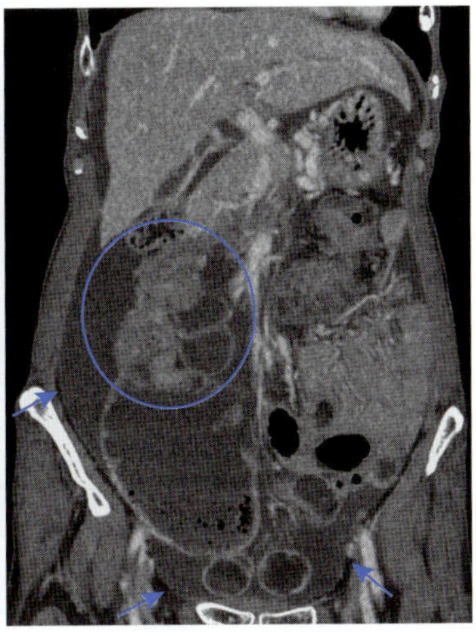

[b] 조영CT관상영상

그림 5-3-1 장관폐쇄를 일으킨 대장암

a: 직장암(○)에 의해 장관 속공간이 막혀 입쪽(배쪽)의 구불결장이 확장되어 있다. b: 상행 결장암(○)에 의해 장관 속공간이 막혀 입쪽(꼬리쪽) 맹장이 확장되어 있다. 복수도 있다(→).

- □ 더욱 진행하면 자궁이나 방광 등 주위 장기에 침윤을 일으킨다. 조직의 해상도는 CT보다 MRI가 뛰어나며 CT만으로 침윤의 판단은 진행된 증례뿐이다.
- □ 종양이 커지면 위장관의 통과 장애나 장폐색증을 일으킬 수 있다(그림 5-3-1). 따라서 입쪽의 대장이나 소장에 확장이 있는지 주의하여 관찰할 필요가 있다.

2. 림프절전이

- □ N분류에서, 일차병소와 직결한 림프관으로 연결되는 영역의 림프절인 국소림프절은 일차병소의 장관을 영양하는 동맥과의 관련을 고려하여 일차병소와 가까운 순서에 따라 장관옆림프절(장관 주위), 중간림프절(장관옆림프절과 주림프절의 중간부), 주림프절(상장간막동맥 줄기부, 하장간막동맥 줄기부 주위)이 된다. 하부 직장암에서는 측방 림프절(골반벽 주위)이 추가된다. 주림프절보다 중추의 림프절(상장간막동맥 줄기부나 복부대동맥 주위)이나 기타 림프절(복강동맥계)과 구분되는 것은 원격전이로 취급한다(그림5-3-2).
- □ 국소림프절이라고 부르는 장관옆림프절, 중간림프절, 주림프절에 전이가 일어나기 쉽기 때문에 주의한다.
- □ 림프절전이가 진행하면 대동맥 주위 림프절에도 전이를 볼 수 있다.
- □ 왼쪽 쇄골위림프절은 림프 흐름이 흉관에서 왼쪽 쇄골하정맥에 연결되므로 전이되기 쉽기 때문에 주의한다(그림 5-3-3).

3. 다른 장기전이

- □ 다른 장기전이 유무는 수술 적응의 판단은 물론 환자 예후에 크게 관여하므로 신중한 평가가 필요하다.
- □ 간은 대장암에서 가장 전이가 많은 장기의 하나다. 대장암의 간전이는 조영제를 사용하

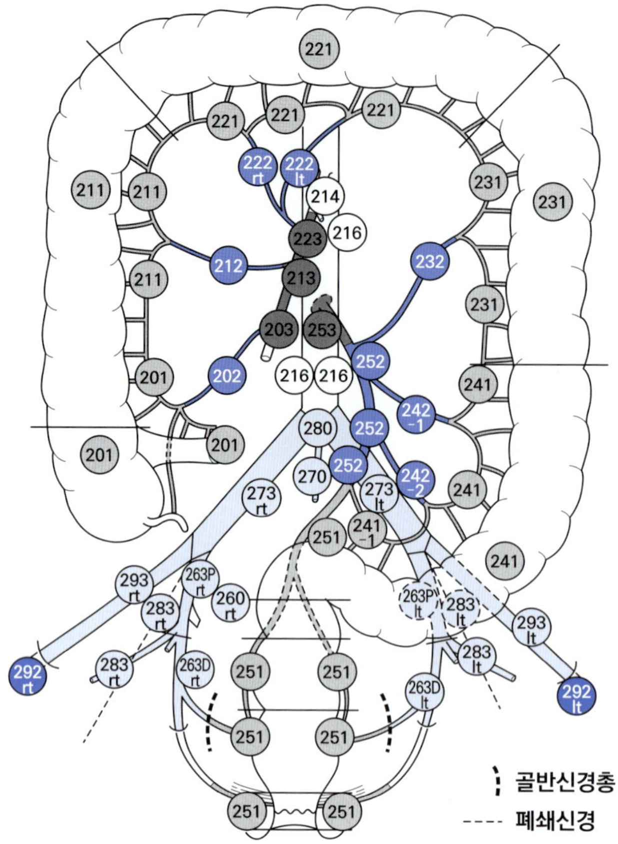

그림 5-3-2 **대장의 림프절 분류**

● 장관옆림프절, ● 중간 림프절, ● 주림프절, ● 옆쪽림프절, ● 아래쪽림프절, ○ 주림프절보다 중추림프절

[대장암연구회 편: 대장암취급규칙(제9판), 2018]

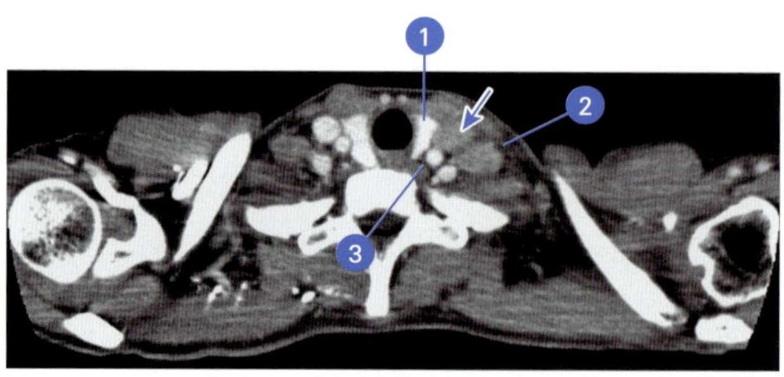

그림 5-3-3 **왼쪽 쇄골위 림프절전이**

갑상선좌엽(❶)과 왼쪽 앞사각근(❷) 사이에 반대쪽에서는 볼 수 없는 왼쪽 쇄골위 림프절비대(→)가 있어 대장암에 의한 림프절전이라고 판단되었다. 왼쪽 총경동맥(❸)은 등쪽으로 이동되었고 왼쪽 내경정맥의 압박, 폐쇄는 없다.

지 않는 비조영CT에서 보통 저감쇄 영역으로 나타난다(**그림 5-3-4a**). 정맥으로 조영제를 주입하는 조영CT에서 고리모양 조영이라고 부르듯이 가장자리의 증강효과가 나타난다(**그림 5-3-4b**). 더욱 진행되면 경계가 불분명한 종양으로 보인다.

□ 폐도 간전이처럼 대장암의 전이가 많은 장기다. 결장암보다 직장암에서 전이 빈도가 높

다. 보통 폐전이는 다발 결절로 나타난다. 크게 진행한 병터나 다발 병터전이는 판단하기 쉽지만 초기의 작은 폐전이는 염증 변화와 구별이 어려우며 경과 관찰에서 증가의 확인으로 판단하는 경우도 있다.

□ 복막의 결절 모양 비후*1나 장간막의 지방조직 농도 상승 또는 혼탁이 있으면 복막파종을 의심한다. 그러나 이런 소견은 염증에서도 나타나므로 FDG-PET 검사(☞ p7)가 유용할 수 있다.

□ 골전이는 통증을 일으키거나 신경 침윤으로 마비를 일으켜 삶의 질(quality of life, QOL)을 해치므로 주의가 필요하다. 골전이는 주의하지 않으면 발견하기 어려우며 증상에 따른 주의 깊은 관찰이 중요하다. 대장암의 골전이는 종양을 만들어 골 파괴를 일으키는 것이 많다(그림 5-3-5). 특히 척추전이에서 척주관 침윤에 의한 통증이나 저린 증상을

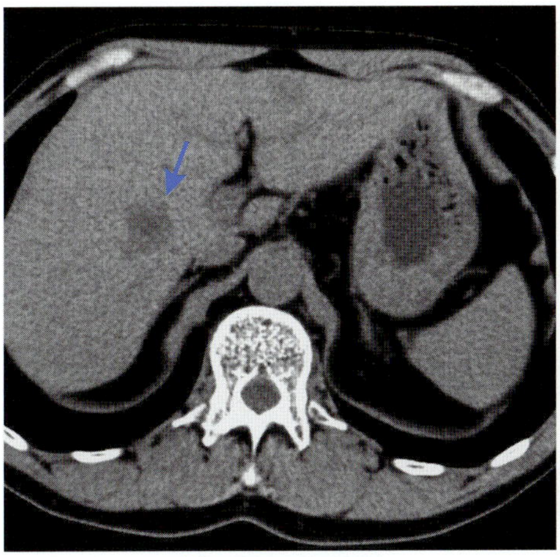

[a] 조영CT횡단영상

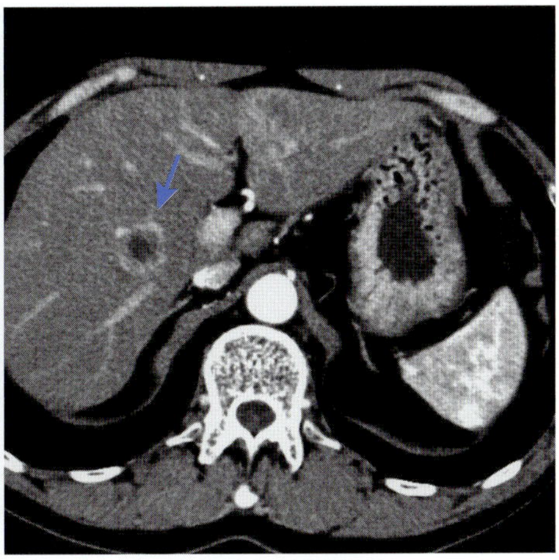

[b] 조영CT관상영상

그림 5-3-4 대장암 간전이

a: 간우엽에 저감쇄 결절병터(→)가 있다. b: 결절병터는 주변에 조영증가 효과가 있어 대장암 간전이(→)로 진단되었다. 중심부는 조영효과가 없어 괴사를 반영한다고 생각된다.

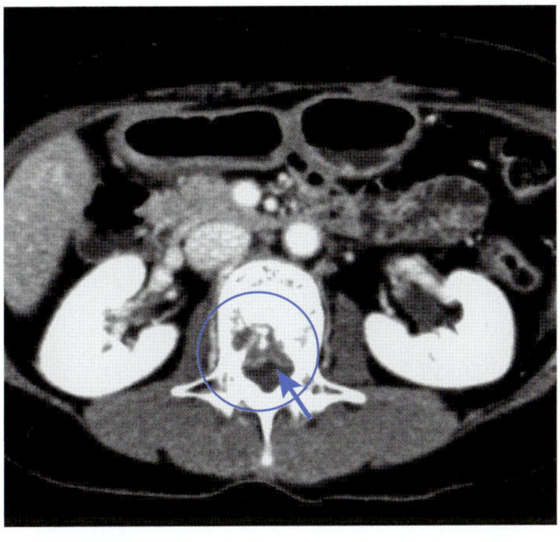

그림 5-3-5 대장암 요추전이

요추추체 등쪽 부분에 뼈파괴(골융해) 병터가 있어 대장암 골전이(○)를 진단했다. 추체 후면의 척주관 안에 연부농도 비후(→)가 있어 척주관 내로 진행 중인 상태이다.

*1 대략 직경이 3 cm 미만의 원형 음영을 '결절', 3 cm 이상의 음영을 '종양'으로 표현한다.

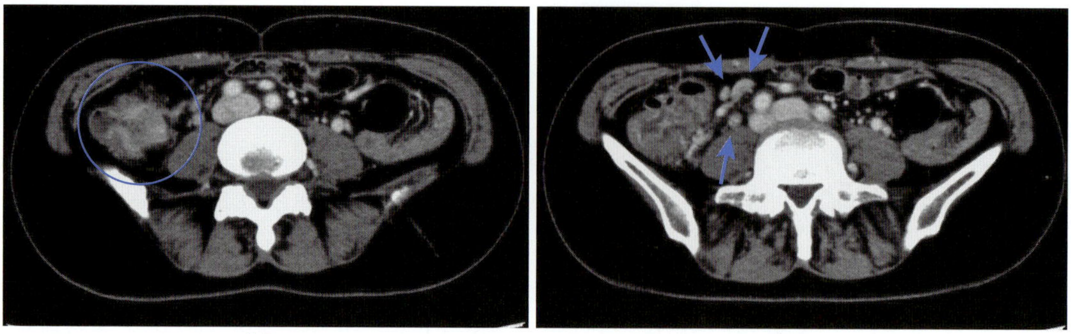

그림 5-3-6 상행결장암 Case 6(일차병소, 림프절전이)

a: 상행결장에 종양병터(○)가 있어 상행결장암이 일차병소라고 진단되었다. b: 그 안쪽에 혈관에 따라 림프절 비대(→)가 3개 있다. 장관옆 및 중간 림프절전이가 의심된다.

마비가 나타나기 전에 대처하면 신경학적 예후가 바뀐다고 알려져 척주관 침윤을 일으킬 위험이 있는 병터의 조기 발견은 중요하다.

- □ 뇌전이는 대장암에서 빈도가 높지 않아 원격전이의 선별검사로 평가하지는 않는다. 그러나 마비나 의식장애 등의 증상이 있을 때 뇌전이 평가가 필요하다. 뇌전이 평가는 CT보다 MRI가 좋지만, MRI의 금기(적응상의 주의 ☞ p5)가 있으면 조영CT로 평가한다. 뇌전이는 간전이처럼 조영CT에서 고리모양으로 신호가 증가된 종양으로 나타난다.

3 증례로 배우는 영상판독 요점 *Case 6*

- □ 50대 여성.
- □ 오른쪽 아래 복통으로 인근 병원 진료에서 대장암이 의심되었다.
- □ 치료를 위해 진료 의뢰되었다.
- □ CT영상을 살펴보자.

1. 일차병소는 어디인가?

- □ CT에서 상행결장을 살펴보면 종양이 있으며, 이것은 상행결장암의 일차병소라고 생각할 수 있다(그림 5-3-6a ○). 주위 지방조직 농도가 약간 상승되어 장벽 밖으로 침윤된 진행대장암으로 생각할 수 있다.

2. 림프절전이가 있는가?

- □ 주위 림프절은 어떨까? 일차병소 주위의 장간막을 관찰하면 약간 비대한 결절 3개가 관찰된다(그림 5-3-6b →). CT에서 일반적으로 단경 10 mm 이상의 림프절을 의미 있는 비대라고 판단하지만, 대장암에서 일차병소 주위에 5 mm 정도의 림프절을 볼 수 있으면 림프절전이를 의심한다. 이 증례에서도 약간 비대한 림프절은 장관옆림프절전이를 생각한다. 그러나 염증성 비대도 있으므로 5–10 mm 크기의 림프절전이는 평가하기 어려운

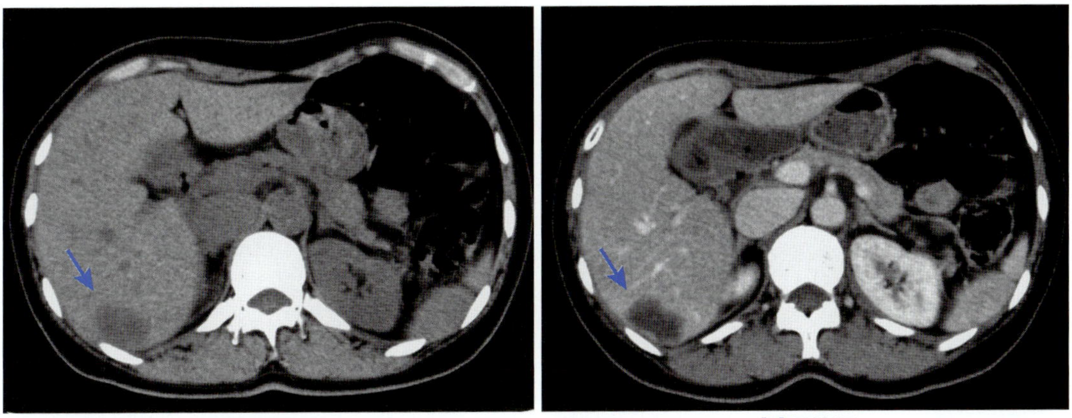

[a] 비조영CT [b] 조영CT

그림 5-3-7 **상행결장암** *Case 6* **(간전이)**

a: 간우엽 등쪽 부분에 저감쇄 결절병터(→)가 있다. b: 결절병터는 주변에 희미한 조영증가 효과가 있어 대장암 간전이(→)라고 진단되었다.

실정이다.

□ 계속하여 림프액이 흘러가는 하류의 림프절(중간림프절에서부터 주림프절)을 관찰한다. 결장동맥 주위의 림프절은 일차병소 주위처럼 눈에 띄는 림프절은 없으며 또한 복부대동맥 주위에도 의미가 있는 크기의 비대 림프절은 없다.

3. 원격전이가 있는가?

□ 원격전이의 유무를 보자. 앞에서 설명한대로 원격전이가 가장 많은 곳은 간이다. 이 증례도 단순 CT에서 간 뒤쪽에 29 mm 크기의 저감쇄 결절이 있으며(그림 5-3-7a →), 조영 CT에서 그 가장자리에 조영효과가 있어 간전이를 생각한다(그림 5-3-7b →). 간의 다른 부분에 명확한 전이가 없어 단발 간전이라고 판단된다.

□ 이어서 간 다음으로 전이가 많은 폐를 살펴보자. 오른쪽 폐의 하엽에 약 4 mm의 결절이 2개 있다(그림 5-3-8 →). 한 달 전에 다른 병원에서 찍은 CT와 크게 다르지 않아 염증 후 수축성 변화라고 생각한다. 그러나 1개월 사이의 변화가 없다고 폐전이 가능성을 부정할 수는 없으며 경과 관찰이 필요하다고 판단했다.

□ 그 밖에 명확한 전이는 없었다.

4. 향후 치료 방침

□ 이 증례는 장막 바깥(대장벽 바깥) 침윤과 장관옆림프절전이(3개), 간전이가 있어 T4aN1bM1a라고 판단했다.

□ 림프절전이 및 간전이를 포함하여 절제 가능하다고 판단하여 수술을 시행했다(그림 5-3-9a,b). 병리조직에서 일차병소의 장막밖 침윤과 장관옆림프절전이가 확인되었다. 수술 후 재발 예방을 위해 화학요법을 시행하였다.

□ 폐결절은 수술 후 경과 관찰 CT에서 증가가 없어 염증 후 변화라고 판단되었다(그림 5-3-9c).

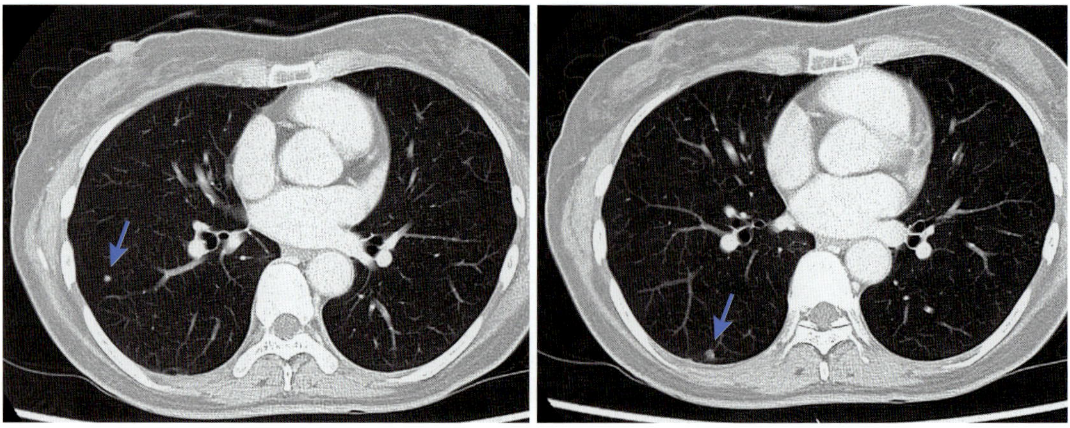

[a] [b]

그림 5-3-8 상행결장암 *Case 6* (폐결절)

오른쪽 폐하엽에 작은 결절병터가 2개 있다(→). 이 CT만으로 오래된 염증 결절인지 폐전이인지 판단이 어렵다.

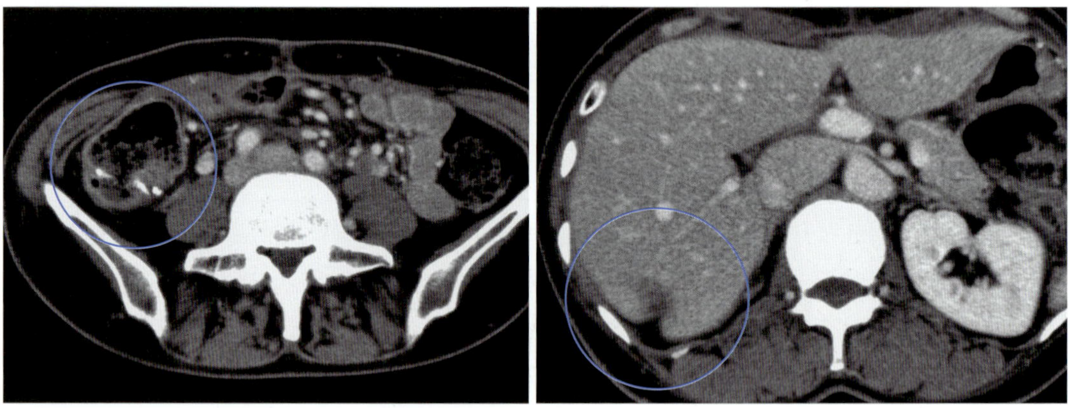

[a] [b]

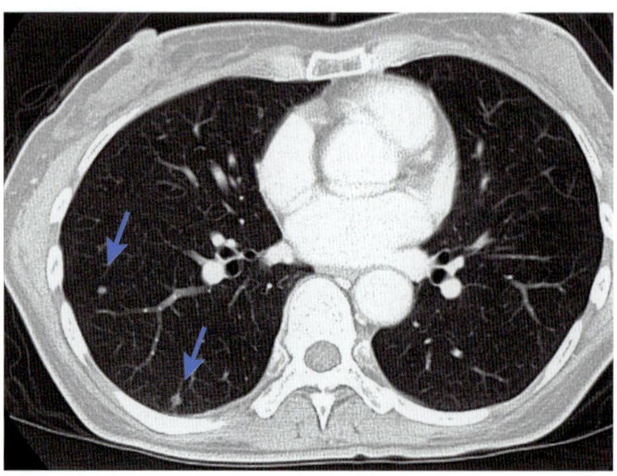

[c]

그림 5-3-9 상행결장암 *Case 6* (수술 후)

a: 상행결장암 절제 후 상태(○). b: 간전이 절제 후 상태(○). c: 오른쪽 폐하엽의 2개 작은 결은 변화가 없어 폐전이가 아니라 염증 결절로 판단되었다.

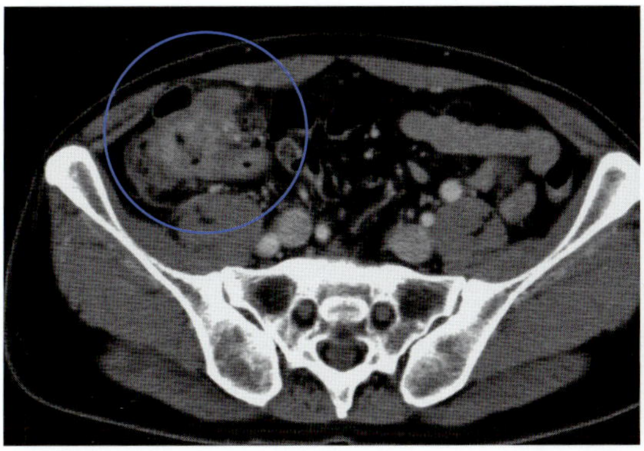

[a]

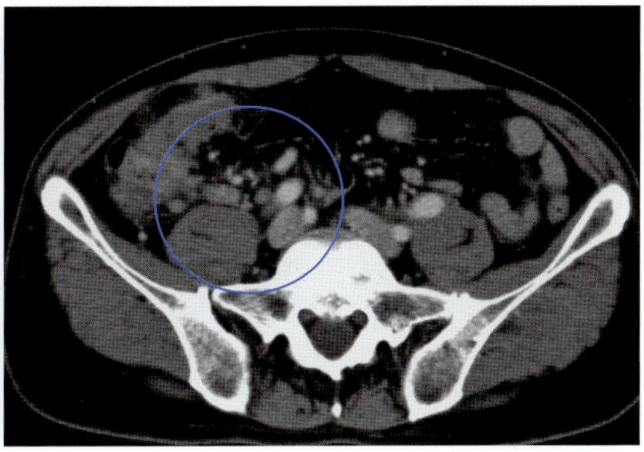

[b]

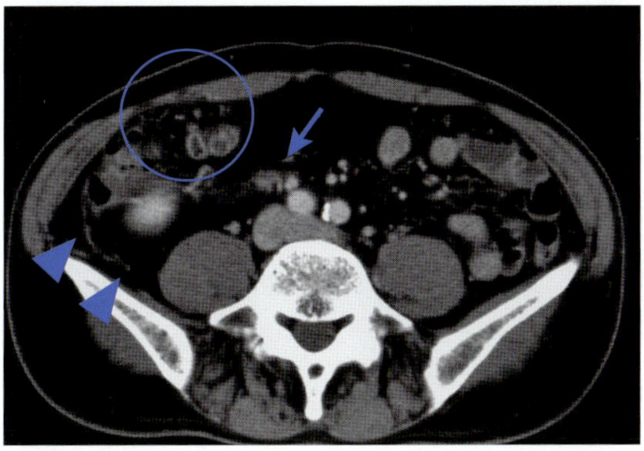

[c]

그림 5-3-10 상행결장암 *Case 7* (일차병소, 림프절전이, 복막 파종)

a: 상행결장에 종양병터(○)가 있어 상행결장암이 일차병소라고 진단되었다.

b: 그 안쪽에 혈관에 따라 림프절비대(○)가 있다. 장관 옆 및 중간 림프절전이가 의심된다.

c: 결장동맥의 중추 쪽에도 림프절비대(→)가 있다. 주림프절전이를 의심한다. 또한 복벽 바로 아래에 작은 결절이 늘어서듯이 존재하고(○), 상행결장의 배쪽 벽쪽 복막비후(▲)가 있어 모두 복막파종을 의심하는 소견이다.

4 증례로 배우는 영상판독 요점 *Case 7*

- □ 60대 남성.
- □ 오른쪽 복통으로 인근 병원 진료, 내시경검사에서 대장암으로 진단되었다.
- □ 치료 목적으로 진료 의뢰되었다.
- □ 증례의 CT영상을 보자.

1. 일차병소는 어디인가?

- □ CT에서 상행결장의 마지막 부분(입쪽)에 종양병터가 있다(그림 5-3-10a ○). 주위 지방조직 농도가 약간 상승하여 장벽 바깥 침윤이 있는 진행 대장암을 생각할 수 있다.

2. 림프절전이가 있는가?

- □ 주위의 림프절은 어떨까? 일차병소 주위의 장간막에서 여러 개의 결절을 볼 수 있다(그림 5-3-10b ○). 모두 림프절전이가 의심된다.
- □ 결장동맥의 중추쪽 림프절에도 비대가 있다. 크기는 약간 작고 주위 지방조직 농도 상승이 있어 림프절전이를 의심한다(그림 5-3-10c →). 복부대동맥 주위에 명확한 비대림프절은 없다.

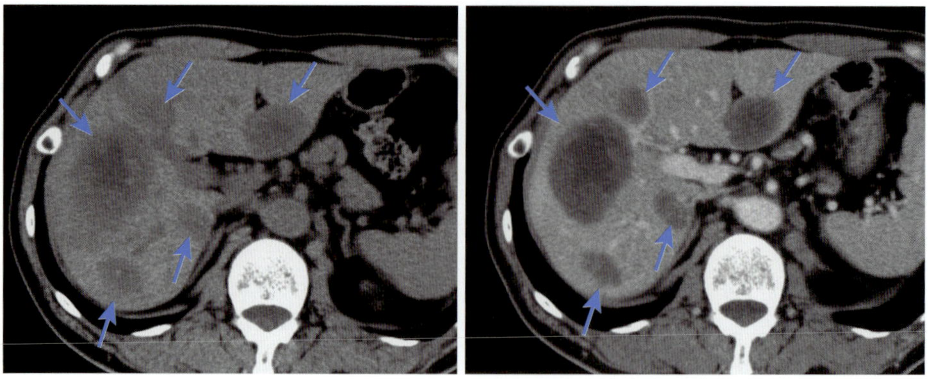

[a] 비조영CT [b] 조영CT

그림 5-3-11 **상행결장암** *Case 7* **(간전이)**

a: 간 양엽에 다발 결절, 종양병터가 있다(→). b: 병터는 주변에 희미한 조영증강 효과를 나타내서 대장암 간전이라고 진단되었다. 비교적 큰 병터의 내부에는 조영저하(농도 저하) 부위가 있어 괴사 동반을 생각할 수 있다.

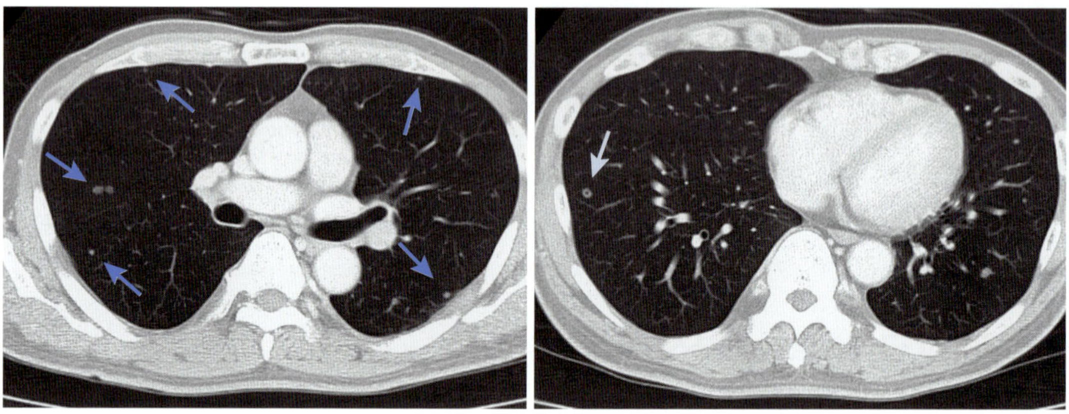

그림 5-3-12 **상행결장암** *Case 7* **(폐전이)**

a: 양쪽 폐에 다발 결절(→)이 있다. 경계가 명확하고 크기는 일정하지 않게 분산되어 다발 폐전이를 의심한다. b: 오른쪽 폐 하엽에는 내부에 공동이 있는 결절(→)도 있다. 내부 괴사에 의한 공동화를 생각한다.

3. 원격전이가 있는가?

- □ 원격전이 유무를 보자. 종양 근처 복막이 약간 비후되고(그림 5-3-10c ▲), 작은 결절(그림 5-3-10c ○)이 있어 후복막 파종이 의심된다.
- □ 비조영CT에서 간 안에 많은 저감쇄 종양이 있다(그림 5-3-11a). 조영CT에서 조영효과는 없지만 비조영CT에 비해 주위가 조영되므로 모두 간전이로 판단된다(그림 5-3-11b).
- □ 폐에 많은 결절이 있다(그림 5-3-12a →). 양쪽 폐에 많은 결절이 있으며 모양에 따라 다발 폐전이가 의심된다. 일부 공동 모양의 결절도 볼 수 있으며(그림 5-3-12b →), 대장암은 중심부 괴사 동반이 많으며, 폐전이가 때로 공동을 만든다.
- □ 다른 장기에 명확한 전이는 없었다.

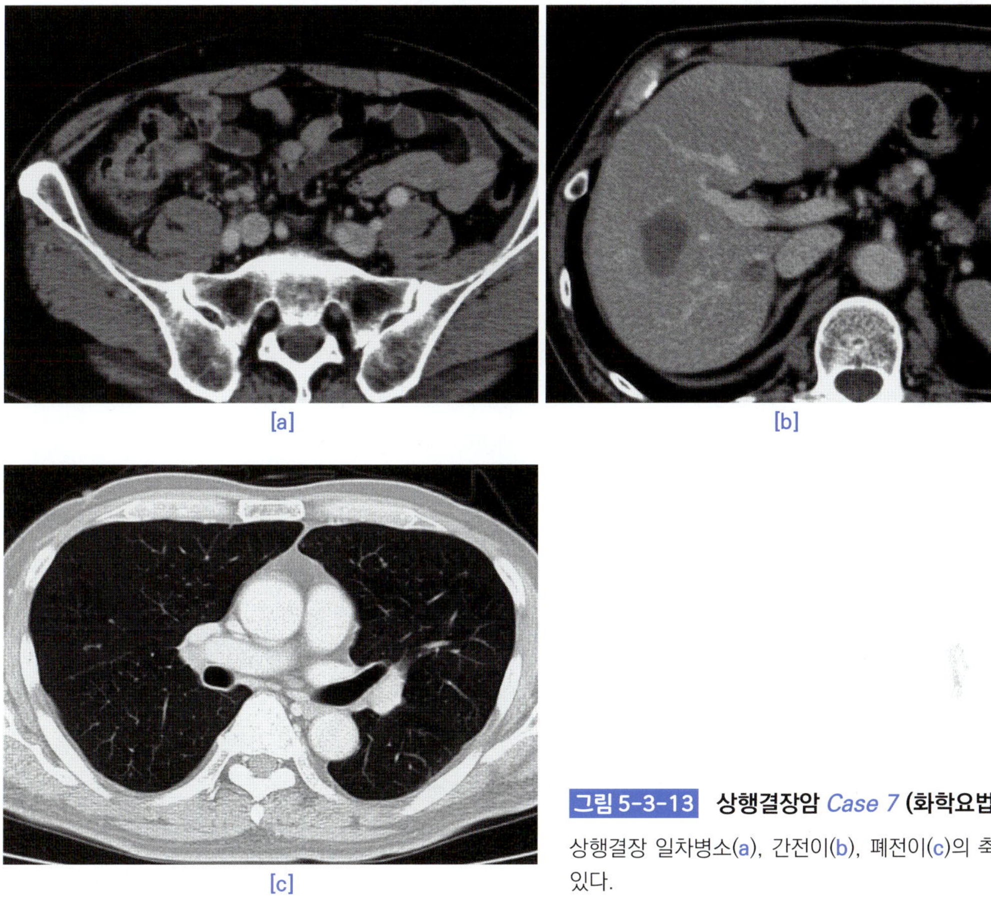

그림 5-3-13 **상행결장암** *Case 7* **(화학요법 중)**

상행결장 일차병소(a), 간전이(b), 폐전이(c)의 축소가 있다.

4. 향후 치료 방침

- □ 이 증례는 장막 밖 침윤이 있고, 다발 림프절전이와 간전이, 폐전이, 복막파종이 있어 T4aN3M1c2라고 판단했다.
- □ 종양에 의한 협착으로 장폐색증 위험이 높으므로 일차병소 수술 후에 전신 화학요법을 제안했다. 환자의 희망으로 수술은 시행하지 않고 전신 화학요법에 의한 치료가 시작되었다.
- □ 치료 시작 6개월 후 CT에서 일차병소 및 간과 폐전이 축소가 있었다(그림 5-3-13).

참고문헌

1) 大腸癌研究会編：大腸癌取扱い規約（第9版）．金原出版，2018

2) 大腸癌研究会編：大腸癌治療ガイドライン医師用2019年版．金原出版，2019）

3) 大腸癌研究会監訳：NCCN 腫瘍学臨床診療ガイドライン日本語版大腸癌スクリーニング2017年第2版，2017 |https://www2.tri-kobe.org/nccn/guideline/colorectal/japanese/colorectal_screening.pdf（2021 年12月閲覧）

4) 服部昌志他監修：東海スクリーニング大腸CT研究会編著：イチから学ぶ！ 大腸CT 検査．ベクトル・コア，2018

5) George R, et al.：Cochrane Database Syst Rev. 2015 Sep；2015（9）：CD006716（PMID：26337716）

(長谷川貴章，稲葉吉隆)

4 간세포암

POINT

- □ 간세포암의 대부분은 만성간염이나 간경변에서 발생한다.
- □ 전형적 간세포암은 동맥혈류의 증가에 의해 조영CT의 동맥시기(arterial phase)에 증강되고 평형시기에 조영효과가 없어진다.
- □ 진행된 간세포암은 문맥, 정맥, 담관 등 주위 맥관에 침윤할 수 있다.

1 간세포암의 병기 분류

□ 간세포암의 병기 분류에 암취급규칙과 국제기준 Union for International Cancer Control (UICC) TNM 분류가 있다. 치료 방침은 국제기준 Barcelona Clinic Liver Cancer staging system (BCLC 기준)이나 간암 진료지침으로 정한다. **BCLC 기준**은 환자 상태에 Child-Pugh 분류의 간기능과 전신 상태(performance status, PS), 간세포암 상태에서 종양 크기, 종양 개수, 맥관 침윤, 원격전이 유무 등에 의해 판단한다(**그림 5-4-1**).

2 간세포암에서 CT판독의 기본

□ 간세포암은 기본적으로 만성간염이나 간경변에서 발생한다. 간경변은 B형 간염바이러스나 C형 간염바이러스의 지속 감염이나 알코올 과음에 의한 발생이 많지만 최근에는 비알코올지방간염에서도 증가하고 있다.

□ 만성간염이나 간경변의 간세포에는 대사 항진이 있다. 그 과정에서 간세포의 과형성 상태로 여겨지는 이형결절이라고 부르는 결절이 발생할 수 있다. 이형결절 안에서 비정상 세포가 생기기 쉬우며 그런 비정상 세포 밀도 증가에 따라 '이형결절 → 고도 이형결절 → 조기 간세포암 → 고분화 간세포암 → 중분화 간세포암' 등으로 다단계 발암이 일어나는 것으로 알려졌다(**그림 5-4-2a**). 이 다단계 발암 과정에서 문맥 혈류에 의한 영향은 저하되고 동맥혈류에 의한 영향은 증가하여 뒤에서 설명하는 조영CT에서 특징적 소견이 관찰된다(**그림 5-4-2b**).

1. 일차병소

□ 간세포암에서 문맥 및 동맥혈류에 의한 영향 변화가 있으므로 조영CT 진단에서 조영제를 정맥으로 고속으로 주입하고 조영상태를 시간에 따라 평가하는 동적(조영)CT가 유용하다.

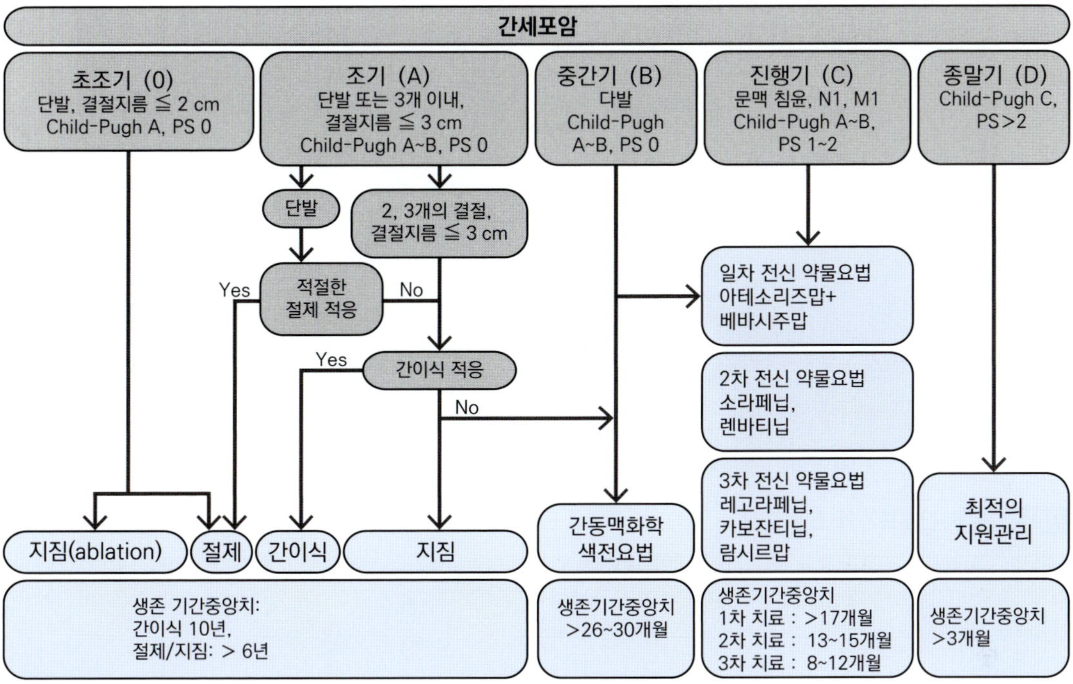

그림 5-4-1 **Barcelona Clinic Liver Cancer 병기 결정 시스템 (BCLC 기준)**

국제적으로 사용되는 간세포암의 치료 지침.

[LlovetJM, Hepatology.2021:73(Suppl 1):158-191]

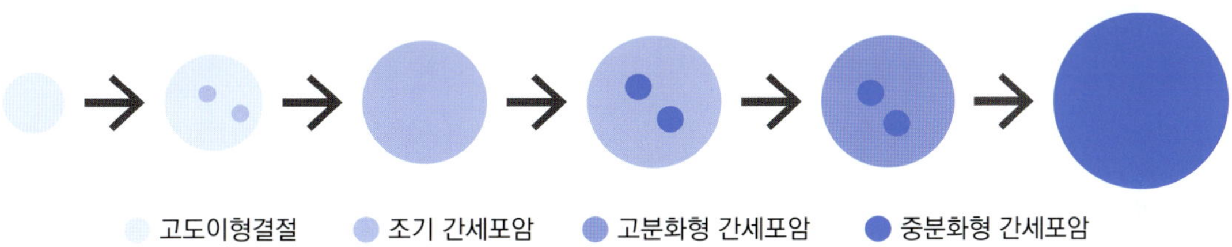

[a] **다단계 발암**

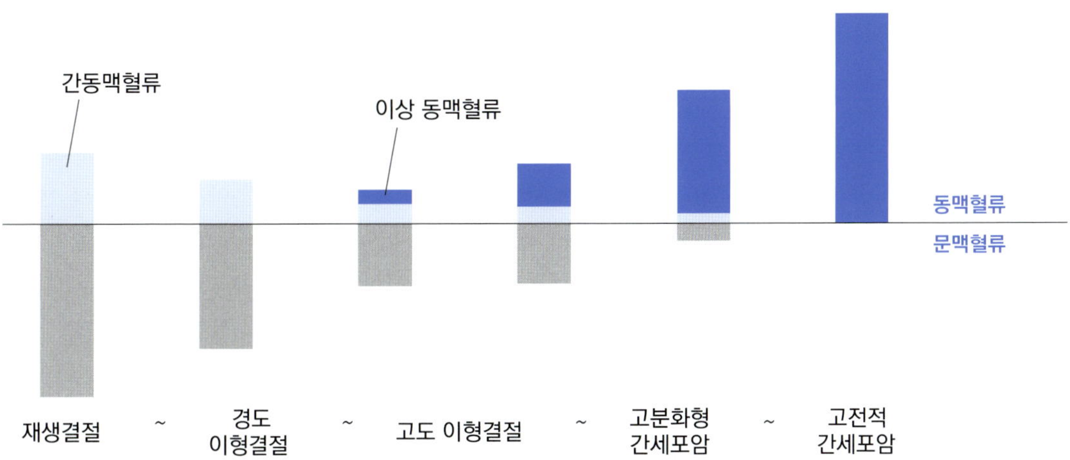

[b] **다단계 발암과 혈류에 의한 영양 공급**

그림 5-4-2 **간세포암의 다단계 발생**

a: 이형결절 안의 이상 세포(암세포)가 증가하며 암화가 진행된다.

b: 암화가 진행되면 병터의 혈류가 동맥 우위가 되어 종양동맥에 의한 동맥혈류로 영양 공급이 일어난다.

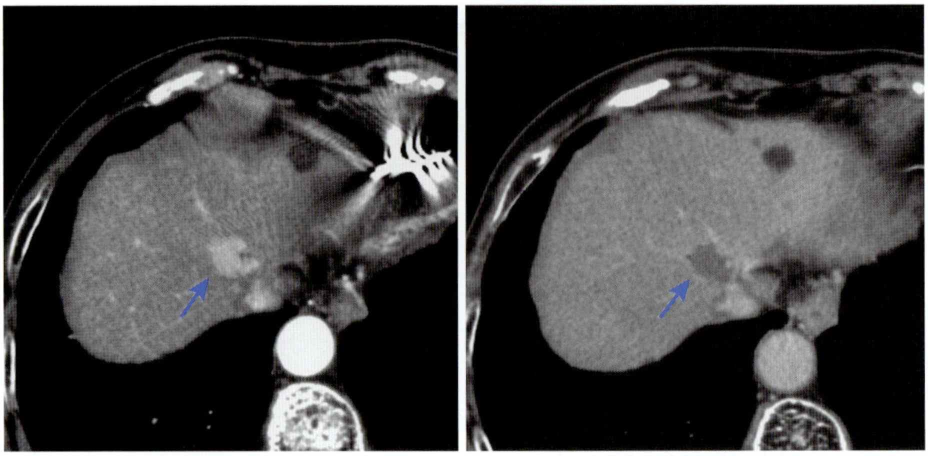

[a] 조영CT 동맥시기　　[b] 조영CT 평형시기

그림 5-4-3 간세포암의 조영CT상

a: 조영CT동맥시기(동맥 우위상, 이른시기): 간S4에 진하게 조영(조기농염)되는 종양병터가 있다. b: 조영CT평형시기(지연시기): 종양병터는 조영 소실(washout)을 나타내고, 주변에 피막모양 구조의 조영효과가 있어 조기 조영과 더불어 간세포암이라고 진단한다.

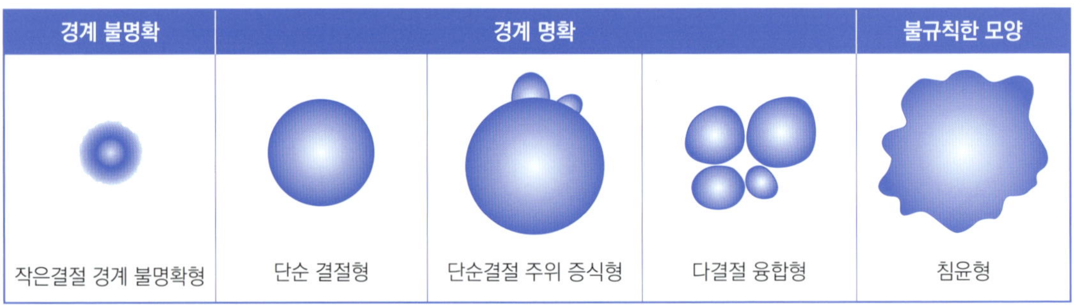

그림 5-4-4 간세포암의 맨눈 분류(형태 분류)

작은 결절의 경계가 불명확한 형태가 조기 간세포암에 해당하며, 그 이외는 진행암으로 취급한다. 결절의 증가, 침윤 형태는 병리조직형(분화도)이 같아도 악성도가 높다.

- □ 전형적 간세포암(고전적 간세포암이라고도 부른다)은 동맥혈류가 증가하므로 동맥시기(조영제 주입 시작부터 30–40초 후에 촬영: 동맥이 묘사되는 시간)에서 종양내 진한 조영(조기 조영)을 나타내고 평형시기(90–120초 후에 촬영, 간실질과 혈관 농도가 거의 같은 시간이지만 정의는 명확하지 않다)에 주위 간실질보다 저감쇄가 되므로 소멸단계(washou)를 나타내서 주변의 피막모양 구조의 조영효과가 명확하지 않다(그림 5-4-3).
- □ 간세포암은 다단계 발암 과정에서 피막을 가진 결절로 나타나는 경우가 많지만 악성도의 진행에 따라 여러 개의 결절이 융합하여 다결절 융합형을 나타내거나 경계가 불명확한 침윤형을 나타낸다(그림 5-4-4).
- □ 간세포암은 혈류가 풍부한 다혈성 종양이므로 간표면에 가까운 부분에 생긴 간세포암은 파열되어 복강에 출혈을 일으킬 수 있다(그림 5-4-5).

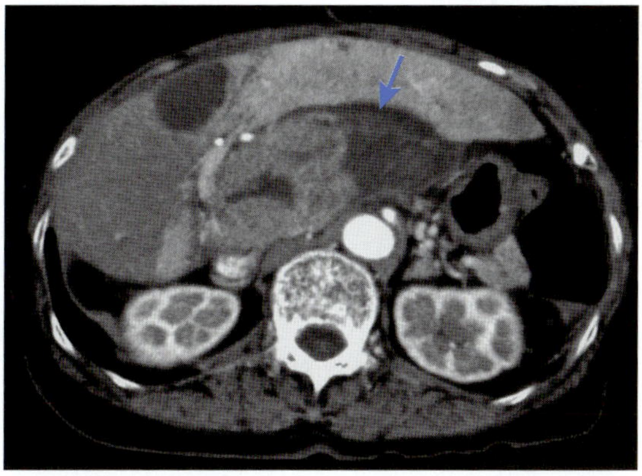

그림 5-4-5 간세포암 파열

간 미상엽에서 돌출한 종양의 경계가 일정하지 않게 되어 있다. 왼쪽에 복수의 물농도보다 높은 부분(→)의 액체 저장이 있으며 혈종을 만들고 있다. 간세포암 파열에 의한 복강 내 출혈이라고 생각할 수 있다.

- □ 악성도가 진행하는 과정에서 주위의 문맥, 정맥, 담관 등의 맥관에 침윤을 일으킬 수 있다. 문맥이나 정맥에 침윤되면 원격전이를 일으키기 쉬우며, 담관 침윤에서는 담관 출혈을 일으킬 수 있다.
- □ 상태의 진행에 따라 간 안의 다른 부위에 전이(간내전이)를 일으킬 수 있으며, 다른 간세포암이 생겨 다발화(다중심 발암)하기도 한다. 그러나 양자의 구별은 어렵다.

2. 다른 부위전이

- □ 간세포암은 비교적 원격전이가 많지 않은 종양이다.
- □ 문맥 침윤이나 정맥 침윤이 있으면 혈행성 전이를 일으킬 수 있다.
- □ 비교적 많은 원격전이에 폐전이가 있으며(그림 5-4-6a), 골전이와 부신전이를 때로 볼 수 있다(그림 5-4-6b, c).
- □ 림프절전이도 때로 일어난다. 간문 림프절을 중심으로 림프성으로 퍼지는 것이 많다.

3 증례로 배우는 영상판독 요점 *Case 8*

- □ 70대 남성.
- □ 변비 주소로 인근 병원 진료, 복부초음파에서 간종양이 있었다.
- □ 치료 목적으로 진료 의뢰되었다.
- □ 증례의 CT영상을 보자.

1. 일차병소는 어디인가?

- □ CT에서 간을 보자. 단순CT에 간우엽에서 꼬리쪽으로 돌출한 간실질보다 약간 낮은 85 mm 크기의 덩이가 관찰된다(그림 5-4-7a).
- □ 조영CT의 동맥시기에 종양 전체가 간실질보다 강하게 조영되며 평형시기에 간실질부분보다 저감쇄를 볼 수 있다(그림 5-4-7b, c). 내부에 결절 모양의 저감쇄 부분이 있어 지방성분을 포함할 가능성이 있다. 지방은 물(CT수치 0)보다 CT 수치가 낮아 내장지방이나 피하지방처럼 CT에서 검게 보이며 혼합된 성분에 따라 농도의 검은 정도가 다르다.

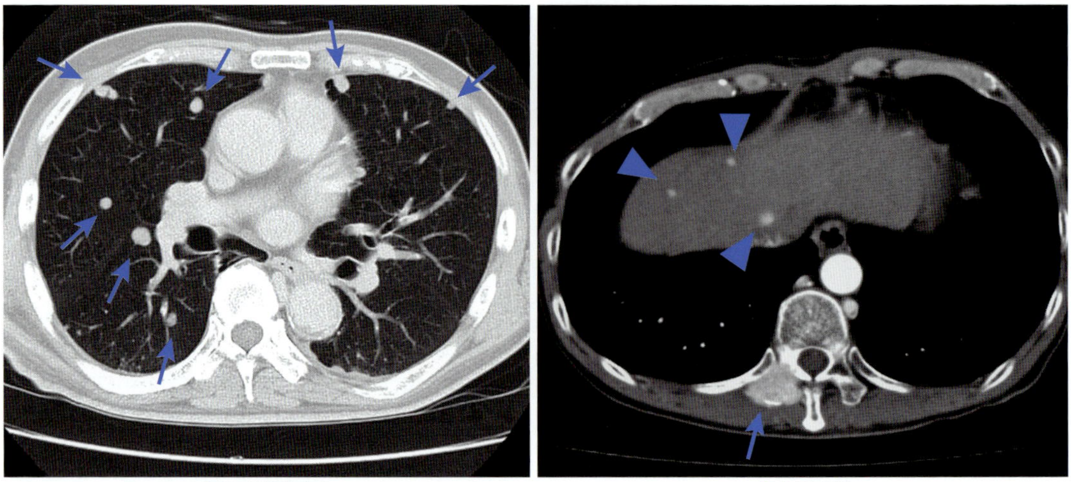

[a] 다발폐전이 [b] 골전이

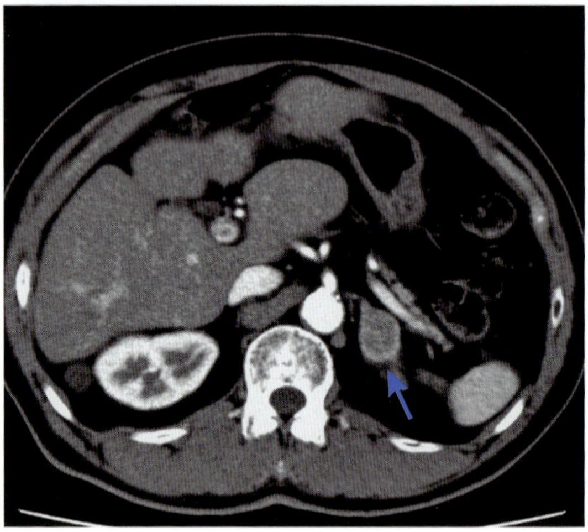

[c] 부신전이

그림 5-4-6 간세포암(폐전이, 골전이, 부신전이)

a: 양쪽 폐에 다발 결절(→)이 있다.

b: 흉추의 오른쪽 횡돌기에 뼈파괴(뼈의 정상 구조 소실)를 동반한 진하게 조영되는 종양병터(→)가 있다. 간 안에는 조기에 진하게 조영되는 결절이 다발하고 있다(간내전이▲).

c: 왼쪽 부신에 조영효과를 나타내는 결절병터가 있다.

□ 종양이 간 밖으로 내밀고 있으나 종양 주위 경계는 명확하고 파열을 시사하는 소견은 없다.

□ 종양 주위의 혈관이나 담관도 비교적 명확하게 묘사되어 맥관 안으로 종양의 진행(종양색전)을 의심하는 소견도 없다.

□ 또한 간 내 다른 부위에 간내전이를 의심하는 병터도 없다.

2. 림프절전이가 있는가?

□ 림프절전이를 확인해 보자. 간문 림프절이 조금 눈에 띄지만 단경 10 mm를 넘는 의미 있는 크기의 비대는 없다.

□ 대동맥 주위나 세로칸 등에도 전이를 의심하는 림프절은 볼 수 없다.

3. 다른 장기전이가 있는가?

□ 다른 장기전이 유무를 보자. 간세포암에서 전이 빈도가 높은 것은 폐이며, 폐 부위에 전

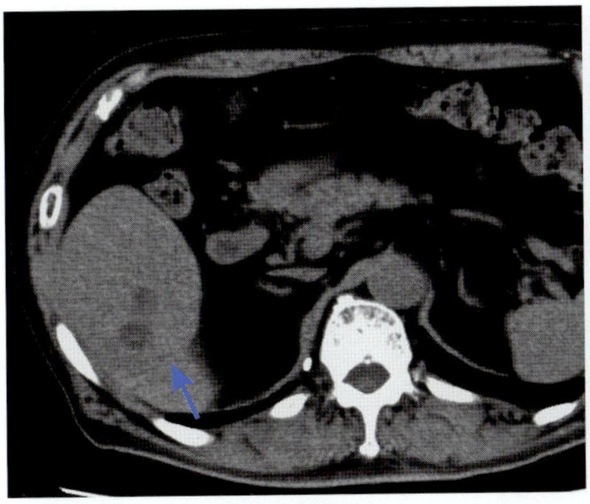

[a] 비조영CT

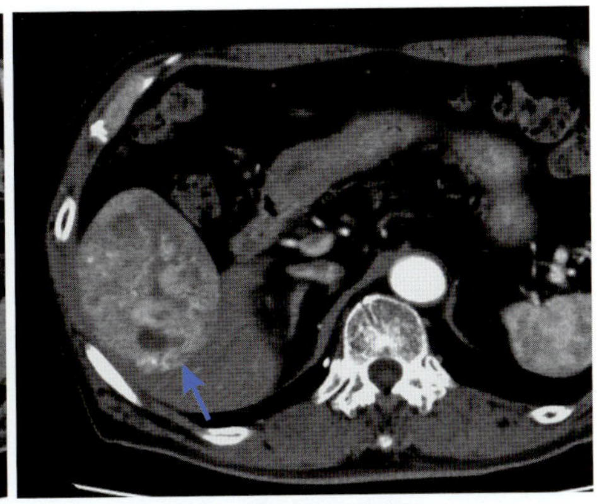

[b] 조영CT 동맥시기

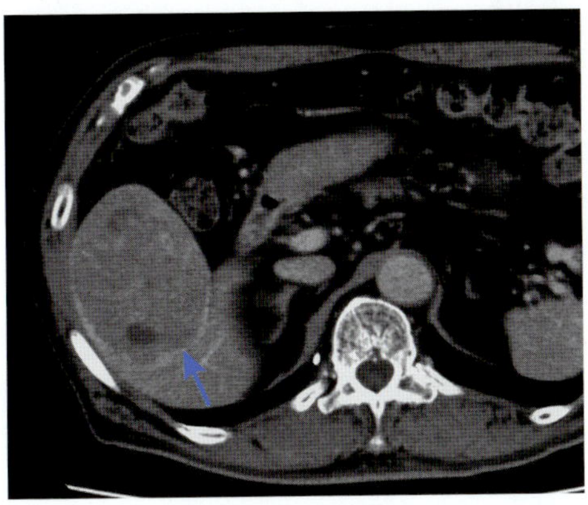

[c] 조영CT 평형시기

그림 5-4-7 *Case 8* **(단발)**

a: 간우엽에 경계가 명확한 종양병터(→)가 있으며 배쪽의 정상 간실질보다 약간 저감쇄로 되어 있다. 내부에 더욱 저감쇄 부분이 있어 지방 성분을 포함하고 있을 가능성이 있다.

b: 종양병터 내부는 불균일한 조영증강(조기에 진하게 조영)이 있어 혈류가 풍부한 종양을 나타낸다(→).

c: 종양병터는 조영 소실(washout)을 나타내고 주변은 피막모양 구조의 조영효과가 있다(→). 조기에 진한 조영 소견과 더불어 간세포암으로 진단되었다.

이를 의심하는 결절은 없다.

□ 뼈나 부신 등에도 전이를 의심하는 병터는 없다.

4. 향후 치료 방침

□ 이 증례는 크기 85 mm로 비교적 큰 간세포암이지만 간내전이는 없는 단발병터이고, 명확한 맥관 침윤도 없다.

□ 림프절전이나 다른 장기전이도 없어 BCLC stage A로 판단하였다.

□ 전신 상태도 양호하고 간기능도 문제없어 간절제술을 시행하였다(그림 5-4-8).

4 증례로 배우는 영상판독 요점 *Case 9*

□ 50대 남성.

□ 건강 진단에서 간기능 이상이 있었으며 정밀 검사에서 간세포암으로 진단되었다.

□ 치료 목적으로 진료 의뢰되었다.

□ 증례의 CT영상을 보자.

1. 일차병소는 어디인가?

□ 우선 간을 보자. 비조영CT에서 간 안에 저감쇄 종양이 많다. 모두 동맥시기에 강하게 조영되며, 평형시기에 주위 간실질보다 저감쇄되어 다발 간세포암으로 진단할 수 있다(그림 5-4-9).

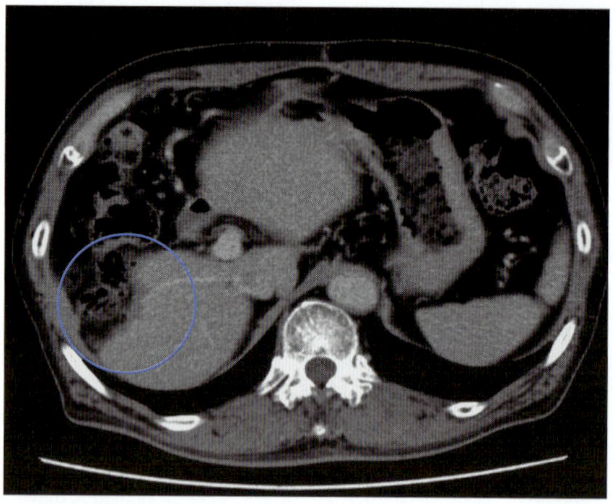

그림 5-4-8 *Case 8* **(절제 후)**

간 절제 후 남은 병터나 재발은 없다.

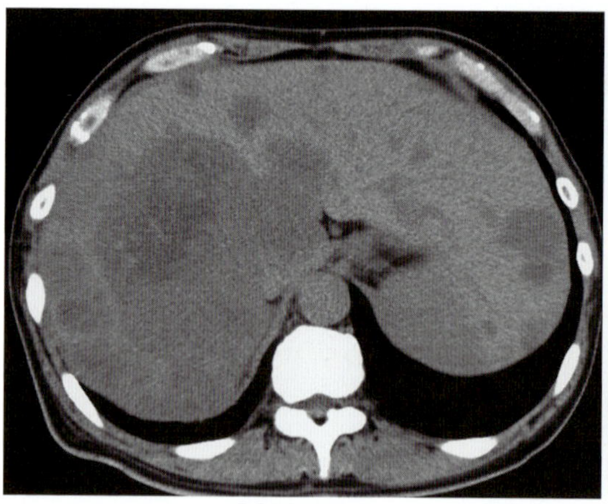

[a] **비조영CT**

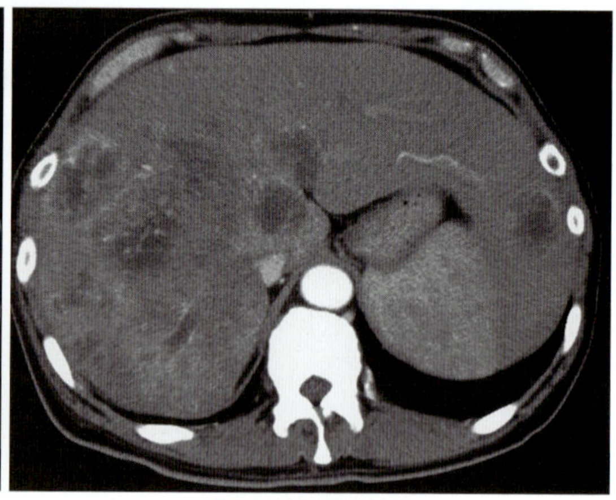

[b] **조영CT동맥시기**

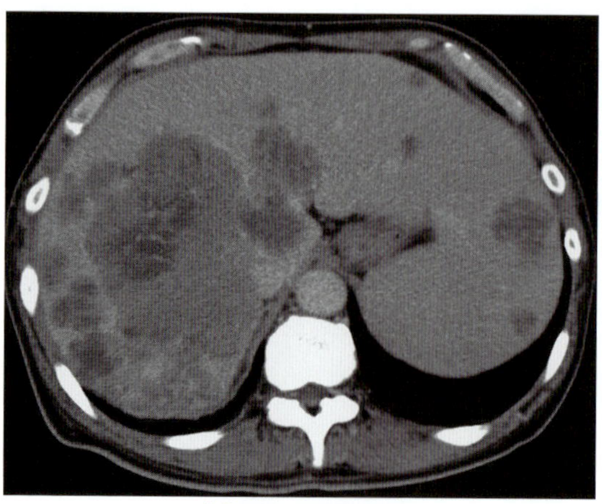

[c] **조영CT평형시기**

그림 5-4-9 *Case 9* **(다발)**

비조영CT(a), 조영CT동맥시기(동맥 우위상, 이른시기)(b), 조영CT평형시기(지연시기)(c) 등에 다발종양, 결절병터가 있다. 개개 병터에서 정도 차이가 있지만 조기에 진한 조영과 조영 소실(washout)을 나타내서 다발 간세포암으로 진단되었다.

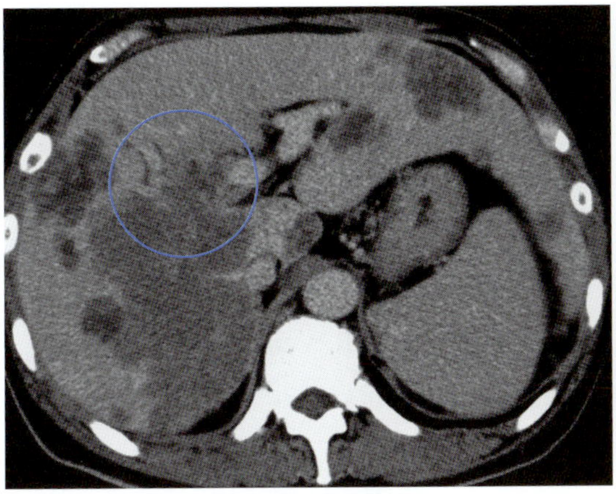

[a] 조영CT횡단영상

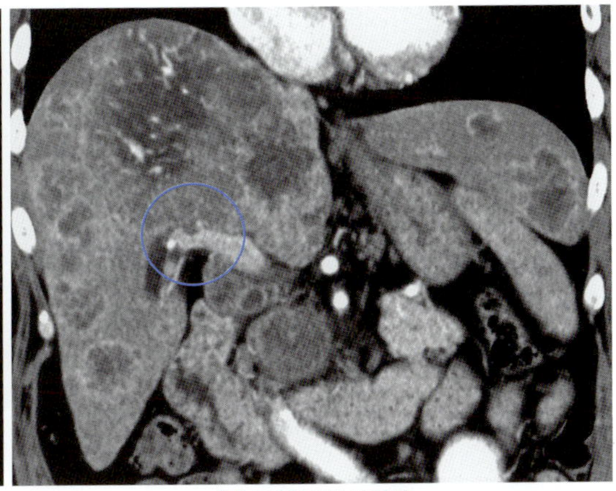

[b] 조영CT관상영상

그림 5-4-10 *Case 9* **(문맥 침윤)**

조영CT평형상(지연상) 횡단영상(a), 관상영상(b)에서 문맥 오른쪽 분지 안에 종양 진행과 결절 모양의 저감쇄 부위가 있어 종양병터와의 연속성에서 문맥 침윤(문맥 종양색전)(○)이라고 판단된다.

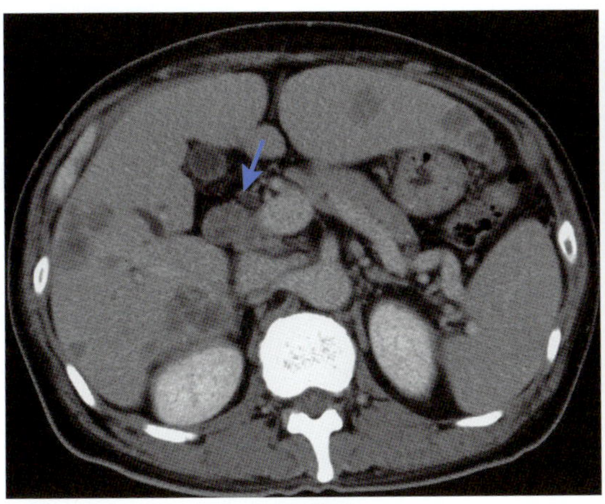

[a] 간문부

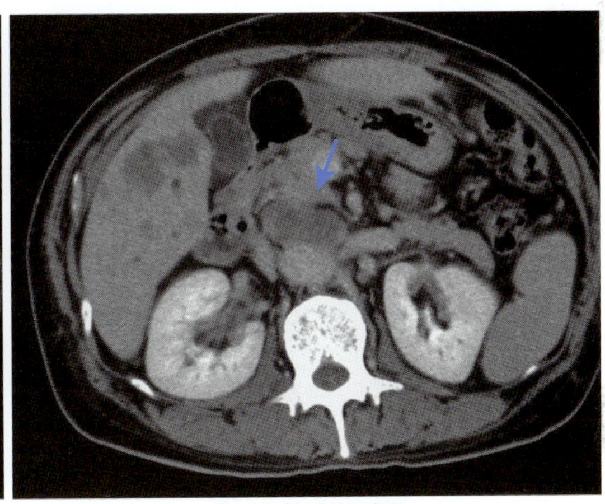

[b] 복부대동맥 배쪽

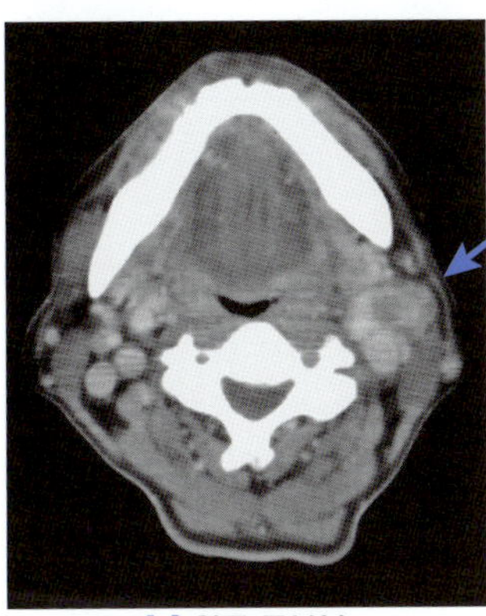

[c] 왼쪽 목부분

그림 5-4-11 *Case 9* **(림프절전이)**

간문부(a →), 복부대동맥 배쪽(b →), 왼쪽 목부분(c →)에 림프절비대가 있어 다발 림프절전이를 의심한다.

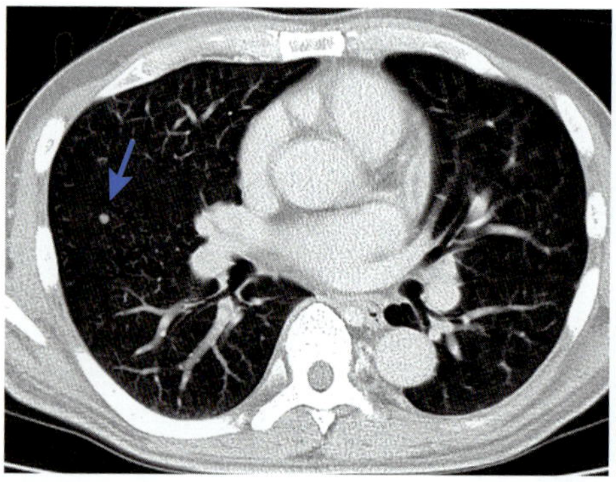

[a]

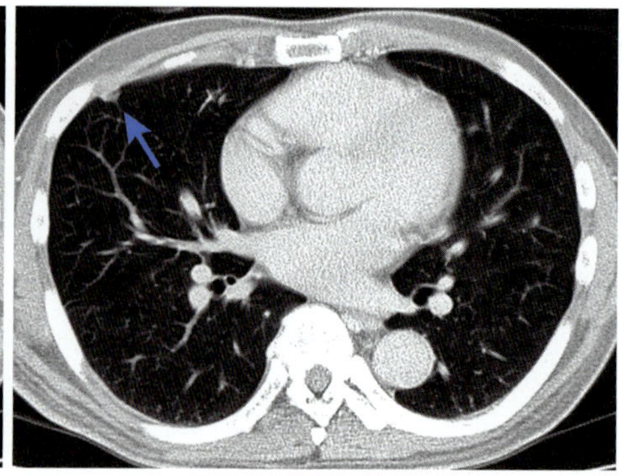

[b]

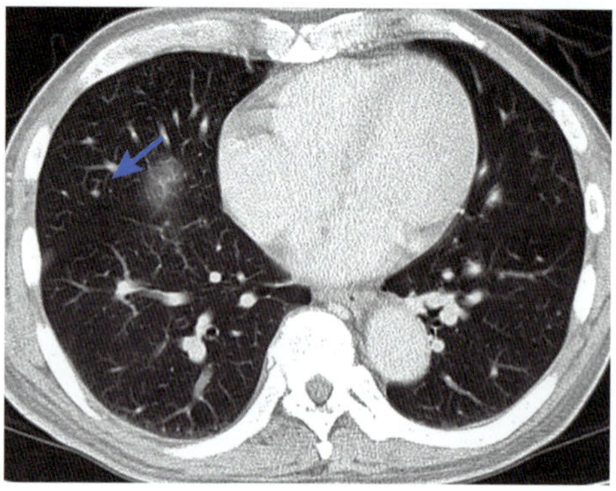

[c]

그림 5-4-12 *Case 9* **(폐전이)**

오른쪽 폐에 크기가 다른 결절병터가 다발하고 있다 (→). 다발 폐전이를 의심한다.

- □ 맥관 침윤을 보자. 큰 병터 주위의 혈관을 관찰해보면 평형시기에는 간우엽 뒤부분 병터에서 문맥 안으로 진행한 저감쇄 영역이 있어 문맥 침윤이 있다고 판단된다(그림 5-4-10).

2. 림프절전이가 있는가?

- □ 다음에 림프절전이를 보자. 간문부와 대동맥 주위에 결절이 여러 개 있어 다발 림프절전이를 생각할 수 있다(그림 5-4-11a, b).
- □ 뼈나 부신 등에 전이를 의심하는 병터는 없다(그림 5-4-11c).

3. 다른 장기에 전이가 있는가?

- □ 폐의 관찰에서 양쪽 폐에 여러 개의 결절이 있다.
- □ 다발성이며 상태에 따라 폐전이가 의심되었다(그림 5-4-12).
- □ 뼈나 부신에는 전이 의심 병터는 없다.

4. 향후 치료 방침

- □ 이 증례는 간 내에 다발한 간세포암이며, 문맥 침윤, 림프절전이 및 폐전이가 있다.
- □ BCLC stage C로 판단되어 전신 화학요법으로 소라페닙 치료를 시작했다.
- □ 치료 시작 3개월 후 CT에서 간종양이나 문맥 종양색전의 조영효과가 일부 감소되어 치료에 의한 종양 괴사를 반영하는 소견으로 생각하였다(그림 5-4-13).

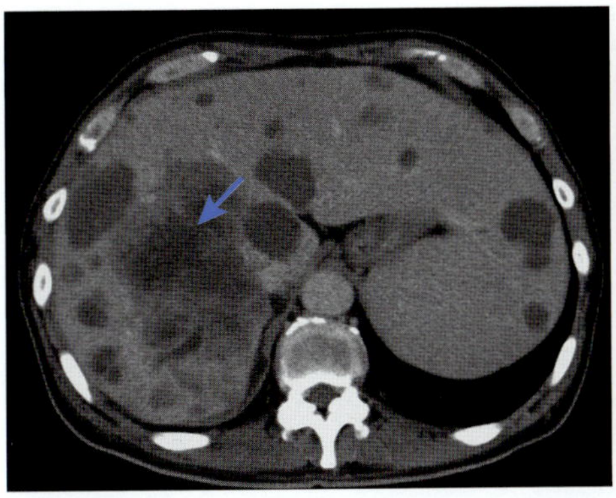

[a]

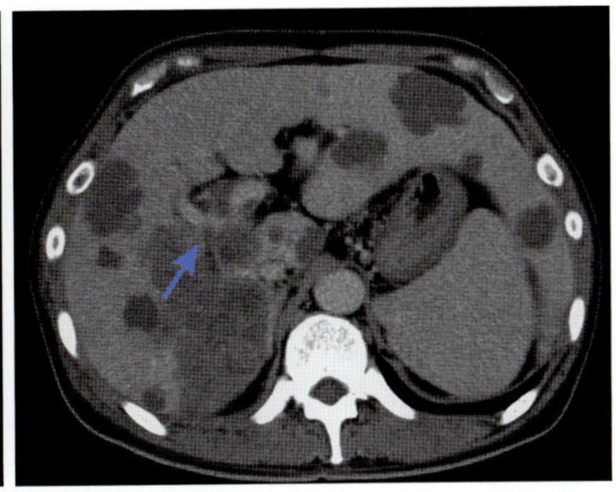

[b]

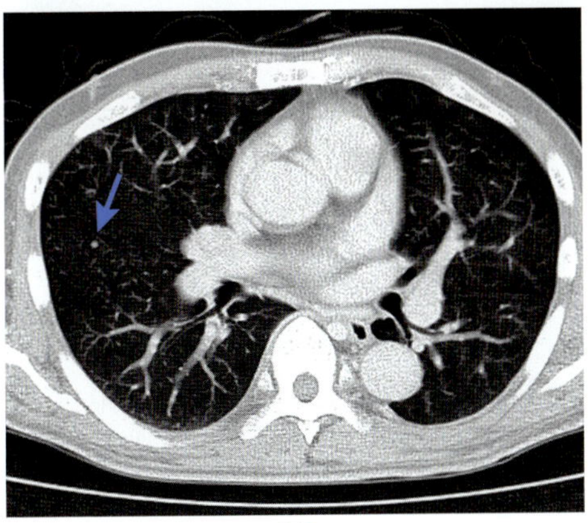

[c]

그림 5-4-13 *Case 9* **(화학요법 경과 중)**

간종양 내부의 저감쇄 부위의 확대(a →)나 문맥 종양색전의 조영효과의 감소(b →)가 있어 치료에 의한 종양 괴사를 생각할 수 있다. 폐전이를 의심한 오른쪽 폐의 결절도 약간 축소되었다(→).

5 증례로 배우는 영상판독의 요점 *Case 10*

- □ 70대 남성.
- □ 2년 전 간세포암으로 간절제술 시행.
- □ 수술 후 경과 관찰 중에 새로운 간세포암이 출현했다.
- □ 증례의 CT영상을 보자.

1. 일차병소는 어디인가?

- □ 우선 간을 보자. 비조영CT는 평가가 어렵지만 동맥시기에 간우엽에 조영결절이 있다(그림 5-4-14a).
- □ 또한 이른시기에서는 불명확했으나 평형시기에서 조영이 소퇴되는 결절이 있다(그림 5-4-14b,c).
- □ 주위 혈관이나 담관에 명확한 이상은 없고, 맥관 침윤도 없다고 판단된다.

2. 림프절전이가 있는가?

- □ 간문이나 대동맥 주위, 세로칸 등에 전이를 의심하는 림프절은 볼 수 없다.

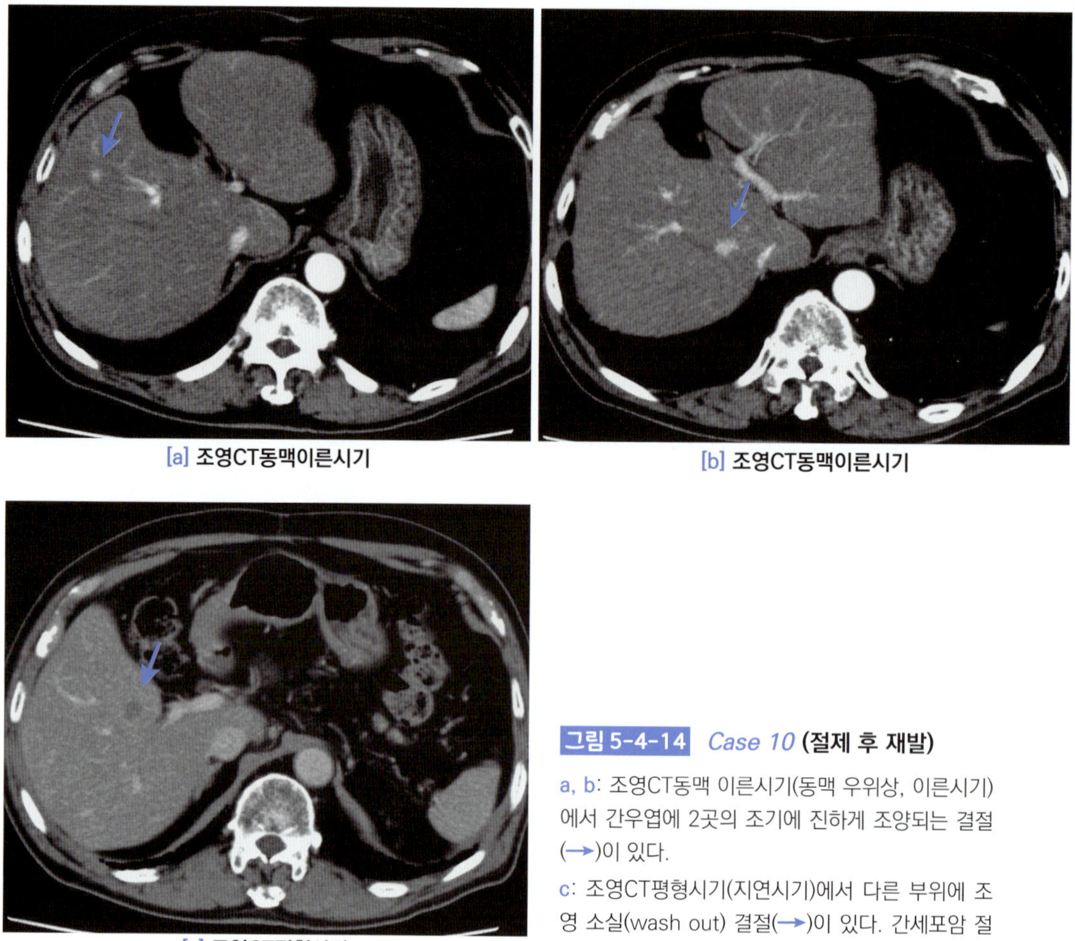

[a] 조영CT동맥이른시기

[b] 조영CT동맥이른시기

[c] 조영CT평형시기

그림 5-4-14 *Case 10* **(절제 후 재발)**

a, b: 조영CT동맥 이른시기(동맥 우위상, 이른시기)에서 간우엽에 2곳의 조기에 진하게 조양되는 결절(→)이 있다.

c: 조영CT평형시기(지연시기)에서 다른 부위에 조영 소실(wash out) 결절(→)이 있다. 간세포암 절제 경과에서 간세포암의 다발성 재발을 생각한다.

3. 다른 장기전이가 있는가?

- □ 폐나 뼈, 부신 등에도 전이를 의심하는 병터는 없다.

4. 향후 치료 방침

- □ 이 증례는 간세포암 수술 후에 새로운 간세포암이 다발성으로 나타났다.
- □ 간 안에 간세포암이 다발하고 있지만, 맥관 침윤이나 원격전이는 없다. 처음 발생이 아니지만 병기는 BCLC stage B가 된다.
- □ 경동맥 화학색전요법으로 치료를 시행하였다. 우간동맥에 카테터를 넣어 조영하여 3개 병터에서 모두 강하게 조영되는 종양이 있다(그림 5-4-15). 말초의 혈관까지 카테터를 진행시켜 항암제와 색전물질을 주입하는 치료를 시행했다.
- □ 치료 3개월 후 CT에서 3개 병터의 주요 부분에 항암제와 같이 주입한 조영제가 남아있다(그림 5-4-16). 주위에 남아 있는 병터가 없어 치료 효과가 좋다고 생각된다.

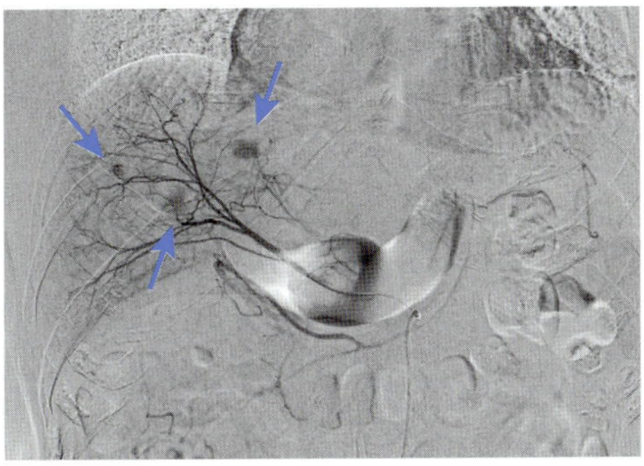

그림 5-4-15 *Case 10* **(동맥조영)**

오른쪽 간동맥조영에서 간우엽에 종양 조영 3곳이 있다. 간동맥 화학색전요법을 시행하였다.

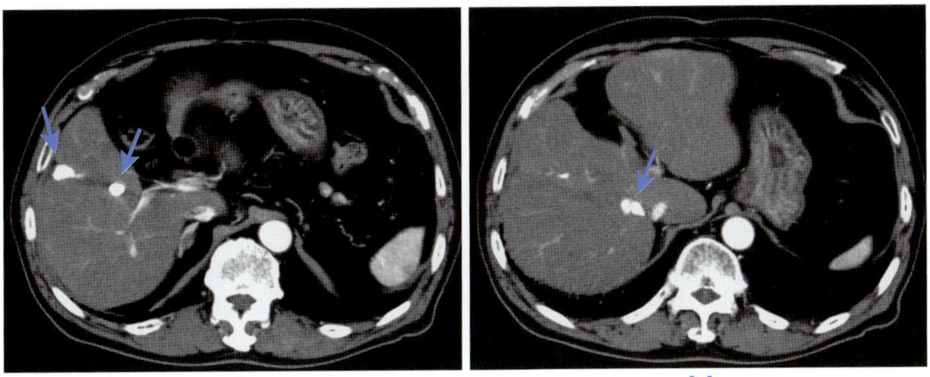

[a] [b]

그림 5-4-16 *Case 10* **(간동맥 화학색전요법 후)**

간동맥 화학색전요법 후 CT이며, 간세포암 병터 부위에 리피오돌(간동맥 화학색전요법으로 항암제와 혼합하여 주입한 유성 아이오딘 조영제)의 체류(→)가 있다.

참고문헌

1) 日本肝臓学会編：肝癌診療ガイドライン2021 年版．金原出版，2021
2) Forner A, et al.：Lancet. 2018 Mar；391（10127）：1301-1314（PMID：29307467）
3) Llovet JM, et al.：Hepatology. 2021 Jan；73（Suppl 1）：158-191（PMID：32430997）
4) 日本肝臓学会編：肝癌診療マニュアル（第4 版）．医学書院，2020
5) 阪森亮太郎他：肝細胞癌．矢崎義雄監修：新臨床内科学（第10 版），pp645-654，医学書院，2020）

(長谷川貴章，稲葉吉隆)

5 췌장암

POINT

- □ 동적(조영)CT 이른시기가 췌장암 발견에 유용하다.
  → 췌장암은 경계가 불분명하고 모양이 불규칙한 저감쇄 부위로 묘사된다.
- □ 췌관 확장은 췌장암 발견 계기가 되는 중요한 소견이다.
  → CT 판독에서 반드시 확인한다.
- □ 췌장 밖으로 침윤성 증식 빈도가 높으며 진행도 평가에 중요하다.
  → 주위 지방조직으로 종양의 진행, 혈관과 접촉에 주의한다.

1 췌장의 해부학

- □ 췌장은 몸 깊숙히 위의 뒤, 복부대동맥 앞에 위치한다. 후복벽과 접촉하여 앞면 만 복막으로 덮인 후복막 기관이다.
- □ 췌장은 **머리, 몸통, 꼬리**의 3부분으로 나누며, 〈췌장암 취급규칙(제7판 개정판)〉은 머리와 몸통의 경계를 상장간막정맥과 문맥의 왼쪽 가장자리로, 몸통과 꼬리의 경계는 복부대동맥의 왼쪽 가장자리로 했다(그림 5-5-1).
- □ 췌장의 머리는 C자 모양으로 구부러진 십이지장으로 둘러싸여 상하 방향으로 길다. 췌장 몸통은 거의 삼각기둥 모양이며 척추의 앞에 있고, 췌장 꼬리 부분은 왼쪽을 향하여 비장 근처의 비문부에 도달한다(그림 5-5-2).

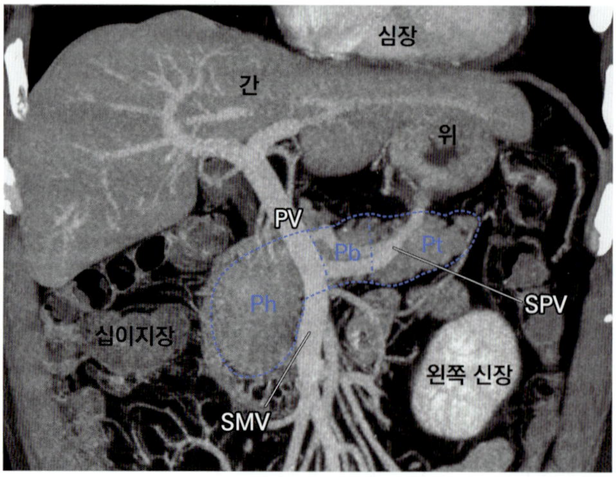

그림 5-5-1 췌장의 구분과 주위 장기와의 관계(조영CT문맥시기의 MIP *1관상영상)
췌장은 3개 부위, 머리부분(Ph), 몸통부분(Pb), 꼬리부분(Pt)으로 구분된다[췌장 몸통부분과 꼬리부분의 경계는 대동맥의 왼쪽 가장자리 〈췌장암 취급규칙(제7판 개정판)〉]…는 췌장 범위에서 점선(------)은 각 부분의 경계를 나타낸다. 비정맥(SPV)과 상장간막정맥(SMV)이 만나 문맥(PV)이 되어 간으로 문맥혈류가 흐른다.

*1 MIP: 여러 슬라이스를 겹쳐 재구성하는 최대치 투영법의 영상(☞ p4)

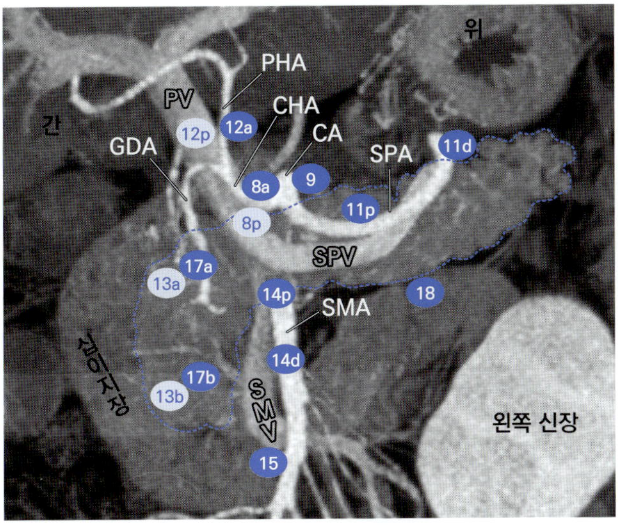

그림 5-5-2 췌장 주위의 동맥과 주된 국소 림프절(조영CT이른시기의 MIP 관상영상)
복강동맥(CA)에서 총간동맥(CHA)과 비동맥(SPA)이 분지된다. 상장간막 동맥(SMA)은 췌장 체부의 배쪽에서 아래쪽을 지나가듯이 주행한다. 번호는 국소림프절의 대략적 위치를 나타낸다(림프절 번호의 명칭은 표 5-5-2 (p124).
PHA: 고유간동맥, GDA: 위십이지장동맥

- □ 횡단영상에서 복부대동맥이나 하대정맥, 척추를 밀듯이 'ㅅ' 모양이다(그림 5-5-3c). 관상영상에서 권총을 기울여 앞끝이 위쪽을 향한 모양이다.
- □ 췌장의 위아래는 복강동맥(CA), 상장간막동맥(SMA)에 끼워져 있다. 문맥(PV)은 비정맥(SPV)과 상장간막정맥(SMV)이 췌장 머리 부분 근처에서 합류하여 만들어진다. CT에서 췌장의 확인은, 우선 췌장 꼬리 부분(몸통에서 꼬리쪽)을 등쪽으로 주행하는 비장정맥을 목표로 찾으면 좋다(그림 5-5-5~7 , 5-5-9 , 5-5-14~15 에서 SPV 또한 비장동맥(SPA)을 찾는다. 췌장 꼬리의 암이 SPV에 침윤하면 폐쇄되어 추적할 수 없다).

1. 췌관과 췌장액의 흐름

- □ 소화액인 췌장액은 췌장에서 생성되어 췌관을 통해 십이지장으로 흐른다. 주췌관(MPD)은 췌장 꼬리 부분에서 시작하며 여러 개의 도관이 모이면서 커지고 췌장 머리 부분에서 구부러져 아래쪽 부분에서 후상방으로 가서 총담관과 합류하여 십이지장 유두에 열린다(그림 5-5-3a, b).
- □ 이런 췌액의 흐름은 췌장 꼬리 부분이 상류, 췌장 머리 부분이 하류가 된다. 증례 발표에서 췌장 꼬리 부분을 상류라고 부르면 오해가 적다('췌관 말초의 확장'이라고 하면 혼란될 수 있다). 이런 흐름이 방해되면 상류쪽 췌관이 크게 확장된다(그림 5-5-3c).
- □ CT에서 주췌관은 췌장의 거의 중앙을 주행하는 도관으로 나타난다. 일반적으로 지름 3 mm 이상을 확장으로 한다.

2 췌장암의 CT소견

1. 췌장암의 전형적 CT소견 그림 5-5-4

- □ 췌장의 외형이 변형되지 않을 정도로 작은 병터(15 mm 정도까지)는 조영제를 주입하기

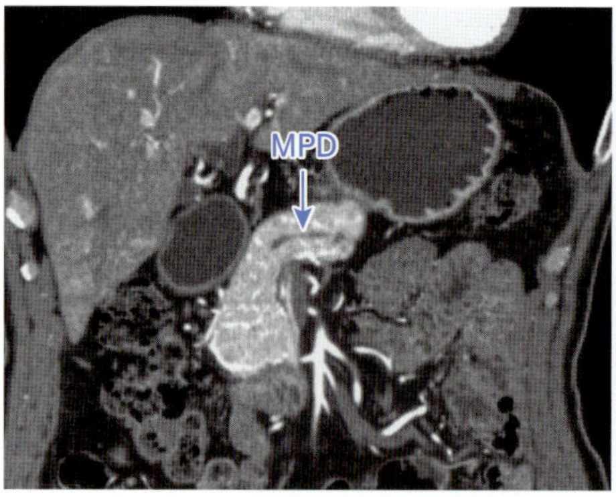

[a]

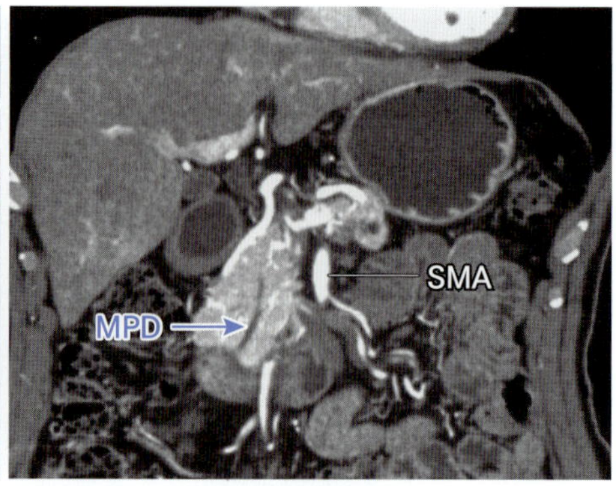

[b]

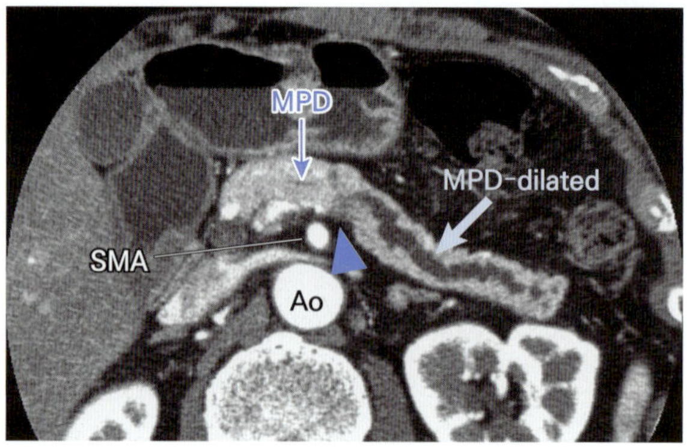

[c]

그림 5-5-3 췌장의 조영CT이른시기(그림 5-5-4과 같은 증례)

a, b: 관상영상. 췌장 머리부분에서 몸통부분에 걸치는 정상 췌장 범위는 이른시기에서 명확한 조영효과를 나타낸다. 주췌관(MPD →)은 3 mm 미만이며 이 정도가 정상 지름이다.

c: 박층 CT횡단영상. 주췌관은 종양(▲)의 하류에서는 정상지름(MPD →), 상류쪽에서는 췌액의 흐름이 막혀 확장되어있다(MPD-dilated →). (종양 등 다른 설명은 그림 5-5-4를 참조). 상장간막 동맥(b, c의 SMA) 등의 동맥 주위에는 정상 지방조직층이 유지되어 선명한 저감쇄가 된다[뒤에 나오는 췌장 밖 진행 예 그림 5-5-6과 비교해 본다].

전 단순CT에서 종양 발견은 어렵다. 그러나 종양에 의한 주췌관 확장 소견을 볼 수 있는 경우가 적지 않아 발견 계기로 중요하다. 조영CT 이른시기에서 정상 췌장이 희고 명확하게 조영되는 것을 이용하면 췌장암 검출력이 높아진다.

- □ 췌장암은 혈류가 적은 병터이므로 이른시기에서 상대적으로 저감쇄 영역으로 보인다. 따라서 췌장암은 보통 경계가 불명확하고 경계가 일정하지 않은 저감쇄로 보이고, 그보다 상류쪽(꼬리부분쪽)의 주췌관 확장의 동반이 전형적 췌장암의 CT소견이다.
- □ 조영CT 늦은시기에서 췌장암은 서서히 조영 되는 경우가 많으며, 주위 췌장과 같은 감쇄치를 나타내서 인식하기 어려워지며 때로 주위보다 고감쇄가 된다. 이것은 췌장암에 섬유성 사이질이 많은 것을 반영하는 소견이다. 일반적으로, 섬유조직이나 섬유성 사이질이 많은 부분은 조영제가 일정시간 정체하므로 조영제를 주입하고 3분 정도 지난 후 늦은 시기에 고감쇄를 나타낼 수 있다.

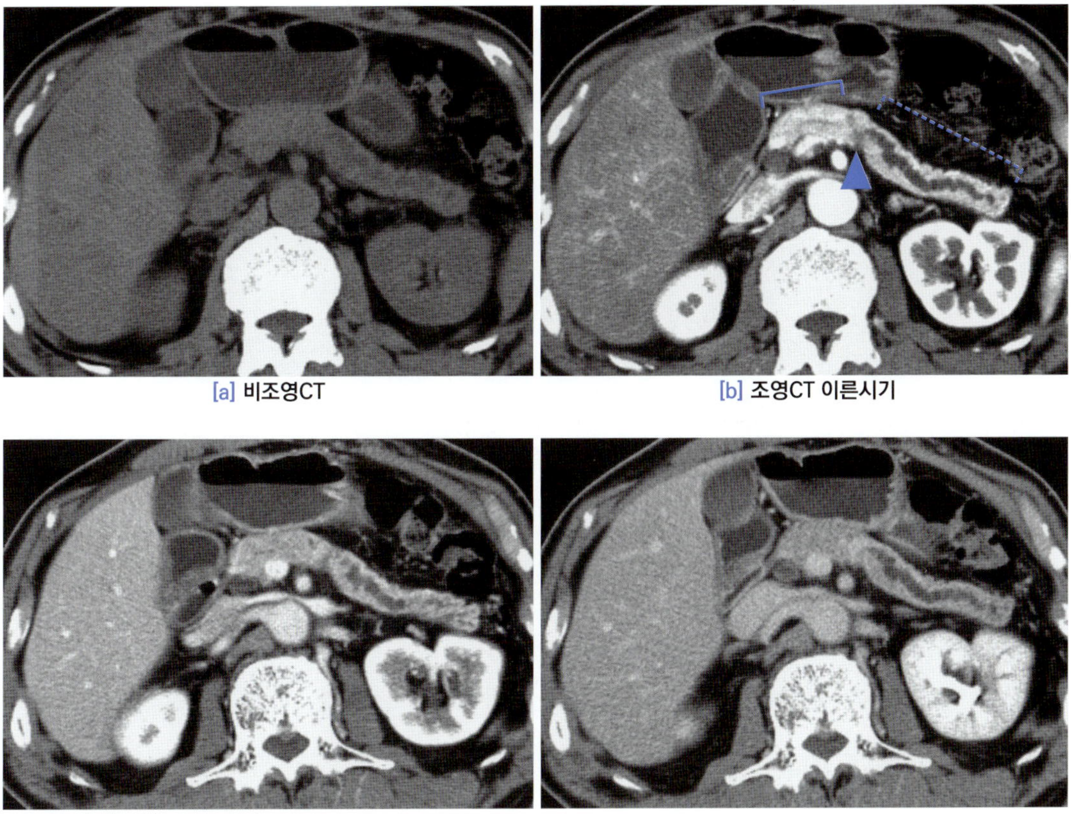

[a] 비조영CT

[b] 조영CT 이른시기

[c] 조영CT 문맥시기

[d] 조영CT 늦은시기(평형시기)

그림 5-5-4 췌장암의 전형적 CT영상 소견

어느 영상에나 췌장 꼬리부분의 주췌관 확장이 있다(a–d). 조영CT 이른시기(b)에서 주췌관 확장이 중단되는 하류에 가까운 췌장 체부에 15 mm 정도의 경계가 불명확한 저감쇄 영역이 있다(▲, 췌장암). 또한 확장 췌관 주위의 췌장 꼬리부분쪽(점선 범위, 2차성 폐쇄췌장염 영역)은 확장이 없는 하류부위(실선 범위)에 비해 조영효과가 약하며 약간 저감쇄다. 문맥시기(c)에서 종양보다 하류와 상류 췌장에서 조영효과가 역전되고, 췌장 꼬리부분(상류쪽)이 약간 고감쇄가 되어 평형시기(d)에서는 그 차이가 뚜렷하다. 50대 남성, 수술을 시행하여 병리학적으로 침윤 췌관암 15x12x10 mm, 중분화형 관모양선암, 후방 조직 침윤이었다.

2. 췌장암 동반 폐쇄췌염의 CT소견

- □ 주췌관 확장 소견은 췌액 흐름의 정체를 반영하며 이때 췌장 실질은 염증을 일으켜 이차적 폐쇄췌장염을 일으킨다. 폐쇄췌장염 영역은 조영 이른시기에서는 조영효과가 없어 정상 췌장보다 저감쇄를 나타내고 늦은시기에서는 고감쇄가 된다. 앞에서 설명한 췌장암 소견과 비슷하여 혼란스러울 수 있다.
- □ 양자의 구별은 쉽지 않지만 종양은 주췌관을 폐쇄하는 원인이므로 주췌관 확장의 하류쪽에서 '주췌관을 차단하는' 위치로 표현되는 부분에 있다. 한편 폐쇄췌장염은 확장한 주췌관 주위의 췌장 실질에 생기므로 소견이 있는 부위를 고려하면 판단하면 좋다. 또한 촬영 시기나 내부의 형태 차이 등에 의해 양자를 구별할 수도 있다.
- □ 췌장의 외형을 변화시킬 정도 크기의 종양은 병터 인식이 쉽다(그림 5-5-5). 이 경우 조영CT의 문맥시기나 그 이후 늦은시기에 주위 혈관 구조(특히 문맥이나 정맥)나 다른 장

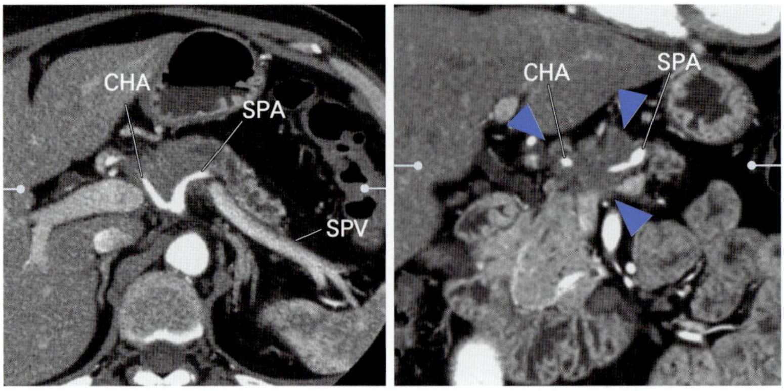

[a] 횡단영상 [b] 관상영상

그림 5-5-5 췌장 몸통부분암 총간동맥, 비동맥에 침윤(조영CT이른시기)

a에 췌장 몸통부분의 저감쇄 종양에 의해 상류의 췌관 확장이 있다. 종양은 췌장 경계를 넘어 췌장 바깥으로 총간동맥(CHA), 비동맥(SPA)을 그 뿌리부분까지 둘러싸서 후방 진행이 있다. b의 관상영상쪽 종양(▲)에 의해 동맥이 둘러싸여 있는 것이 명확하여 동맥 침윤 있음으로 판정한다. 파란선(⟵)은 a와 b교차 기준선이며 횡단영상(a)에서 파란선에 해당하는 단면에 관상영상(b)이 위치한다.

기가 모두 동일하게 조영된 상태가 되어 종양의 범위를 알기 쉬워진다.

3. 주위 침윤 영상 소견

□ 췌장암의 특징은, 췌장에 명확한 피막 구조가 없으며, 췌장암이 침윤성으로 진행하는 특성이 있어 자주 췌장 밖으로 진행한다는 점이다.*2 췌장은 후복막 장기이며 주위에 중요한 혈관이 인접하여 그 혈관이나 혈관을 둘러싼 신경총을 따라 진행하는 것도 많다. 췌장 안의 종양이 크지 않아도 췌장 밖으로 침윤 범위가 넓은 비절제요인(충분한 외과적 절제를 할 수 없다)으로 수술할 수 없을 때도 자주 경험하므로 이런 소견의 파악은 매우 중요하다.

□ 담관 침윤(CH)은 종양이 담관으로 들어가서 담관의 협착, 폐쇄와 그보다 상류의 담관 확장 소견(그림 5-5-6a)으로 진단한다. 조영CT에서 폐쇄 부위 담관벽의 조영 증가에 의한 비후 소견이 있으면 확정적이다(그림 5-5-6b, c).

□ 췌장 전방 및 후방 조직의 침윤(S, RP)나, 십이지장이나 부신의 침윤 등에서는 췌장과 주위 장기 사이에 존재하는 지방조직에 주목한다. 종양이 췌장 경계를 넘어 췌장 주위의 지방조직을 향해 스피큘라 모양으로 돌출하면 침윤 양성으로 판단한다. 십이지장이나 다른 장기의 침윤은 종양과 장기 사이의 지방조직이 소실되어 침윤 장기의 경계가 일정하지 않은 것으로 판정하며, 그 장기 내부에 침윤된 소견이 있으면 보다 확실하다(그림 5-5-7).

□ 췌장 밖 신경총 침윤 소견으로, 췌장 머리부분 암은 머리부분의 종양에서부터 연속적으로 복강동맥이나 상장간막동맥 근위부로 향하는 띠모양이나 덩이모양으로 진행하는 병

*2 T분류의 국소 진행 인자로 담관(CH), 십이지장(DU), 췌장 전방조직(S), 췌장 후방조직(RP), 문맥계(PV), 동맥(A), 췌장 밖 신경총(PL), 다른 장기(OO) 등의 침윤이 있으면 T3으로 진단한다.

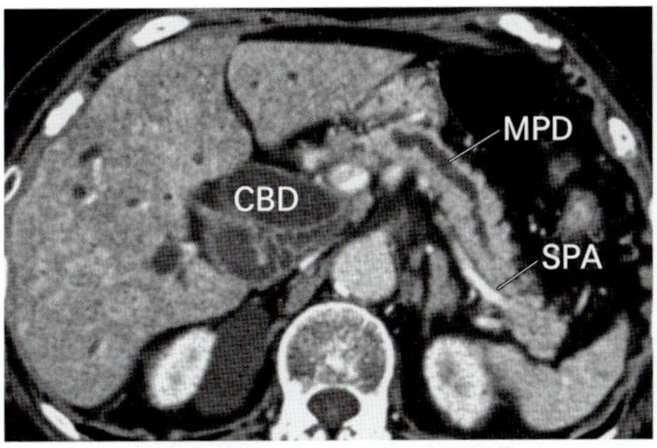

[a] 조영CT 문맥시기(횡단영상)

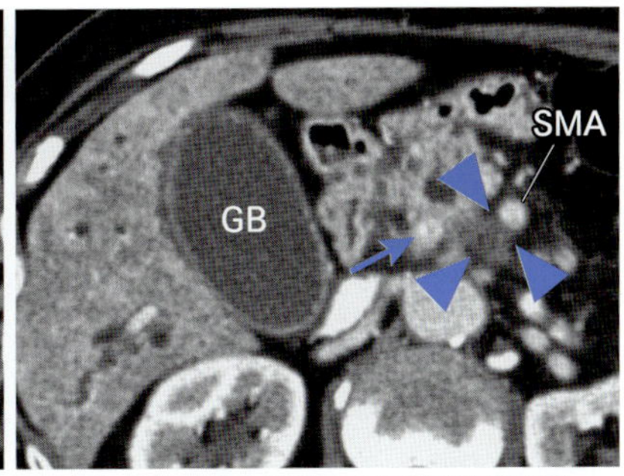

[b] a보다 몇 슬라이스 아래쪽(횡단영상)

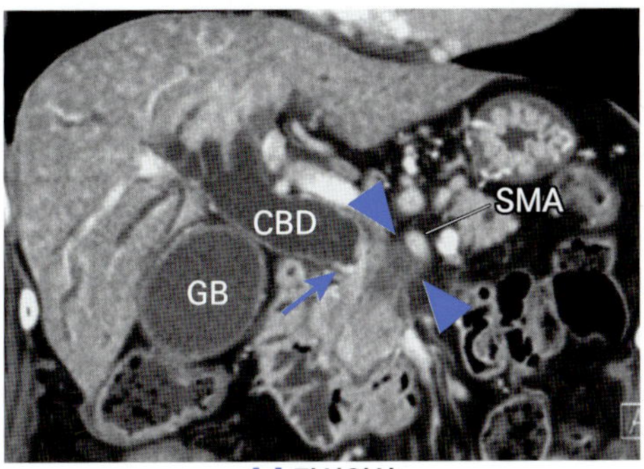

[c] 관상영상

그림 5-5-6 췌장 머리부분암 SMA 진행(BR-A) 예

a: 췌장 몸통부분에서 꼬리부분에 걸쳐 주췌관(MPD) 확장이 있다. b: 발쪽으로 몇 슬라이스 횡단영상. 췌장 머리부분에 경계가 불명확한 저감쇄가 있으며 왼쪽으로 돌출(▲), 상장간막동맥(SMA) 주위를 약1/3 접하고 있다.180도 미만의 변형이 없는 접촉이며 절제 가능 경계(BR-A, ☞ p127)에 해당한다. c: 관상영상에서도 췌장 머리부분에서 왼쪽으로 기울어진 위쪽에 췌장 밖으로 자라나 SMA에 이른 종양을 확인할 수 있다(▲). 그러나 동맥과 접촉한 범위의 넓이(각도)는 동맥에 직각으로 만나는 단면(동맥의 단축면)에서 측정할 필요가 있어 동맥 침윤 평가는 b가 좋다. 또한 종양은 오른쪽 주변에서 췌내 담관에 도달하여 이 부위에서 조영증강을 나타내는 담관벽의 고리모양 상태비후(b, c →)를 나타내는 침윤이 있어, 상류의 담관 확장[총담관(CBD)–간내 담관까지]와 담낭(GB) 종창이 있다. 간에 있는 많은 작은 반점은 담관염 소견이다.

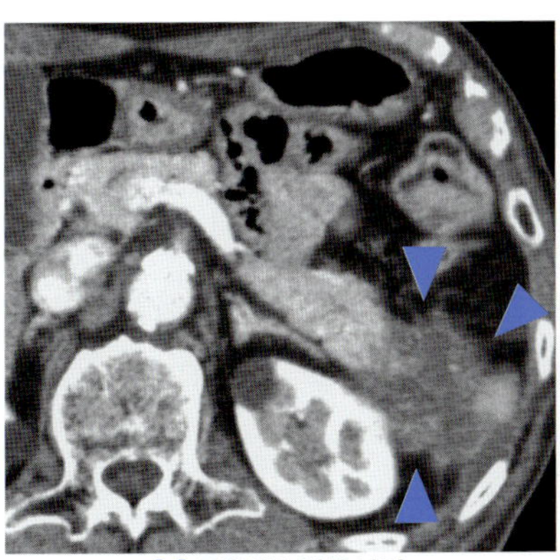

[a] 조영CT 이른시기

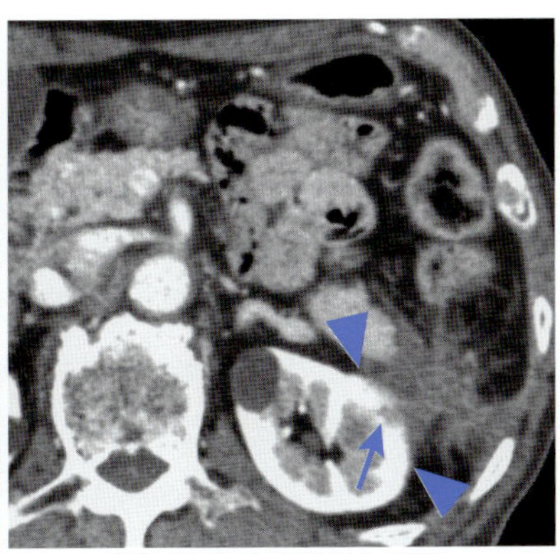

[b] a에서 몇 슬라이스 발쪽

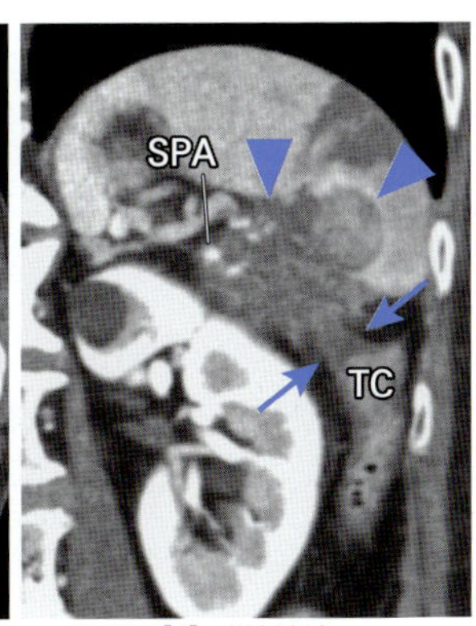

[c] 관상영상

그림 5-5-7 췌장 꼬리부분암, 주위 장기에 침윤 예

a: 췌장 꼬리부분 끝을 중심으로 주위의 지방조직 안으로 진행하는 종양이다(▲). b: 발쪽 슬라이스에서 침윤성 진행을 나타내는 줄모양 음영이 길게 있다. 왼쪽신장에 넓은 접촉(▲)과 일부가 신장 안까지 침윤하고 있다(→). c: 관상영상에서 종양은 비장동맥(SPA)을 완전히 밀며 비문에 침윤(▲), 아래쪽으로 횡행결장(TC) 벽을 넓게 띠모양으로 끌고 있어 결장에도 침윤이 있다(→).

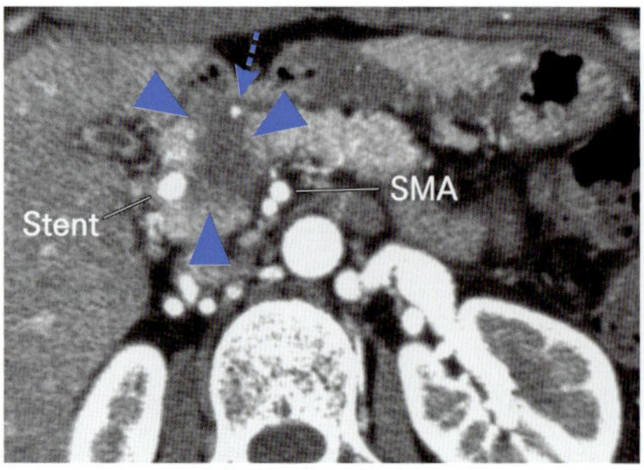

[a] 조영CT 이른시기

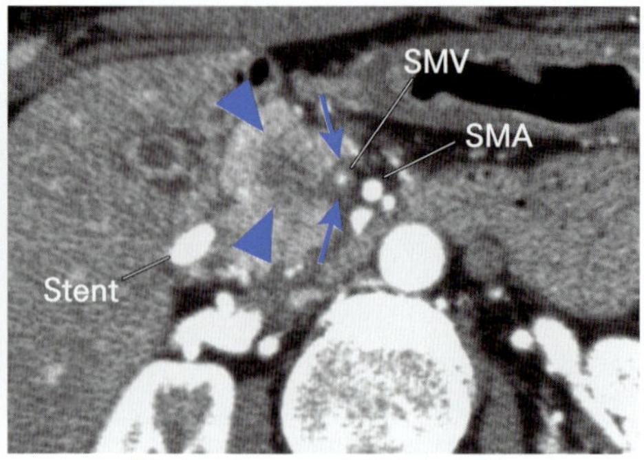

[b] a보다 1 cm 아래쪽 슬라이스

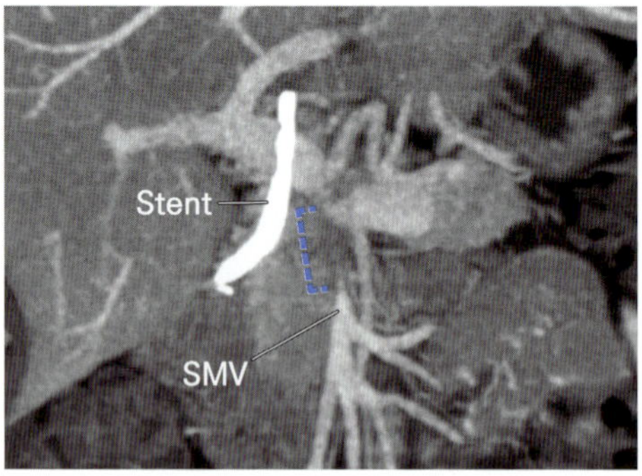

[c] 문맥시기의 MIP 관상영상 영상

그림 5-5-8 췌장 머리부분암 SMV 침윤(BR-PV) 예

폐쇄성 황달 처치를 위한 담관스텐트(그림의 stent)가 유치되어 있다. a: 췌장 머리부분에 경계가 불명확한 저감쇄 종양(▲)이 있으며 앞쪽 동맥 주위(⋯⋯►)까지 퍼져 있다. b: 1 cm 발쪽 슬라이스. 종양(▲)은 경계가 불명확하게 췌장 밖으로 침윤되어, 상장간막정맥(SMV)을 사방으로 둘러싸서 둥근어묵 모양으로(→) 혈관을 좁히고 있다. c: 종양 진행으로 SMV는 문맥과의 합류부에서 아래로 약 18 mm의 범위에서 심하게 좁아져 실처럼 보인다(⋯⋯범위). 이상의 소견에서 동맥에 접촉은 없고, SMV 침윤 범위가 십이지장 아래면을 넘지 않아 절제 가능 경계(BR-PV)에 해당한다.

소와 이 동맥을 둘러싼 연부조직 구조로 나타난다(그림 5-5-6).

- 동맥 또는 문맥은, 침윤 소견으로 종양이 이런 혈관을 완전히 둘러싸고 있으며, 그 범위는 혈관 직경의 좁아짐, 혈관벽의 불규칙, 혈관 폐쇄가 있으면 침윤이 명확하다고 말할 수 있다(그림 5-5-5). 뒤에서 설명할 절제가능성 분류(☞ p127)는 종양과 혈관 사이의 접촉범위가 180도 이상이면 영상 소견으로 침윤 있음으로 판정한다. 이 관점에서 혈관의 짧은축이 되는 단면에서 종양과의 접촉 범위 평가가 중요하다(그림 5-5-6, 8).
- 이상의 소견과 같이 췌장 국소 진행도(T)를 판정한다(표 5-5-1).

4. 림프절전이

- 일반적으로 단경 1 cm 이상 크기를 기준으로 하지만, 크기뿐 아니라 내부에 저감쇄의 존재(괴사 경향), 경계 부정이나 융합*3 경향, 인접한 맥관의 협착 등의 영상 소견에서 전이 가능성이 높다.
- 췌장 관련 림프절의 번호는 〈췌장암 취급규칙〉에 따른다(표 5-5-2, 그림 5-5-2). N분류는 과거 일차병소의 점유 부위에 따른 림프절군으로 분류했으나 현재는 전이 개수에 의해 분류한다(표 5-5-1).

*3 융합: 인접한 림프절이 서로 연속적으로 한 덩이가 되는 것.

표 5-5-1　췌장암 취급규칙(제7판 증보판)에 의한 소견 기재법

□ **췌장 국소 진행도(T)**

TX	췌장 국소 진행도를 평가할 수 없음
T0	일차종양 없음
Tis	비침윤암
T1	종양이 췌장에 국한되어 최대지름이 20 mm 이하
T1a	최대지름이 5 mm 이하 종양
T1b	최대지름이 5 mm를 넘지만 10 mm 이하 종양
T1c	최대지름이 10 mm를 넘지만 20 mm 이하 종양
T2	종양이 췌장에 국한되어 최대지름이 20 mm를 넘음
T3	종양 침윤이 췌장을 넘어 진행하지만 복강동맥(CA) 또는 상장간막동맥(SMA)에는 미치지 않음
T4	종양 침윤이 복강동맥(CA) 또는 상장간막동맥(SMA)에 이른 것

국소 진행도 인자: 담관, 십이지장, 췌장 전방조직, 췌장 후방조직, 문맥계, 동맥, 췌장 밖 신경총, 다른 장기에 침윤.

□ **림프절전이 정도(N)**

NX	국소림프절전이 유무의 불명확
N0	국소림프절에 전이 없음
N1	국소림프절에 전이 있음
N1a	국소림프절에 1-3개의 전이 있음
N1b	국소림프절에 4개 이상 전이 있음

국소림프절을 넘는 림프절전이는 M1으로 한다.

□ **원격전이 기재(M)**

M0	원격전이 없음
M1	원격전이 있음

M1에 부위를 기재한다. 부위는 다음과 같이 표기한다.
폐(PUL), 골수(MAR), 뼈(OSS), 흉막(PLE), 간(HEP), 복막(PER), 뇌(BRA), 부신(ADR), 림프절(LYM), 피부(SKI), 기타(OTH)

[일본췌장암학회 편: 췌장암 취급규칙(제7판 증보판), pp14, 40, 44, 2020]

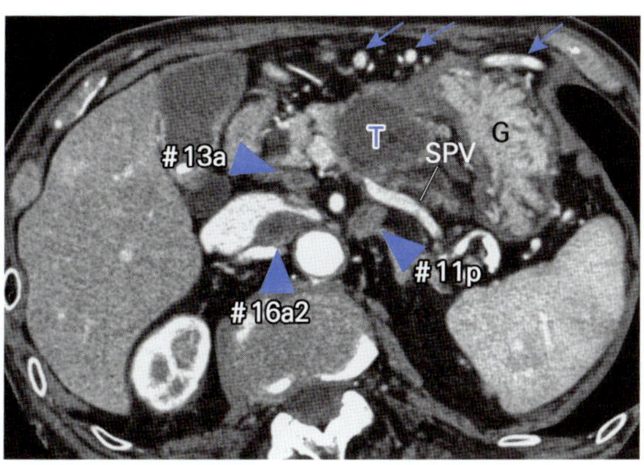

그림 5-5-9　췌장 몸통부분암, 림프절전이

췌장 머리부분(#13a)이나 비동맥줄기(#11p), 대동맥 주위(#16 a2)의 림프절비대(▲)가 있다, 모두 내부의 불균일-저감쇄에서 전이라고 생각한다. 일차병소는 췌장 몸통부분의 종양(T)이며 내부에 넓은 저감쇄 영역이 있다. 비정맥(SPV)이 종양부분에서 폐쇄되고, 위(G) 주위의 정맥(위대망정맥)이 문맥혈의 우회로로 굵게 발달하고 있다(→).

표 5-5-2 림프절 번호의 명칭

No	명칭	No	명칭
5	유문상 림프절	13a	상부 췌장두부 후방 림프절
6	유문하 림프절	13b	하부 췌장두부 후방 림프절
7	왼쪽 위 동맥 줄기 림프절	14p	상장간막 동맥 근위부 림프절
8a	총 간동맥 줄기 전상부 림프절	14d	상장간막 동맥 근위부 림프절
8p	총 간동맥 줄기 후방 림프절	15	중결장 주위 림프절
9	복강 동맥 주위 림프절	16a1	대동맥 주위 림프절 a1
10	비문 림프절	16a2	대동맥 주위 림프절 a2
11p	비장 동맥 줄기 근위부 림프절	16b1	대동맥 주위 림프절 b1
11d	비장 동맥 줄기 원위 림프절	16b2	대동맥 주위 림프절 b2
12a	간동맥 림프절	17a	상부 췌장두부 전방 림프절
12p	문맥 림프절	17b	하부 췌장두부 전방 림프절
12b	담관 림프절	18	하부 췌장 림프절

췌장부위 림프절은 No.5~14d, 17, 18.

[일본 췌장암 학회: 췌장암 취급규칙(제7판) 2020]

5. 원격전이에 대해

□ 국소림프절 이외의 림프절전이나 복막파종, 다른 장기전이가 있다. 여기서는 복막파종은 간단하게, 간전이와 폐전이는 다른 암과 다른 소견을 설명한다.

(1) 복막파종

□ 췌장 밖으로 진행하는 복막파종이 적지 않아 복막의 병터를 신중하게 평가할 필요가 있다. 그 소견은 5단계 〈2. 위암〉에서 설명과 같으므로 이곳을 참고한다(☞ p78). 주의할 점으로 간 표면, 대망, 소장간막, 결장간막, 옆결장도랑, 더글라스오목 등을 신중하게 관찰하는 것이 중요하다.

(2) 간전이

□ 췌장암의 간전이는 췌장내 일차병소 소견을 반영하여 무혈관성 종양으로 나타나며, 조영CT의 이른시기에 경계 부위의 조영이 고리 모양으로 보인다(그림 5-5-10).

□ 종양 내부에 광범위한 괴사의 동반도 많으며 이때 낭포와의 구별이 중요하다. 물의 감쇄치에 가까운 저감쇄 병터가 있으면 그 근처 부위를 주목하며, 조영 CT이른시기에 고리모양의 조영 증가 범위의 확인으로 전이병소를 의심한다.

□ 또한 췌장암의 간전이 병소에서 초기 소견(= 전이가 일어난 빠른 시기의 소견)으로 동맥문맥 션트 모양 소견이 눈에 띄는 증례가 있다. 조영CT 이른시기에서 주위에 쐐기 모양의 조영 영역 동반(그림 5-5-11b) 등을 진단 시에 주의한다.

□ 췌장 머리부분 암의 담관 침윤에 의한 폐쇄황달에서 담관염이 자주 동반되어 간내 담관 확장과 담관벽 비후, 글리손칼집 부근에 조영을 일으킬 수 있다(그림 5-5-6). 또한 이때 생기는 간농양의 동반도 간전이와의 감별에 필요하다.

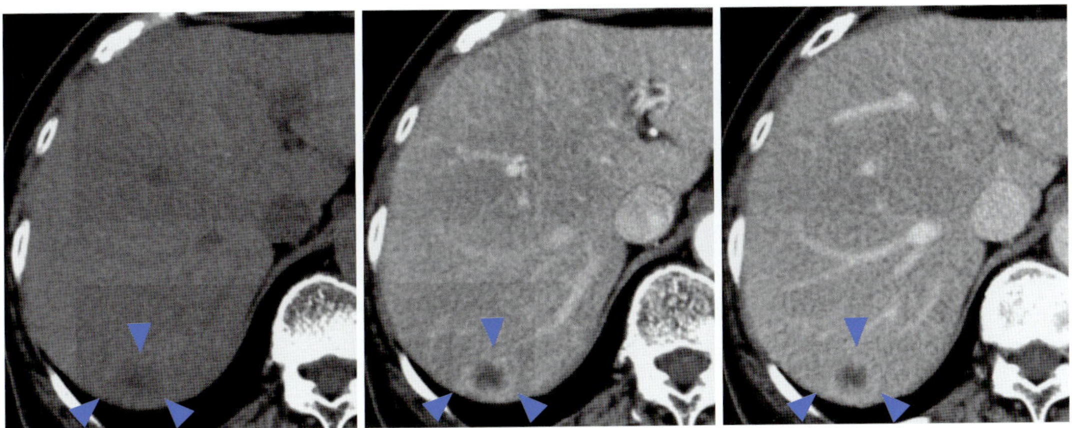

[a] 비조영CT　[b] 조영CT 이른시기　[c] 조영CT 늦은시기

그림 5-5-10　췌장암의 간전이(고리모양의 조영영역)

a: 비조영CT에서 간S7 주변에 원형 병터가 있다(▲, 중심부는 보다 저감쇄).

b: 조영CT이른시기에서 주변에 희미한 고감쇄의 조영효과가 보이는 병터가 있다(▲).

c: 늦은시기에서 주변이 명확하며 내부 저감쇄가 눈에 띈다(▲).

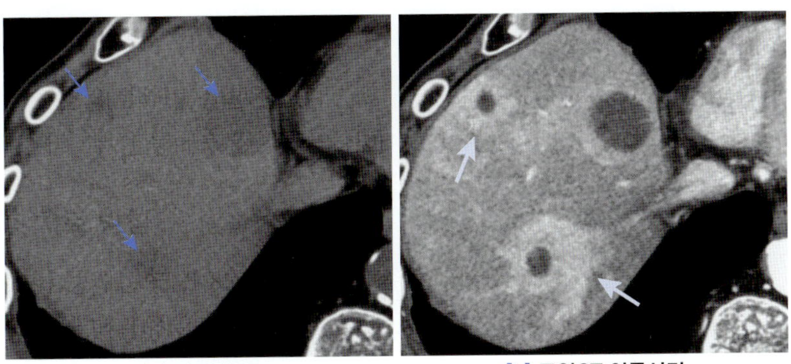

[a] 비조영CT　[b] 조영CT 이른시기

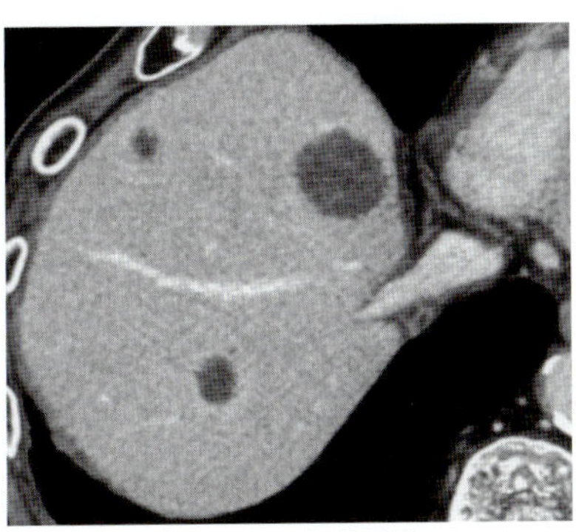

[c] 조영CT 늦은시기

그림 5-5-11　췌장암의 간전이(쐐기모양의 조영 영역)

a: 비조영CT에 저감쇄 영역이 3곳 있다(→).

b: 조영CT이른시기에서 병터 주위에 비교적 넓은 쐐기모양의 조영영역이 있다(→).

c: 늦은시기에서 훨씬 좁은 범위의 경도 고감쇄 영역이 병터 주위에 있다.

(그림 5-5-9과 같은 증례)

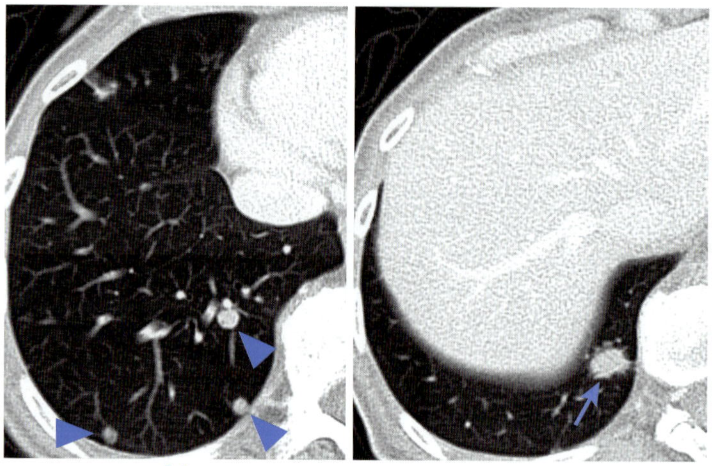

[a] [b]

그림 5-5-12 폐전이(빈도가 높은 소견)

a: 오른쪽 폐하엽의 흉막에 가까운 말초에 원형의 결절이 여러 개 있다(▲).
b: 가장 큰 병터(→)는 a와 약간 다른 모양이며 주변에 스피큘라 같은 미세한 끈 모양의 음영이 있다.

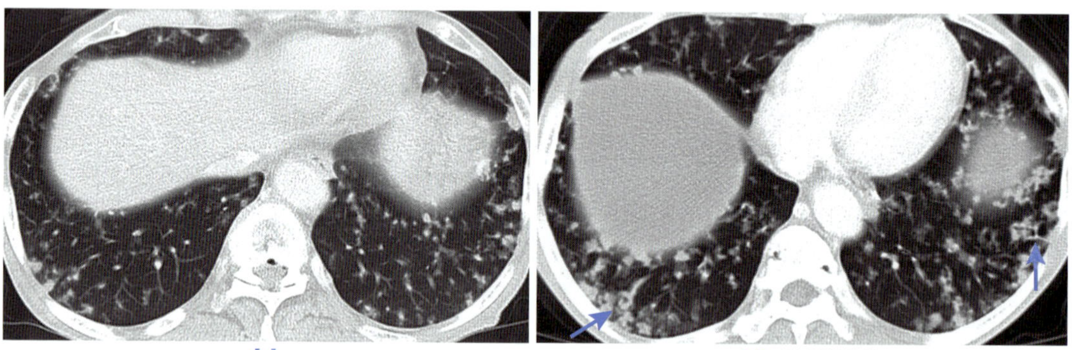

[a] [b] a의 6개월 후

그림 5-5-13 폐전이(경계가 불규칙한 모양)

a: 양쪽 폐하엽의 말초에 여러 개의 작은 결절이 있다. 모두 솜모양으로 경계가 일정하지 않으며 일부는 젖빛유리 음영을 동반하고 있다. b : 6개월 후. 화학요법 레지멘을 변경하여 계속하였으나 일차병소처럼 폐의 병터도 증가하여 임상적으로 전이를 생각하였다(실제로 이런 소견도 드물지 않다). 일부 병터는 공동을 동반하고 있다(→).

(3) 폐전이

□ 췌장암의 폐전이가 약물치료의 발전에 따라 치료 기간이 연장되면서 만날 기회가 증가하는 느낌이다. 폐전이는 혈행성 전이이므로 보통 경계가 명확하고 주변이 평활한 결절 병터가 많다. 소화기암 중에서 특히 췌장암의 폐전이는 경계가 일정하지 않으며(그림 5-5-12), 공동이 있고(그림 5-5-13), 침윤 영상이나 젖빛유리 등 폐렴과 비슷한 다양한 소견이 특징이다. 어느 경우에나 폐 아래 부분에 많은 경향이 있으며, 임상 소견에서 염증 징후가 없을 때 진단의 단서가 된다. 조직학적 검색이 필요하면 결절 생검이나 경기관지폐생검(trans-bronchial lung biopsy, TBLB)를 시행한다.

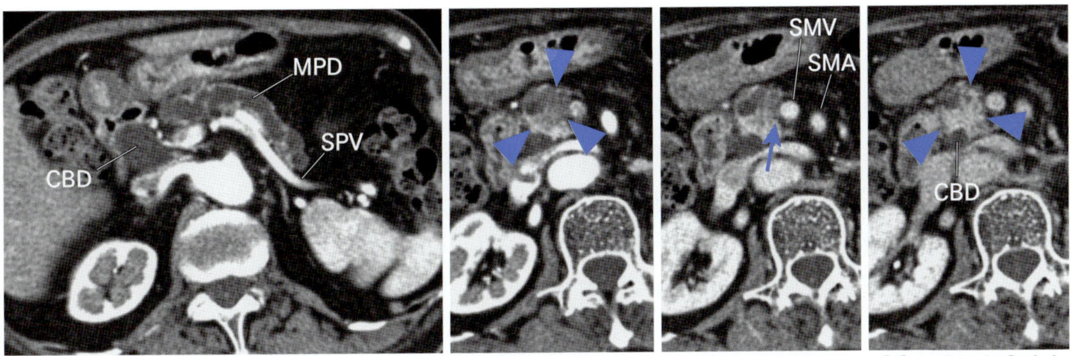

[a] 조영CT 이른시기 [b] 조영CT 이른시기 (a보다 1 cm 아래쪽 슬라이스) [c] 조영CT 문맥시기 [d] 조영CT 늦은시기

그림 5-5-14 췌장암 *Case 11*

6. 진행도(stage) 분류

□ UICC (Union for International Cancer Control)의 stage 분류를 반영하는 〈췌장암 취급규칙(제7판)〉은 예후를 층별화하여 치료 방침에 중점을 두었다. 이 방침에 따르면 Stage II까지는 절제 가능(R) 또한 절제 가능 경계(BR–PV) 췌장암이며, Stage III는 절제 가능 경계(BR–A) 췌장암 또한 국소 진행 절제 불가능(UR–LA) 췌장암, Stage IV는 원격전이(UR–M) 췌장암에 해당한다.

7. 절제 가능성 분류

□ 표준 수술에 의해 맨눈이나 조직학적으로 남아있는 암이 없는 R0절제[*4]가 가능한가의 시점으로 분류하고 있다. CT영상의 해부학적 소견에 의한 분류이며 '췌장암 취급규칙(제7판)'에 신규 항목의 하나다.

(1) 절제 가능(resectable, R)

□ SMV/PV에 종양의 접촉이 없거나 접촉·침윤이 180도 미만으로 폐쇄가 없는 것. SMA, CA, CHA와 종양 사이에 명확한 지방조직이 있어 접촉·침윤이 없는 것.

(2) 절제 가능 경계(borderline resectable, BR)

□ 문맥계와 동맥계의 침윤에 따라 세분한다.

- BR–PV(문맥계 침윤만): SMA, CA, CHA에 종양의 접촉·침윤은 없지만, SMV/PV에 180도 이상의 접촉·침윤 또는 폐쇄가 있으나 그 범위가 십이지장 아래쪽을 넘지 않는 것.
- BR–A(동맥계 침윤 있음): SMA 또한 CA에 종양과 180도 미만의 접촉·침윤이 있지만 협착·변형은 없는 것. CHA에 종양의 접촉·침윤은 있지만 고유간동맥이나 CA에 접촉·침윤은 없는 것.

*4 R0절제: 수술에서 맨눈이나 현미경적으로 종양의 완전 제거. 치유 절제라고도 한다.

(3) 절제 불가능(unresectable, UR)

□ 원격전이 유무에 따라 세분한다.

- UR-LA(국소 진행): SMV/PV에 종양과 180도 이상의 접촉·침윤 또는 폐쇄가 있으며 그 범위가 십이지장 아래쪽을 넘는 것. SMA 또는 CA에 종양과 180도 이상의 접촉·침윤이 있는 것. CHA에 종양의 접촉·침윤이 있으며 고유간동맥 또한 CA에 접촉·침윤이 미치는 것. 대동맥에 종양의 접촉·침윤이 있는 것.
- UR-M(원격전이 있음): M1(국소림프절을 넘는 림프절전이를 포함한다).

3 증례로 배우는 영상판독 요점 *Case 11*

□ 70대 여성

□ 주소: 인근 병원에서 당뇨병과 주췌관 확장이 있어 정밀 검사를 위해 의뢰.

□ 담낭적출 병력이 있다.

1. 일차병소는 어디인가?

□ 췌장 꼬리부분에서 주췌관(MPD)의 최대 지름이 10 mm 정도로 확장되어 있다. 주변의 췌장 실질은 얇은 피부처럼 위축되어 이 확장이 비교적 오랫동안 지속되었을 가능성이 있다. 총담관(CBD)도 확장(15 mm)되어 담낭 절제술의 영향을 생각할 수 있지만 그 정도가 심하여 병리적일 가능성도 있다.

□ 조영CT 이른시기에서 아래쪽 슬라이스(그림 5-5-14b)에 경계가 불분명한 저감쇄 영역이 췌장 머리부분(▲)이고 같은 부분은 문맥시기(그림 5-5T 4c)에 경도의 조영효과를 나타내고 늦은시기(그림 5-5-14d)에 고감쇄 영역(▲)를 나타낸다. 뒤쪽으로 총담관 주위를 둘러싼 침윤 가능성이 있다.

□ 또한 췌장 주변에서 상장간막정맥(SMV) 쪽으로 먼 부위에 후방 침윤을 의심한다(그림 5-5-14c →). 상장간막동맥(SMA) 주위의 지방 조직은 명확하게 유지되어 있다.

2. 림프절전이가 있는가?

□ 췌장 주위에 림프절비대를 보이는 결절은 없다.

3. 향후 치료 방침

□ 초음파 내시경하 천자흡인술(endoscopic ultrasound-fine needle aspiration, EUS-FNA)에서 선암으로 진단되어 cT3N0M0라고 생각했다. 췌십이지장 절제술을 시행하여 병리적으로 R0절제, CHI, SI, RP1의 pT3N1M0, pStage IIB였다. 5년 이상 재발이 없었다.

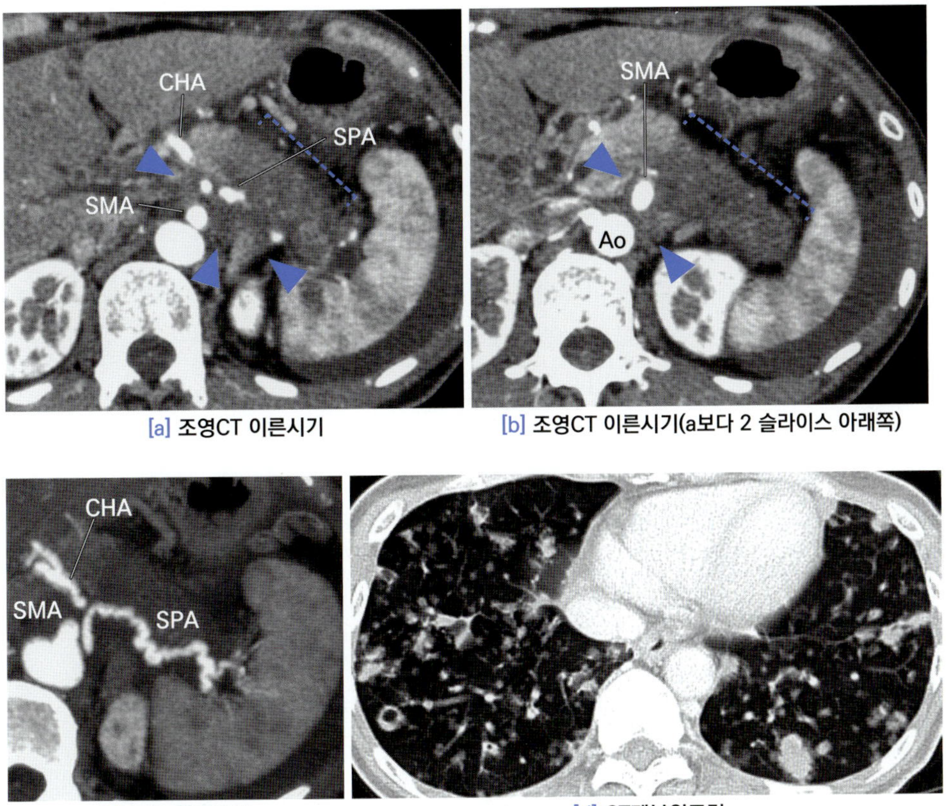

[a] 조영CT 이른시기 [b] 조영CT 이른시기(a보다 2 슬라이스 아래쪽)

[c] MIP 횡단영상 [d] CT폐부위조건

그림 5-5-15 췌장암 *Case 12*

4 증례로 배우는 영상판독 요점 *Case 12*

- □ 40대 여성.
- □ 주소: 왼쪽 쇄골위림프절비대가 있어 인근 병원에서 진료. CA19−9가 높아 FNA를 시행하여 선암이 발견되어 정밀 검사를 위해 진료 의뢰되었다.

1. 일차병소는 어디인가?

- □ 췌장 꼬리부분에 종양이 있다(그림 5-5-15a, b ------ 부분)(약 8 cm). 췌장 주변에서 전후 방향으로 주위 지방조직 안으로 돌출한 깃털 모양 영상이 있다. 특히 뒤쪽 조직으로 진행되어 총간동맥(CHA), 상장간막동맥(SMA)을 모두 둘러싸고, 대동맥(Ao)에 접촉되어 있다(둘레의 약 1/3 정도 그림 5-5-15a, b ▲). 그림 5-5-15c의 MIP 횡단영상에서 비장동맥(SPA)에 종양이 침윤되어 동맥벽이 염주처럼 불규칙한 모양을 하고 있다.

2. 림프절전이가 있는가?

- □ 종양의 뒤쪽으로 진행이 심하여 대동맥 주위까지 종양 진행이 연속성이므로 림프절전이가 있을 가능성이 높지만 개별 림프절비대는 볼 수 없다.

3. 원격전이가 있는가?

□ 양쪽 폐하엽에 많은 결절이 있다. 모두 주변이 일정하지 않으며 공동을 가진 것도 있다(그림 5-5-15d).

4. 향후 치료 방침

□ 병리 조직에서 췌장 일차성이 확인되고 췌장 꼬리부분암 cT4N0M1(폐, 난소, 복막파종), cStage IV의 진단으로 화학요법을 시행하였다. 치료 시작 후 일차병소와 원격전이 병소가 축소되어 치료를 계속하고 있다.

참고문헌

1) 日本膵臓学会編：膵癌取扱い規約（第7版増補版）．金原出版，2020

2) 蒲田敏文：膵癌におけるダイナミックCT 撮影方法と進展度診断．北川裕久他編：画像と病理の対比から学ぶ膵癌診療アトラス，pp16-31，学研メディカル秀潤社，2012

3) 芦澤和人他：細気管支肺胞上皮癌優位のびまん型混合腺癌．芦澤和人編：病理像との対比と参考症例に学ぶ胸部の画像診断1．肺（Atlas Series CT・MRI編），pp70-71，ベクトル・コア，2011

(女屋博昭)

6 비뇨기암(신장암)

POINT

- □ 전형적 신장암(신장세포암)은 이른시기에 불균일하게 조영되며 늦은시기에 주위 신장 실질에 비해 저감쇄가 된다.
- □ 주로 CT, 상복부 MRI에 의해 진단하며 동적조영이 필수적이다. 필요에 따라 PET나 골스캔을 시행한다.
- □ 일차병소의 상황 및 림프절이나 원격전이 유무에 따라 병기분류를 시행한다. 초진 시 전이는 드물고, 절제를 시행하는 국소 치료가 주된 치료다.

□ 일반적으로 일차성 신장암은 신장 실질세포에서 발생한 악성종양인 신장세포암을 말하며 '신장암'이라고 한다. 신우암도 광의의 신장암에 포함하지만 여기서는 신장세포암에 대해 설명한다.

1 신장암의 진단

□ 신장의 악성종양에는 일차신장암과 전이신장암이 있다. 일차신장암의 대부분은 신장세포암이며, 조직 소견에 따라 투명세포암(약 70%), 유두모양신세포암(10–15%), 비염색세포암(5%), 기타 드문 조직형 등으로 분류한다. 감별이 어려운 양성종양으로 신장의 선종[호산입자세포종(oncocytoma), 후신성선종(metanephric adenoma)]이 있으며 영상만으로 신장세포암과 감별은 어려우며 수술 후 병리 소견으로 밝혀지는 것이 적지 않다.

□ 영상진단에서 우선 질적 진단을 목적으로 CT, MRI를 시행하며, 어느쪽이나 동적(조영) 검사가 필수적이다. 조영CT는 조영제를 3 mL/초 정도를 급속히 주입하고 이른시기(피질수질상), 늦은시기(신장 실질상)을 촬영한다(그림 5-6-1). 아이오딘 조영제는 소변으로 배설되므로 조영제 주입 시작부터 300–400초 정도의 시기에 촬영하면 배설영상으로 신우나 요관을 확인할 수 있다.

□ 비조영CT에서 신장 피질과 신장 실질의 경계가 불명확하지만, 조영 이른시기에 피질은 강하게 조영 되고 수질은 조영되지 않아 피질과 수질이 명확하게 분리된다. 조영 늦은시기에는 수질이 조영 되고 피질 농도가 저하하여 신장 실질 전체가 거의 균일하게 조영된다.

□ 신장세포암의 조직형 중에서 가장 많은 투명세포암은 이른시기에 종양이 강하고 조영되고 늦은시기에 주위 신장 실질에 비해 저감쇄가 된다. 내부가 불균일하게 조영되는 것이 많으며 이런 조영 패턴을 보면 투명세포암을 의심할 수 있다(그림 5-6-1).

□ 빈도가 높은 다른 조직형으로 유두모양신세포암, 비염색세포암 등은 투명세포암에 비해

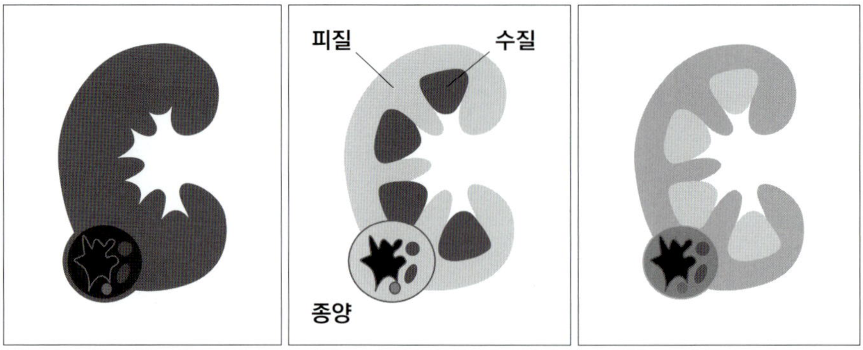

그림 5-6-1 신장 세포암의 조영패턴

이른시기에 조영효과가 낮은 것으로 알려져 있다. 실제 CT영상은 Case 13(☞ p135)을 참고한다.

- 다른 영상진단은 진행 예에서 전이 검색 목적으로 FDG-PET/CT, 골전이 검색 목적으로 골스캔을 시행한다.
- 동적조영 소견이 전형적이면 영상진단만으로 신장암을 강하게 의심할 수 있으며, 생검에 의한 출혈이나 파종 위험을 피하기 위해 절제 가능 예는 영상 소견만으로 진단하는 것이 일반적이다. 그러나 최근 작은 병터에 대해 치료 방침 결정을 위한 생검 시행도 많아졌다. 또한 원격전이가 있으면 진단 확정을 위해 일차병소나 전이병소의 경피 생검을 시행한다.

2 병기 진단

- 〈신장암 취급규칙(제5판)〉은 표 5-6-1과 같이 일차종양(T), 국소림프절(N), 원격전이(M) 상황을 판단하며, 이를 조합하여 표 5-6-2와 같이 병기를 결정한다. 신장세포암은 검진이나 다른 질환 치료 중에 우연히 발견될 수 있으며 이 경우 진단 시에 림프절전이나 원격전이가 없는 것이 대부분이다. T요인은 자세히 규정되어 종양 직경, 신장 주위에 진행 유무, 정맥 내 진행 유무와 그 정도 등의 평가가 필요하다.
- 그림 5-6-2는 일차종양 평가에 특히 중요한 요점이며, 정맥 진행과 Gerota근막[*1]을 넘어가는 진행을 보이고 있다. **정맥 진행**은 종양에서 연속하여 신장정맥 안으로 종양의 진행이 많으며 정맥종양색전을 만들고 있다(T3a). 종양색전이 커지면 하대정맥으로 진행하여 T3b가 된다. 하대정맥 벽을 침윤하거나 종양색전이 횡격막에 이르면 T3c가 된다. 종양의 정맥 침윤이 있으면 혈행성 전이 위험이 높으므로 폐전이를 비롯한 원격전이에 특히 주의한다. 종양 지름이 커져 신장 주위의 지방조직을 덮는 구조로 **Gerota 근막**을 넘으면 T4라고 판단한다.

*1 Gerota근막: 신장과 그 주위의 지방조직 및 부신을 감싸는 막. CT영상은 그림 5-6-8(☞ p136) 참조.

표 5-6-1 신장세포암의 진행도

☐ **일차종양(T)**

TX	일차종양의 평가 불가능
T0	일차종양이 없음
T1	최대 지름이 7 cm 이하이며, 신장에 국한 종양
T1a	최대지름 4 cm이하
T1b	최대지름 4 cm를 넘지만 7 cm이하
T2	최대지름 7 cm를 넘어 신장에 국한 종양
T2a	최대지름 7 cm를 넘지만 10 cm이하
T2b	최대지름 10 cm를 넘어 신장에 국한
T3	주정맥 또는 신장 주위 조직으로 진행하지만, 같은쪽 부신에 진행이 없고 Gerota근막을 넘지 않는 종양
T3a	신장정맥이나 그 구역 정맥으로 진행한 종양, 신우신배에 침윤한 종양, 또는 신장 주위 및/또는 신동(신우 주위) 지방조직에 침윤 하지만, Gerota근막을 넘지 않는 종양
T3b	횡격막 아래 하대정맥 안으로 진행한 종양
T3c	횡격막 위 하대정맥내에 진행 또는 대정맥벽에 침윤한 종양
T4	Gerota근막을 넘어 침윤한 종양(같은쪽 부신에 연속적 진행 포함)

☐ **국소림프절(N)**

NX	국소림프절전이 평가 불가능
N0	국소림프절전이 없음
N1	국소림프절전이 있음

주: 신장의 국소림프절은 신문부 림프절, 복부옆대정맥 림프절, 복부대동정맥 사이 림프절, 복부옆대동맥 림프절 등이다. 병소쪽과 반대쪽은 N분류에 영향을 주지 않는다. 원격 림프절전이는 pM1에 포함한다.

☐ **원격전이 기재(M)**

M0	원격전이 없음
M1	원격전이 있음

[일본비뇨기과학회 편: 신장암 취급규칙(제5판), pp36-37, 2020]

표 5-6-2 신장세포암의 병기 분류

I기	T1	N0	M0
II기	T2	N0	M0
III기	T3 T1, T2, T3	N0 N1	M0 M0
IV기	T4 T에 관계없이	N에 관계없이 N에 관계없이	M0 M1

[일본비뇨기과학회 편: 신장암 취급규칙(제5판), p39, 2020]

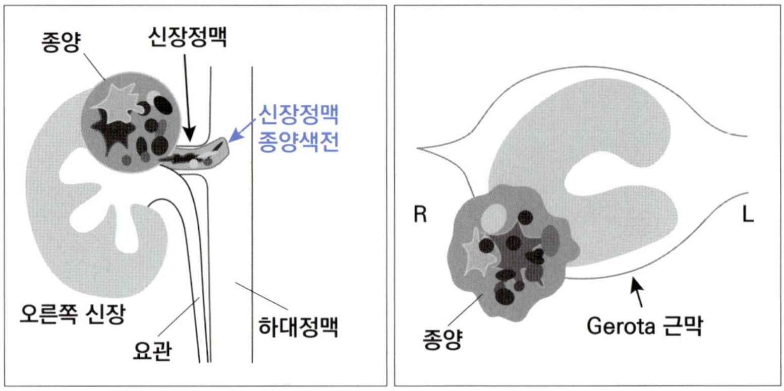

[a] 하대정맥 안으로 진행(T3b)
〈관상영상〉

[b] Gerota근막을 넘은 침윤(T4)
〈횡단영상〉

그림 5-6-2 일차 종양(T)의 관찰 요점

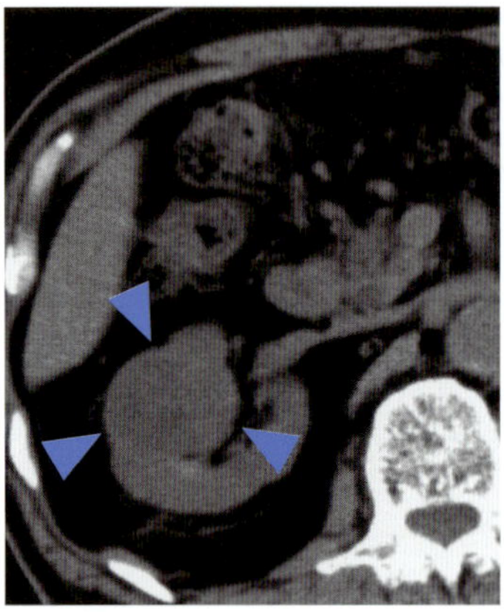

그림 5-6-3 *Case 13* 비조영CT

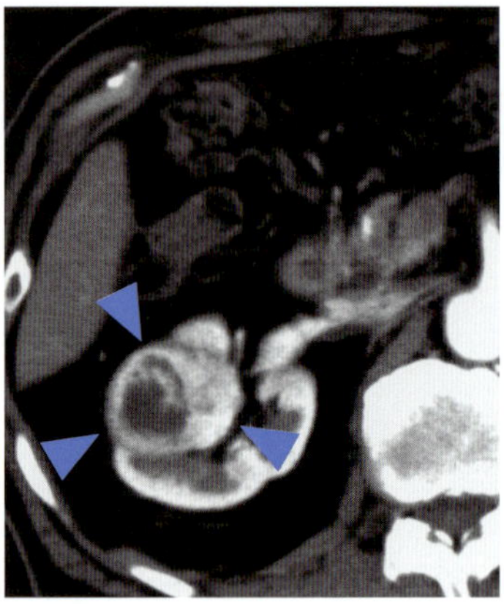

그림 5-6-4 *Case 13* 조영CT 이른시기

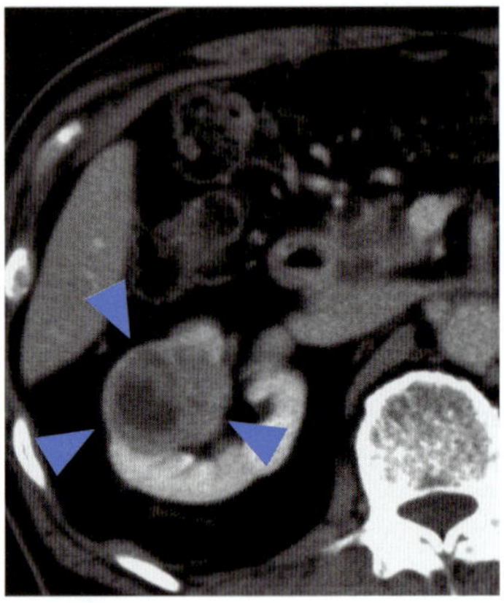

그림 5-6-5 *Case 13* 조영CT 늦은시기

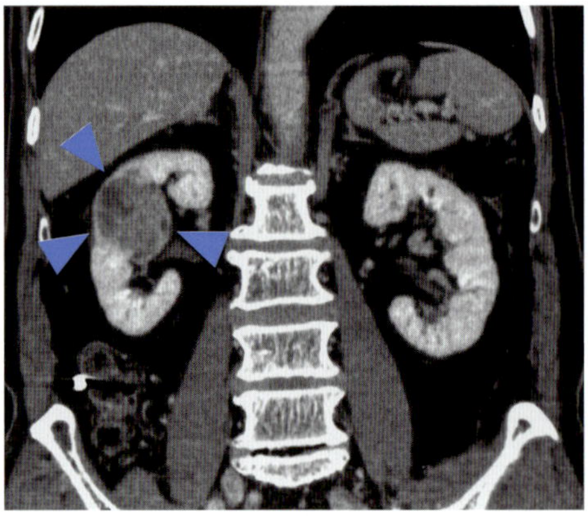

그림 5-6-6 *Case 13* 조영CT 늦은시기 관상영상

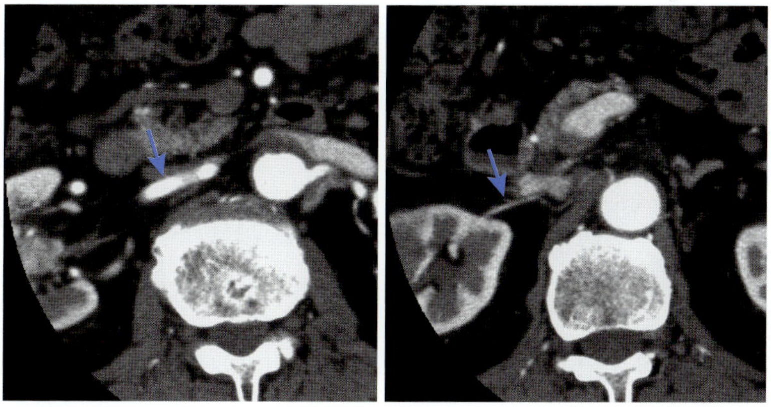

그림 5-6-7 *Case 13* **2개의 오른쪽 신장동맥(→)**

□ 재발 예나 원격전이가 있는 전이성 신장암에서는 병기 진단에 더해 전신 상태나 혈액 검사 소견을 포함한 위험 분류[IMDC (International Metastatic RCC Database Consortium) 분류를 이용한다]가 치료 방침 결정에 대해 중요하다. 여기서는 영상진단 설명에서 벗어나므로 생략한다.

□ 이제 실제 증례 영상을 보자.

3 증례로 배우는 영상판독 요점 *Case 13*

□ 70대 남성.

□ 건강진단 복부 초음파 검사에서 우신종양이 발견되었다.

□ 우신의 비조영CT에서 주위의 신장실질보다 약간 저감쇄를 나타내는 종양병터가 있다(그림 5-6-3 ▲). 조영CT 이른시기(피질수질상)에 불균일하며 강하게 조영 되어 있다(그림 5-6-4 ▲). 늦은시기(신장실질상)에 주위의 신장실질보다 저감쇄 되어 있다(그림 5-6-5 ▲). 최대 지름 42 mm이며, 신우쪽으로 돌출되었으나 명확한 신장 주위 조직으로 진행은 없으며(그림 5-6-6) 정맥종양마개도 보이지 않아 T1b로 판단했다. 림프절전이, 원격전이도 없어 cT1bN0M0O cStage I이 된다. 그 후 우신적출술을 시행하여 투명세포형 신세포암pT1N0M0, pStage 1으로 최종 진단되었다.

□ 또한 수술 전 CT에서 보통 하나 밖에 없는 우신동맥이 2개 있었다. 주된 우신동맥(그림 5-6-7a)의 머리쪽에 비교적 가는 신동맥이 있었다(그림 5-6-7). 수술 전에 예상하지 못한 혈관 손상에 의한 대출혈을 방지하기 위해 혈관 해부의 파악도 CT검사에서 중요한 목적이 된다.

□ 다음에 전이를 동반한 증례의 영상을 보자.

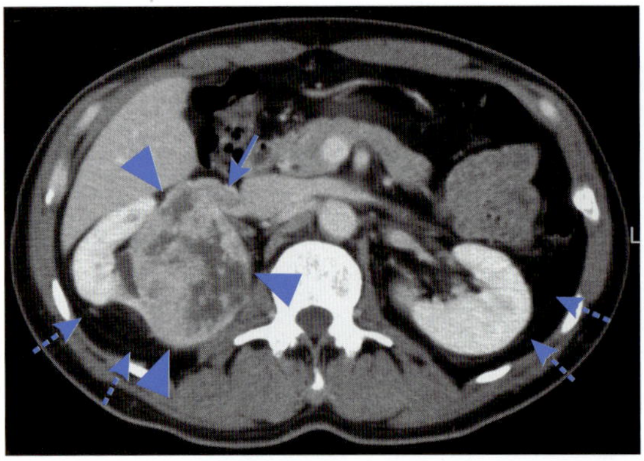

그림 5-6-8 *Case 14* **오른쪽 신장종양 (조영 CT횡단)**

종양(▲) 내부에는 괴사를 의심하는 강한 저감쇄가 불규칙하게 있다. 신장정맥 방향에 약간 저감쇄 구조가 있어 종양색전을 의심할 수 있다(→). Gerota 근막: ⋯⋯▸

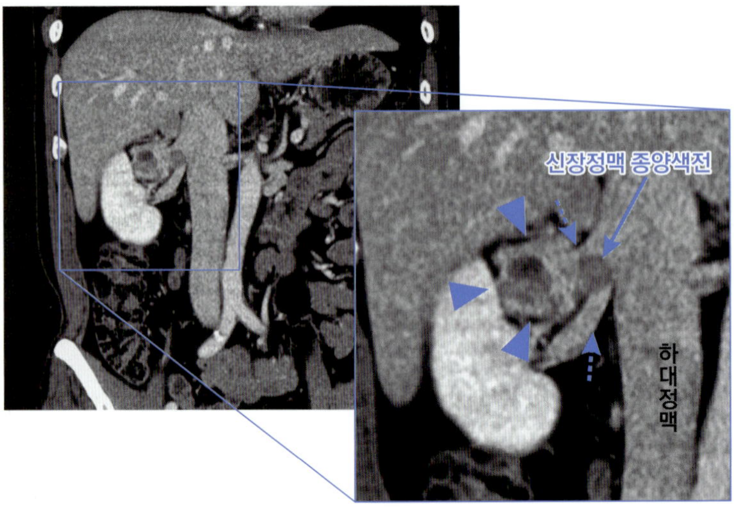

그림 5-6-9 *Case 14* **신장정맥 종양색전(조영CT 관상영상)**

오른쪽 신장정맥 안으로 진행하는 저감쇄를 나타내는 종양색전(→)이 관상영상에서 보다 명확하게 보인다. 신장정맥분지: ⋯⋯▸

4 증례로 배우는 영상판독 요점 *Case 14*

- □ 50대 남성.
- □ 폐결절의 정밀 검사 중에 우신종양이 발견되었다. 우신종양에 대한 경피적 생검을 시행하여 투명세포형 신세포암으로 진단되었다.
- □ 오른쪽 신장에 경계가 명확하고 내부에 감쇄 정도가 균일하지 않은 종양이 있다(그림 5-6-8). 최대 직경은 78 mm이며 정맥종양색전이 있다(그림 5-6-9 →). 종양색전이 하대정맥에는 도달하지 않고 신장정맥 안에만 있어 T3a라고 판단된다. 명확한 림프절전이는 없고(N0) 우폐중엽에 종양이 있으며 양쪽 폐에 결절(제시하지 않음)이 있어 다발 폐전이라고 진단했다. 또한 좌우 부신에도 전이가 있었다(그림 5-6-11 →). 폐전이가 신장암의 원격전이로 가장 많다고 알려졌으며, 부신전이도 혈행성 전이로 잘 나타난다. 이 증례는 원격전이가 있어 M1(폐, 부신)이 되어, CT3aN0Ml, cStage IV라고 진단하여 전신 화학요법이 시작되었다.

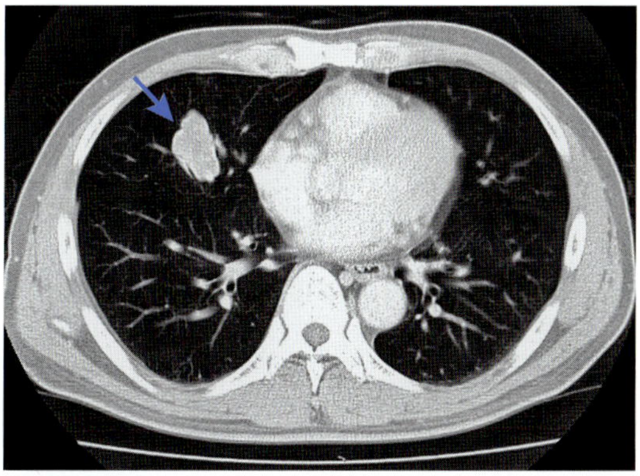

그림 5-6-10 *Case 14* **폐전이(→)**

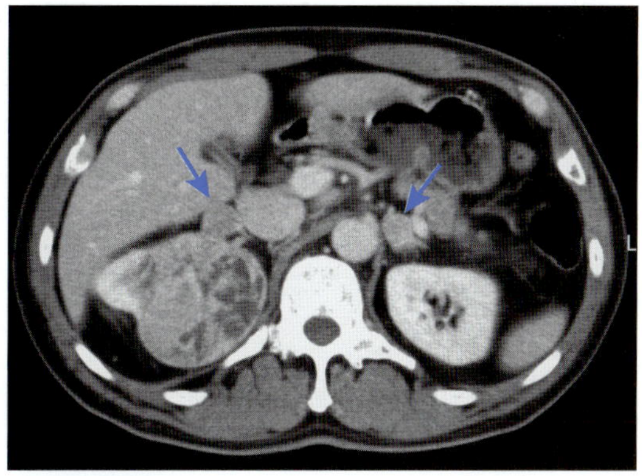

그림 5-6-11 *Case 14* **좌우 부신전이(→)**

□ 〈신장암 진료 지침 (2017년판)〉은 원격전이가 있어도 일차병소 절제가 가능하면 수술 전에 전신 화학요법 후에 신적출술 시행을 권고하고 있어 이 증례도 전신 화학요법 후 신적축술을 고려하였다.

5 재발의 진단

□ 신장세포암은 특이 혈청 표지자가 없어 영상진단이 수술 후 추적의 중심이 된다. 국소재발과 원격전이 유무에 더해 반대쪽 신장이나 부분절제 후 남아있는 신장의 신병터에 대한 평가가 필요하다.

□ 신장세포암은 혈행성 전이가 많으며, 재발 부위로는 폐전이가 가장 많다. 기타 혈행성 전이로 뼈, 뇌, 간전이 등이 있으며 이에 더해 림프절전이가 재발 부위로 빈도가 높다. 이에 따라 수술 후 경과 관찰은 전신 CT(일반적으로 흉부와 골반부 CT)를 촬영하여 평가한다.

□ 반대쪽 신장이나 부분절제 후 남아있는 신장의 평가에는 조영CT가 유용하지만, 수술 후 환자, 특히 신장이 하나일 때 신장기능 저하를 일으킬 수 있어 아이오딘 조영제 사용에 신중한 판단이 필요하다. eGFR (estimated glomerular filtration rate; 추정 사구체 여과율) 등에 의해 조영제 사용 여부를 판단한다. 조영제 사용에 대한 eGFR 기준은 1단계 〈2. 조영제 사용 목적〉을 참조한다(☞ p11).

□ 재발에 따라 재발병터의 절제에 의한 근치가 가능하기 때문에 재발 진단 후에 상황에 따라 정밀 검사를 추가한다.

참고문헌

1) 日本泌尿器科学会他編：腎癌取扱い規約（第5 版）．金原出版，2020
2) 陣崎雅弘：腎充実性腫瘍．平松京一監：腹部のCT（第2 版），pp382-391，メディカル・サイエンス・インターナショナル，2013
3) 篠原信雄：腎細胞がん．日本臨床腫瘍学会編：新臨床腫瘍学（改訂第6版），pp462-469，南江堂，2021

(加藤弥菜)

7 림프종

POINT

- □ CT에서 조영제 이용은 혈관과 림프절 구별이 쉬워지므로 림프종 진단에는 조영CT가 유용하다.
- □ 악성림프종에서 병기 진단에 조영CT를 이용하지만 PET/CT도 효과 판정에 유용하다.
- □ 조직형 진단을 위한 생검은 필수적이며, 경피 생검을 어디서 어떻게 시행할지 판단하기 위해서도 조영CT 소견이 중요하다.

1 악성림프종의 병기 분류

□ 악성림프종은 혈액 세포에서 유래한 암의 하나이며, 백혈구의 일종인 림프구가 암화한 병의 총칭이다.

□ 악성림프종은 암세포의 형태나 성질에 의해서 70종 이상으로 세분되어 있다. 자세한 내용은 '혈액종양 진료지침'을 참고하며, 분류에 따라 치료 방침이 다르므로 병터에서 조직을 채취하여 병리 검사에 의한 진단이 중요하다.

□ 악성림프종의 병기 분류에 Ann Arbor분류(표 5-7-1)를 이용하지만, 애매한 부분을 없앤 개정판으로 2014년 Lugano분류(표 5-7-2)가 제창되어 이용하고 있다.

□ 악성림프종은 기본적으로 FDG-PET(양전자방출 단층촬영: ^{18}F-fludeoxyglucose-positron emission tomography, ☞ p7)에 강한 축적을 나타내는 것이 많아 병기 진단에도

표 5-7-1 Ann Arbor분류

병기	정의
I기	단독 림프절 영역의 병터(I). 또는 림프절병터가 없는 단독 림프외 장기 또는 부위의 국한병터(IE).
II기	횡격막의 같은쪽에 있는 2 이상의 림프절 영역의 병터(II). 또는 국소림프절병터와 관련된 단독 림프외 장기 또는 부위의 국한병터나 횡격막의 같은쪽에 있는 기타 림프절 영역의 병터는 있거나 없어도 좋다(IIE). 병터가 있는 영역 수를 아래 수자로 써서 예를 들어 II_3와 같이 나타낸다.
III기	횡격막의 양쪽에 있는 림프절 영역의 병터(III). 또한 인접한 림프절병터와 관련된 림프외 진행을 동반하거나(IIIE), 또는 비장병터를 동반하거나(IIIS), 또는 양자(IIIES)의 동반도 좋다.
IV기	1개 이상의 림프외 장기의 광범위성 또는 파종병터, 관련된 림프절병터 유무와 관계없다. 또한 인접한 국소림프절병터가 없는 고립 림프외 장기병터, 먼 부위 병터를 동반한다.

□ A 및 B분류(증상)

각 병기는 다음과 같이 정의하는 전신 증상 유무에 따라 A(증상 없음) 또는 B(증상 있음)로 나눈다. 다음 증상을 B증상이라고 표현한다.

1) 발열: 38 ℃보다 높은 원인 불명의 발열·
2) 식은 땀: 침구(매트리스 이외의 이불, 시트 등을 포함, 잠옷은 포함하지 않는다)를 바꾸지 않으면 안 될 정도로 흠뻑 젖은 땀.
3) 체중 감소: 진단 전의 6개월 이내의 평소 체중의 10%를 넘는 원인 불명 체중 감소.

표 5-7-2 Lugano분류

병기		병터부위	림프절 이외의 병터(E) 상태
국한기	I기	1개의 림프절병터 또는 인접한 림프절병터의 집합	림프절병터를 동반하지 않은 단독 림프외 장기의 병터
국한기	II기	횡격막의 같은쪽에 있는 2 이상의 림프절병터의 집합	림프절병터의 진행에 의한 국한성이며 림프절병터와 연속성이 있는 절외 장기의 병터를 동반하는 I기 또는 II기
국한기	II기 bulky*	bulky병터*1을 동반하는 II기	해당 없음
진행기	III기	횡격막의 양쪽에 있는 복수의 림프절병터 또는 비장병터를 동반한 횡격막 위쪽의 여러 림프절병터	해당 없음
진행기	IV기	림프절병터에 더해 비연속성 림프외 장기의 병터	해당 없음

* bulky병터를 동반하는 II기를 국한기 또한 진행기의 어디에서 취급할지는 조직형이나 예후 인자 수에 의해 정해도 좋다.

[Cheson BD et al: J Clin Oncol. 2014:32:3059-3068]

FDG-PET/CT가 유용하다.

□ 한편 조직형에 따라 FDG-PET 축적이 약한 경우도 있어 병기 진단의 기본은 조영CT이며 비대 림프절을 평가한다. 또한 조직형 평가에는 생검으로 조직을 채취할 필요가 있으며, 어디서 어떻게 조직을 채취할지 결정 시에도 조영CT가 유용하다.

2 악성림프종에서 CT판독의 기본

□ 악성림프종에서 영상진단의 역할은 병터가 어디까지 퍼져 있는지의 평가다. 즉 CT에서 비대 림프절이 어디에 존재하는지 그 범위와 크기를 평가한다. 특히 조영제를 사용하면 혈관과 림프절의 구별이 쉬워진다(그림 5-7-1 a, b).

□ 또한 악성림프종에서 FDG-PET/CT는 병기 진단 및 효과 판정에 유용하다. 특히 악성림프종은 여러 장기에 침윤을 일으키므로 형태 평가와 침윤 유무의 평가도 필요하여 조영CT와 FDG-PET/CT 소견을 종합하여 보완적으로 판단할 필요가 있다.

□ 악성림프종으로 판단되면 병형 판단을 위해 생검으로 조직을 채취할 필요가 있다. 개방생검을 권고하지만 경피 침생검도 유용하다. 병터가 깊은 부위에만 있으면 개방 생검의 침습이 높아지며, 침생검을 어떻게, 어디에서 시행할까의 판단에도 조영CT 정보가 유용하다.

□ 치료 전 평가뿐 아니라 치료 효과 판정에도 조영CT에서 시간적 변화의 비교가 기본적이다.

1. 림프절

□ 악성림프종이 의심되는 증례에서 우선 비대 림프절을 광범위하게 평가한다.

□ 림프절은 CT에서 연부 농도로 보인다. 단순CT에서는 혈관과의 구별이 어렵지만 조영CT

*1 bulky병터: 정의는 조직형에 따라 다르지만 직경 10 cm를 넘는 거대 종양병터를 말한다.

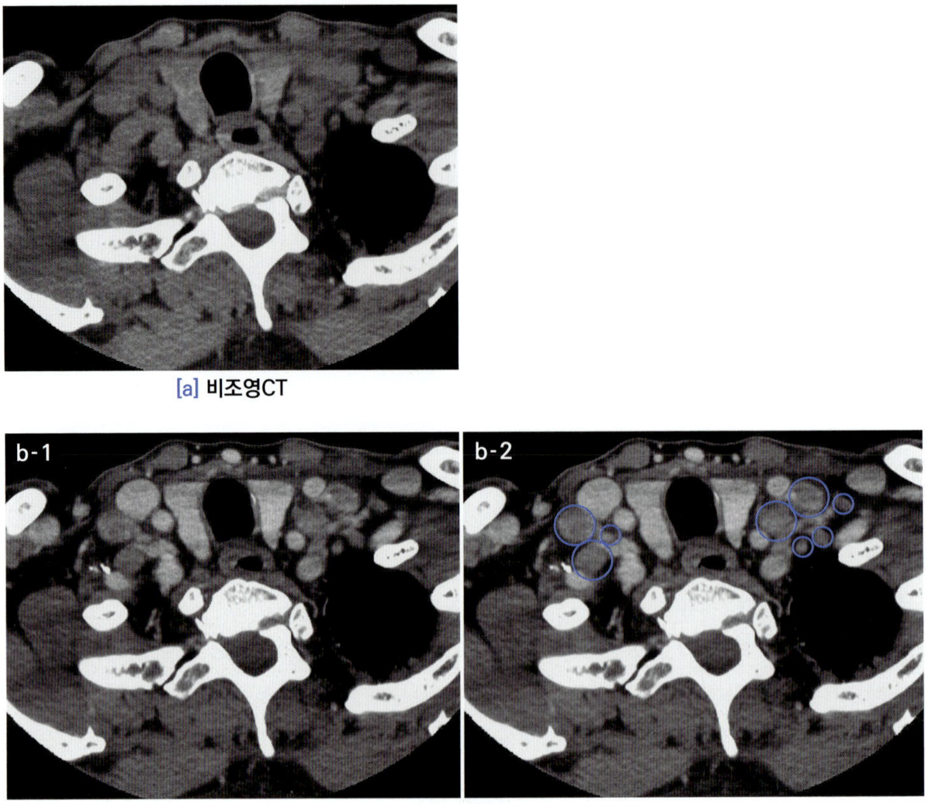

[a] 비조영CT

[b] 조영CT

그림 5-7-1 쇄골위 림프절비대
양쪽 쇄골위 림프절이 여러 개 있다. 비조영CT(a)에서 비대 림프절과 혈관의 구별이 어렵지만 조영CT(b)에서는 조영효과가 강한 혈관과 조영효과가 없는 림프절(b-2 ○) 구별이 쉽다.

에서는 **비대 림프절이 명확하게 되어** 크기 평가가 쉽다.

- □ 앞에서 설명한대로 복강 안 등 심부 림프절 비대만 있는 증례에서 조직진단을 위해 경피 침생검을 시행한다. 조영CT에서 주위 장기나 혈관과의 위치 관계를 확인하여 천자 경로를 선택한다.

2. 다른 장기 침윤

- □ 악성림프종에서 림프절 이외의 병터에 따라 병기가 바뀌므로 림프절 이외의 병터 유무 평가가 중요하다.
- □ 림프절 이외의 병터로 가장 많은 것은 비장병터다. 비장 침윤은 비장비대를 관찰한다(그림 5-7-2). 비장 크기는 개인차가 있기 때문에 어느 정도 진행된 증례가 아니면 보통 CT횡단영상만으로 비장비대를 판단하기 어렵다. 또한 간경변 동반에서 문맥압 항진에 의한 비방비대를 일으키므로 주의한다.
- □ 때로 간 침윤도 일으킨다. 간 침윤에서 비장비대를 만들며(그림 5-7-3) 간비대를 나타내기도 한다. 오른쪽 횡격막의 최고점과 간우엽 하극의 높이 차이가 22 cm 이상이면 간비

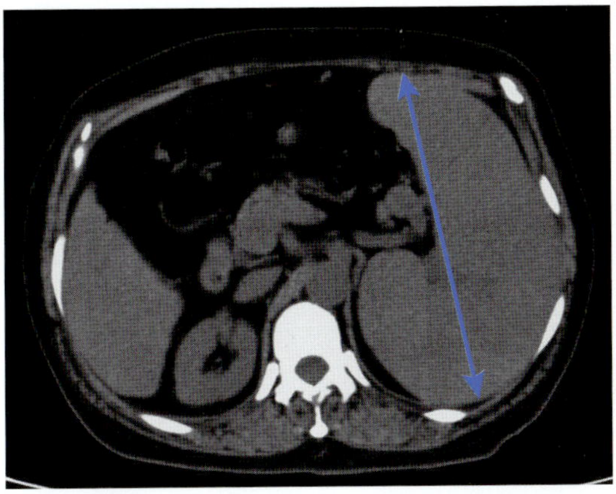

그림 5-7-2 악성 림프종 침윤에 의한 비장 비대
비조영CT. 비장은 최대지름이 10 cm를 넘고 배쪽 주변이 배쪽 복벽 아래까지 도달하여 비장 비대 상태다(↔). 임상적으로 악성 림프종의 비장침윤으로 판단되었다.

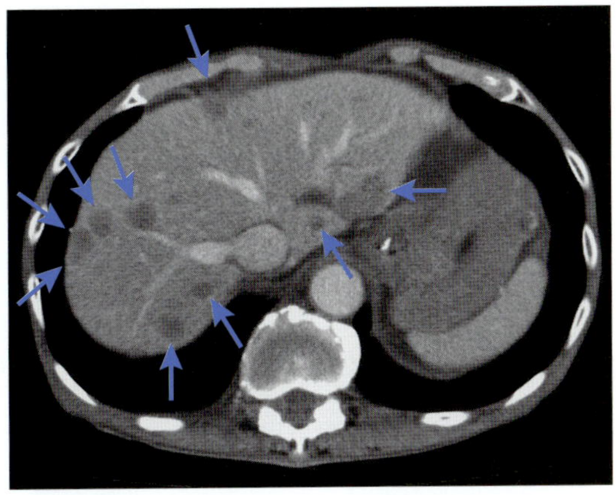

그림 5-7-3 악성 림프종에 의한 간침윤
조영CT. 간내에 다발하는 저감쇄성 결절병터가 있다(→). 임상 경과에 의해 악성 림프종의 간침윤으로 판단되었다.

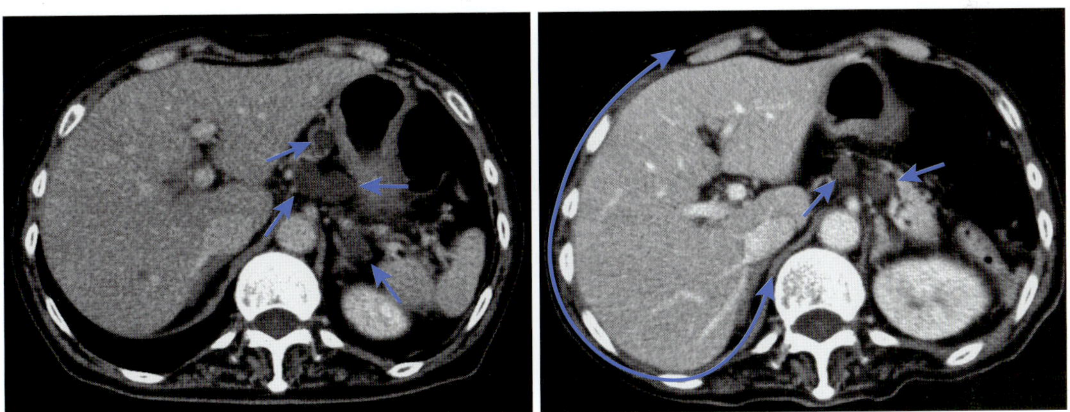

[a] 조영CT(치료 전)

[a] 조영CT(치료 3개월 후)

그림 5-7-4 악성 림프종 치료 경과
경과 중, 위주위의 비대림프절은 축소하고 있지만(→), 간 우엽으로의 비대가 있어(b ↔), 간침윤이 의심된다.

대를 의심한다는 기준도 있다. 간의 크기도 개인차가 있으므로 혈액 검사 결과나 FDG-PET/CT 등 다른 소견, 비장비대 유무, 문맥 주위의 저감쇄 영역 등 간장애를 시사하는 추가 소견과 아울러 종합적 판단이 필요하다. 시간 경과에 따른 비대를 보는 것도 중요하다(그림 5-7-4).

- □ 드물지만 폐 침윤도 있다(그림 5-7-5). 염증 후 음영과 감별이 어렵지만 악성림프종 병터는 FDG-PET/CT에서 축적을 볼 수 있어 구별이 가능하다. 그러나 활동성 염증에서도 FDG-PET/CT에서 축적을 볼 수 있어 주의한다.
- □ 중추신경 침윤을 일으키는 경우가 있으며 머리병터는 MRI 평가가 많고 CT의 역할은 적다.

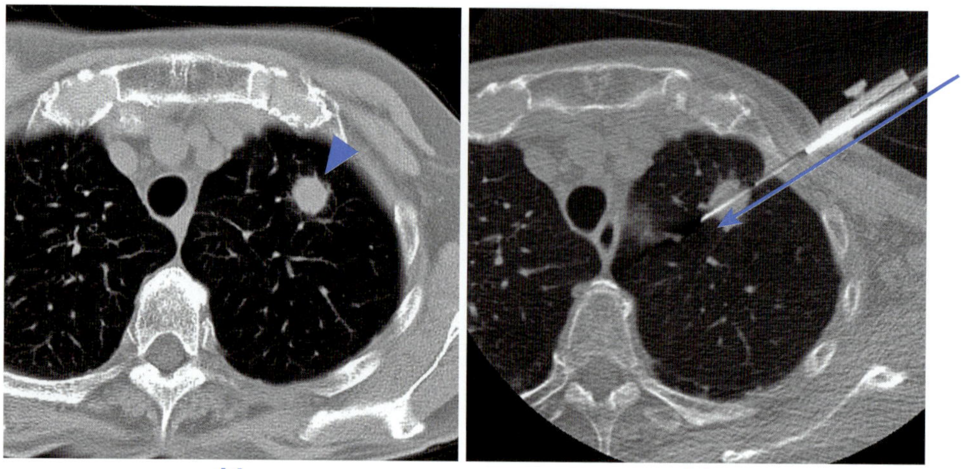

[a] [b]

그림 5-7-5 경피 생검으로 진단한 악성 림프종의 폐침윤
악성 림프종 치료 후 추적 CT에서 왼쪽 폐상엽에 종양병터가 나타났다(a ▲). CT가이드 하에 경피 침생검으로 검체를 채취하여(b →)악성 림프종 재발(폐침윤)로 진단되었다.

3 증례로 배우는 영상 판독 요점 *Case 15*

- □ 60대 남성.
- □ 허리 통증으로 인근 병원에서 진료 받고 CT에서 복부 종양이 발견되었다.
- □ 정밀 검사와 치료를 위해 진료 의뢰되었다.
- □ 증례의 CT 영상을 보자.

1. 림프절비대가 있는가?

- □ 조영CT를 살펴보자. 복부대동맥의 오른쪽 복부에 장경 60 mm의 종양이 관찰된다(그림 5-7-6a).
- □ 머리쪽 복부대동맥의 복부쪽에도 약간 커진 림프절을 볼 수 있다(그림 5-7-6b). 다른 부위에서 의미 있는 크기의 림프절 비대는 관찰되지 않았다.

2. 림프절 이외의 병터가 있는가?

- □ 간의 형태는 정상 범위 내에 있으며 뚜렷한 비대는 관찰되지 않는다(그림 5-7-7a).
- □ 비장은 장경 120 mm로 약간 비대되어 있다(그림 5-7-7b).

3. FDG-PET/CT는 어떤가?

- □ FDG-PET/CT에서 복부대동맥 배쪽의 종양에 강한 축적이 보인다(그림 5-7-8a).
- □ 비장에는 생리적 범위의 축적을 볼 수 있는 정도이며, 침윤을 의심하는 강한 축적은 없다(그림 5-7-8b).
- □ 간, 골수 등에 명확한 축적 항진은 볼 수 없다.

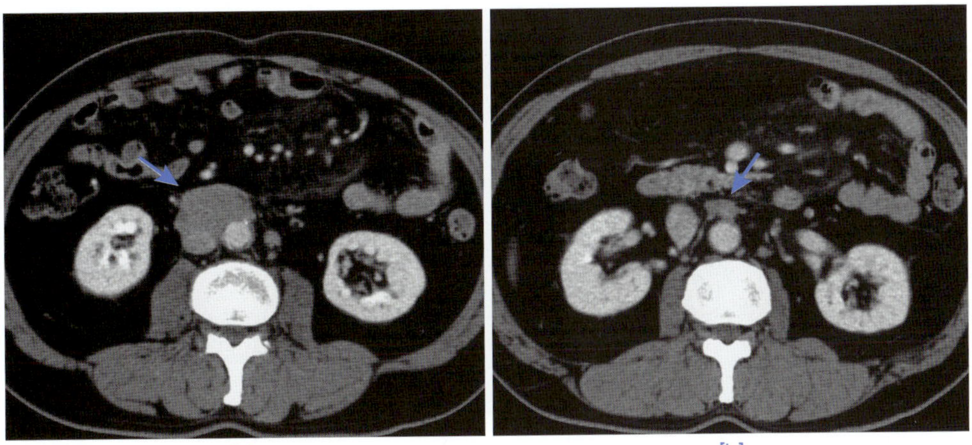

[a] [b]

그림 5-7-6 *Case 15* **조영CT: 복부대동맥 주위 림프절비대**
복부대동맥 주위 림프절비대(→)가 있다.

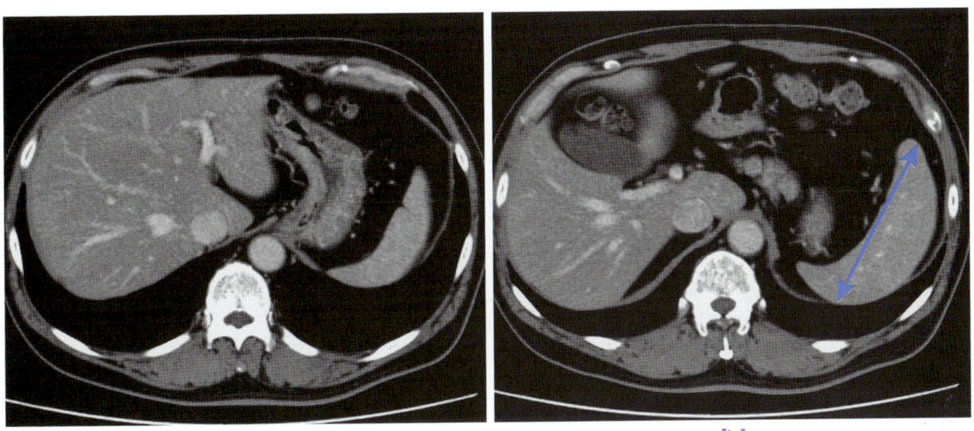

[a] [b]

그림 5-7-7 *Case 15* **조영CT: 간과 비장의 상황**
간비대는 없으나 비장의 최대지름은 12 cm로 경도의 비장비대가 있다(b ↔).

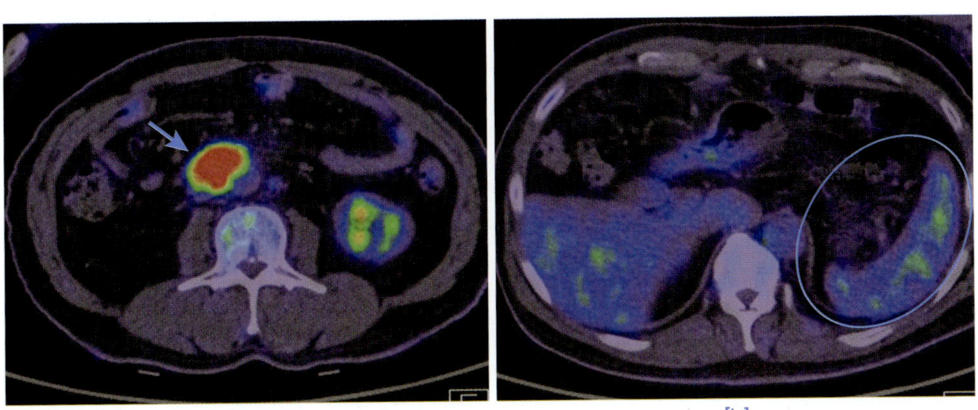

[a] [b]

그림 5-7-8 *Case 15* **FDG-PET/CT: 복부대동맥 주위 림프절비대에 축적 증가**
복부대동맥 주위의 비대림프절에 축적 증가가 있으나(a →) 경도의 비장비대가 있는 비장에는 축적 증가가 없다(b ○).

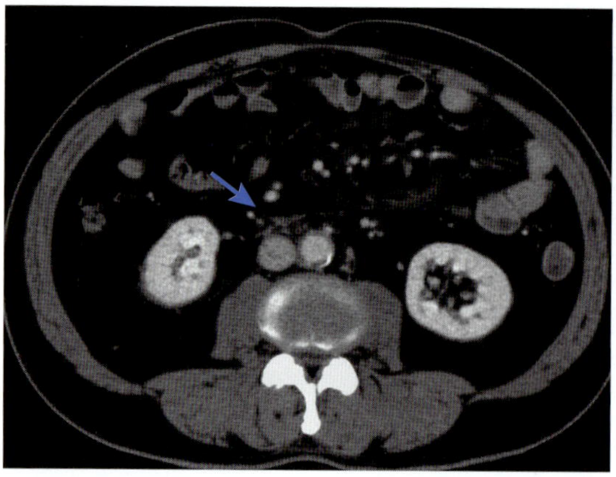

그림 5-7-9 *Case 15* **조영CT: 치료 후**
복부대동맥 주위 림프절이 축소되어 흉터모양이 되었다(→)

4. 향후 치료 방침

- □ 복부대동맥 영역의 종양에서 초음파내시경하 천자흡인술(EUS−FNA)을 시행하여 여포림프종으로 진단되었다.
- □ 복부대동맥 영역 이외의 림프종 병터나 림프절 이외 병터는 없어 Lugano분류 II기로 진단되었다.
- □ 병터가 국한적으로 존재하여 방사선치료를 시행하였다. 치료 후 CT에서 종양의 축소로 줄모양이 되었고(그림 5-7-9), 다른 부위에 새로운 파종병터는 없었다.

4 증례로 배우는 영상판독 요점 *Case 16*

- □ 70대 여성.
- □ 오른쪽 경부 림프절비대를 자각하여 인근 병원에서 진료. CT에서 다발 림프절비대가 발견되었다.
- □ 악성림프종을 의심하여 정밀 검사와 치료를 위해 진료 의뢰되었다.
- □ 증례의 CT영상을 보자.

1. 비대 림프절이 어느 정도 있는가?

- □ 조영CT를 보자. 오른쪽 경부와 쇄골상와에 연부 음영이 있어 비대 림프절이라고 생각된다(그림 5-7-10).
- □ 복부옆대동맥림프절, 장간막림프절, 양쪽 총장골동맥 국소림프절에도 비대가 있다(그림 5-7-11).

2. 림프절 이외의 병터가 있는가?

- □ 간비대는 없고, 비장은 장경 85 mm로 비장비대는 없다(그림 5-7-12).

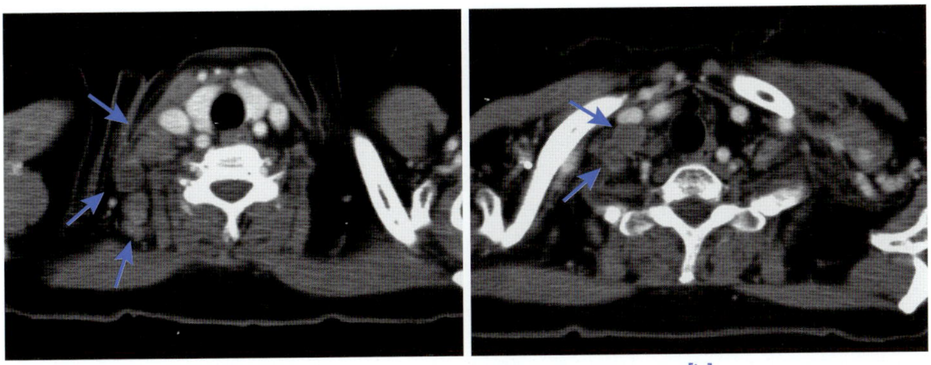

그림 5-7-10 *Case 16* **조영CT: 오른쪽 목부분과 쇄골위 림프절비대**
오른쪽 목부분(a →), 오른쪽 쇄골위(b →) 림프절비대가 있다.

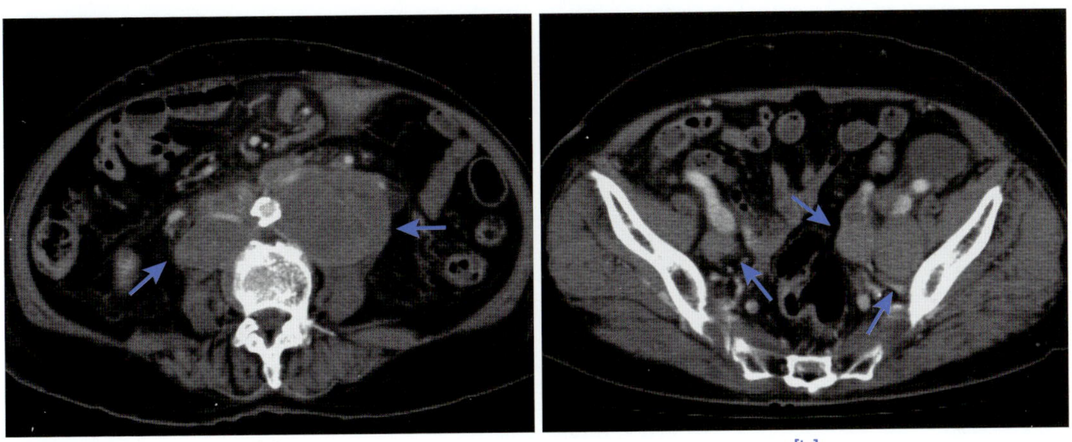

그림 5-7-11 *Case 16* **조영CT: 복부대동맥 주위와 골반부 림프절비대**
복부대동맥 주위(a →), 골반부(b →) 림프절비대가 있다.

3. FDG-PET/CT는 어떤가?

- □ FDG-PET/CT에서 림프종병터에 강한 축적을 볼 수 있다(그림 5-7-13).
- □ 비장이나 간, 골수 등에 명확한 축적 항진은 볼 수 없다.

4. 향후 치료 방침

- □ 오른쪽 경부 림프절에서 침생검을 시행했으나 조직이 적어 조직형을 진단할 수 없어 복부대동맥 주위 림프절을 CT가이드 하에 경피 침생검을 시행하여(그림 5-7-14) 광범위 큰 B세포 림프종으로 진단되었다.
- □ 림프종병터가 비교적 광범위하게 퍼져 있어 골수 생검도 시행했으며 골수에 림프종 세포 침윤은 없었다.

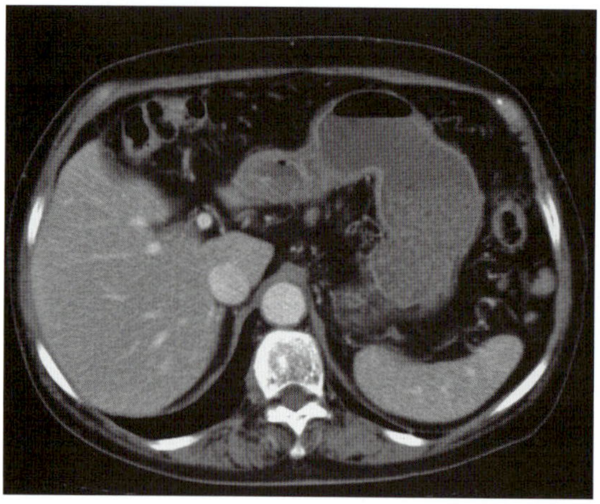

그림 5-7-12 *Case 16* **조영CT: 간과 비장 상태**
간과 비장비대는 없다.

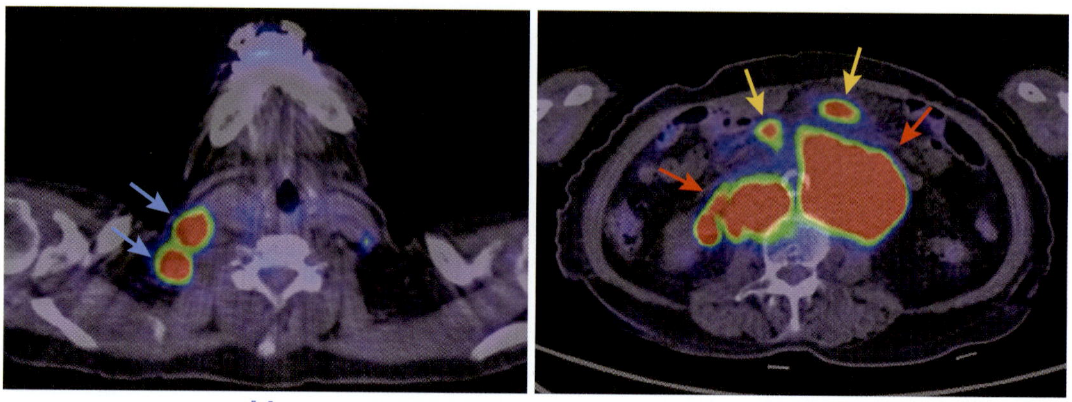

[a] [b]

그림 5-7-13 *Case 16* **FDG-PET/CT: 림프종 병터에 축적**
오른쪽 목부분(a →), 복부대동맥 주위(b →) 림프절비대에 축적 증가가 있다. 상장간막 림프절에도 축적 증가를 볼 수 있다(b →).

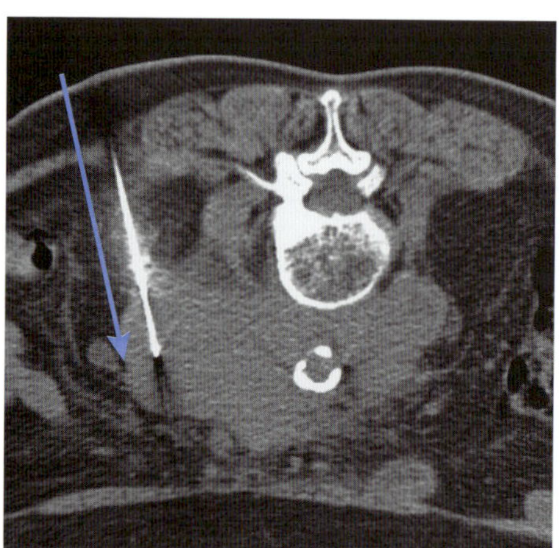

그림 5-7-14 *Case 16* **CT가이드에 의한 경피 침생검**
바로 누워 복부대동맥 주위 림프절을 CT가이드 하에 경피 침생검을 시행하여 검체를 채취했다(→).

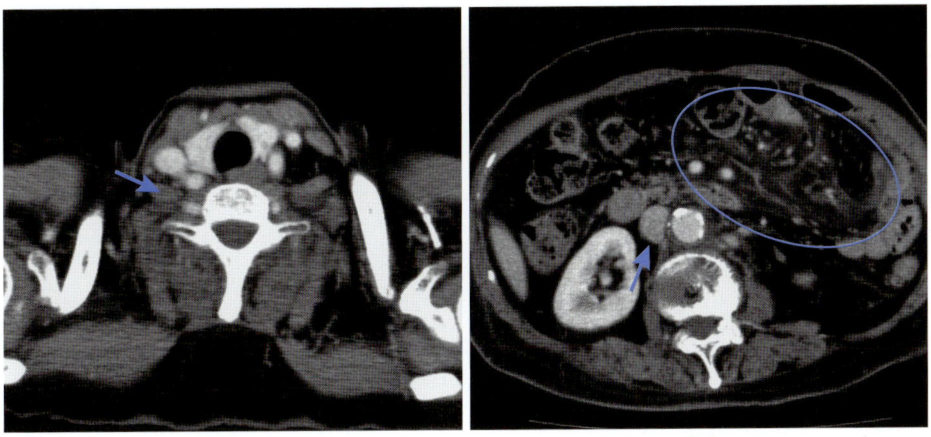

[a] [b]

그림 5-7-15 *Case 16* **조영CT: 치료 후**
오른쪽 목부위(a), 복부대동맥 주위 및 상장간막(b)의 비대림프절이 축소되었다(→). 상장간막 안 지방농도 상승이 남아있다(b ○)

- □ 이상과 같이 횡격막의 양쪽(머리쪽과 발쪽)에 많은 림프종병터가 있지만 림프절 이외의 병터는 없어 Lugano분류 III기로 진단되었다.
- □ R-CHOP요법을 시행하여 림프종병터는 축소. 치료 후 5년 후 CT에서 재발 소견은 없어 관해 상태로 판단되었다(그림 5-7-15).

참고문헌

1) Carbone PP, et al.：Cancer Res. 1971 Nov；31（11）：1860-1861（PMID：5121694）
2) Cheson BD, et al.：J Clin Oncol. 2014 Sep；32（27）：3059-3068（PMID：25113753）
3) 日本血液学会編：造血器腫瘍診療ガイドライン2018年版補訂版．金原出版，2020
4) Chatani S, et al.：Eur J Radiol. 2020 Jun；127：108990（PMID：32304929））
5) 藤川達也：肝腫大．矢崎義雄監修：新臨床内科学（第10版），医学書院，pp56-57，2020

(長谷川貴章，稲葉吉隆)

6단계

임상 문제에서 암CT영상 판독 요점

1 폐렴의 영상진단

POINT

□ 세균폐렴에서 볼 수 있는 영상 패턴은 엽성폐렴(lobar pneumonia)과 기관지폐렴(bronchopneumonia) 패턴으로 나눈다.
□ 방사선폐렴은 보통 조사 부위와 일치하는 음영을 나타나지만 조사 부위 밖까지 음영이 퍼지기도 한다.
□ 약제폐렴(약제성 폐장애) 진단은 기본적으로 제외 진단이며, 세균폐렴이나 심장성 폐수종, 바이러스폐렴 등의 제외가 중요하다.

□ 세균폐렴은 흔한 병(common disease)이며 암치료 시행 중에 보는 빈도가 높은 질환이다. 또한 암치료 시행에서 특이한 유해사상으로 흉부 방사선치료에 의한 방사선폐렴과 암의 약물치료에 의한 약제폐렴이 있다.
□ 여기서 이런 폐렴의 차이에 대해 알아보자.

1 세균폐렴

□ 감염폐렴은 세균, 바이러스, 진균류 등에 의해 일어나는 폐실질의 급성 감염성 염증이다. 세균에 의한 세균폐렴의 원인균에는 폐렴구균, 인플루엔자균 등이 있으며 원인 미생물은 매우 다양하다.
□ 폐렴은 발병 시 환자가 있던 장소에 따라 시중폐렴과 병원 내 폐렴으로 나눌 수 있다. 고령자가 병원과 시중의 중간 존재인 요양시설 등에 입소하고 있을 때의 폐렴에 대해 요양관련폐렴이라는 구분을 사용하기도 한다. 예상되는 원인균이 이런 구분에 따라 다르므로 경험적으로 사용되는 항생제 권고가 바뀐다.
□ 암화학요법 중에는 골수억제나 스테로이드 사용 등에 의해 면역력이 저하되어 있으므로 주의가 필요하다. 또한 화학요법에 의한 약제폐렴과의 감별도 중요하다.

1. 세균폐렴의 임상 소견

(1) 증상

□ 젖은 기침, 가래, 발열, 빠른 호흡, 호흡 곤란 등이 주된 증상이다. 청진에서 거품소리(coarse crackle)*1 가 있으나 마이코플라즈마폐렴 등에서는 확실하지 않다.

*1 coarse crackle: 가래 등의 분비물에 의한 거칠고 낮은 소리, 수포음

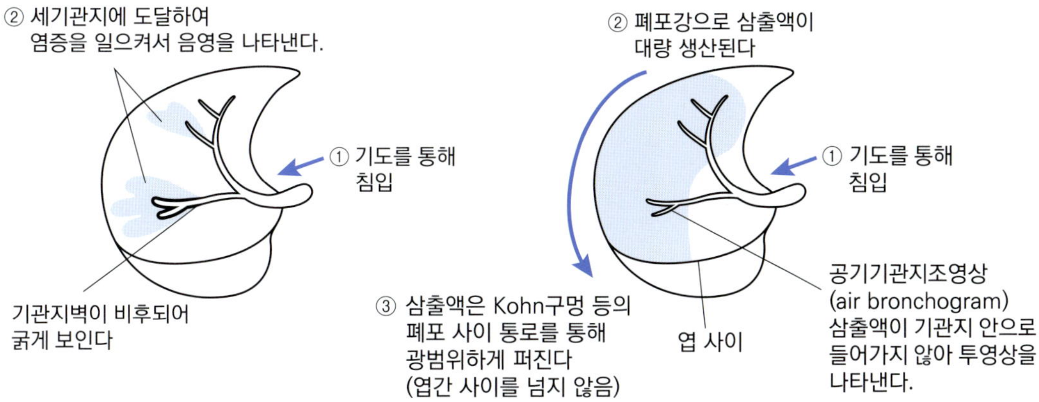

[a] 기관지폐렴 [b] 엽성폐렴

그림 6-1-1 기관지폐렴과 엽성폐렴의 비교

기관지폐렴은 기도를 통해 흡인된 원인균이 세기관지 주위에 구역성으로 음영을 나타낸다. 엽성폐렴은 기도를 통해 흡인된 원인균에 의해 대량의 삼출액이 생산되어 비구역성, 범소엽성으로 음영이 확산된다.

(2) 검사 소견

□ 보통 백혈구 수(특히 중성구 수), CRP가 상승한다. 그러나 백혈구 수가 증가하지 않는 경우도 있다. 특히 세포 장애성 항암제 투여에서 그 부작용으로 골수억제에 의한 변화를 예상해야 한다.

(3) 원인균

□ 시중폐렴에서 폐렴구균, 인플루엔자균, 마이코플라즈마, 클라미디아 등이 대표적이다. 병원내폐렴이나 요양관련폐렴에서는 황색포도상구균[특히 MRSA(메티실린 내성 황색 포도상구균)]이나 녹농균 등의 내성균에 주의한다.

2. 세균폐렴의 영상진단

□ 구역성 분포를 나타내고 있는가 또는 비구역성으로 병터가 퍼져 있는지 확인하는 것이 중요하다.

□ 세균폐렴에서 볼 수 있는 영상 패턴은 기관지폐렴과 엽성폐렴 패턴으로 구별하여 원인균을 추정할 수 있다(그림 6-1-1). 기관지폐렴은 병원체가 기관지를 따라 병터가 진행하므로 구역성으로 분포한다. 한편 기도를 통해 폐포에 침입한 병원체가 폐포에 염증을 일으켜 삼출액이 폐 구역을 넘어 퍼지는 것을 엽성폐렴이라고 부른다.

(1) 기관지폐렴

□ 기도를 통해 침입한 병원체에 의해 기도를 따라 염증이 파급되며, 기관지의 염증이 세기관지 주위의 폐포강에 도달하여 폐렴을 일으킨다. 구역성으로 음영이 분포하며, 폐문에 가까운 영역(기관지 기시부 부근)에 음영이 나타난다(그림 6-1-2).

□ 세기관지염이나 기관지염 동반이 많으며, 각각 소엽중심성 분지입자모양 음영, 기관지벽 비

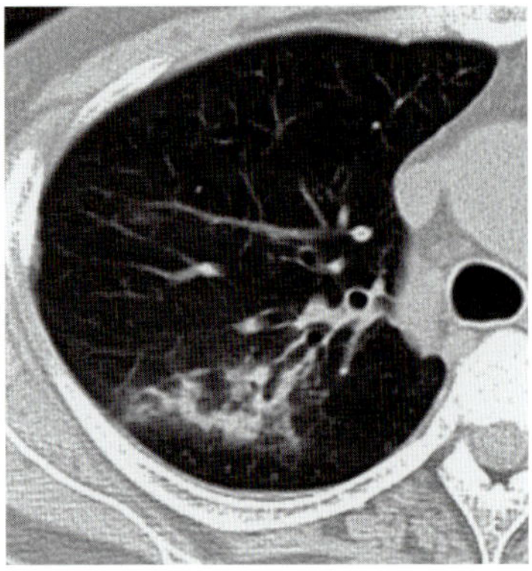

그림 6-1-2 기관지 폐렴

기관지벽의 비후 및 구역성 침윤 음영이 있다.

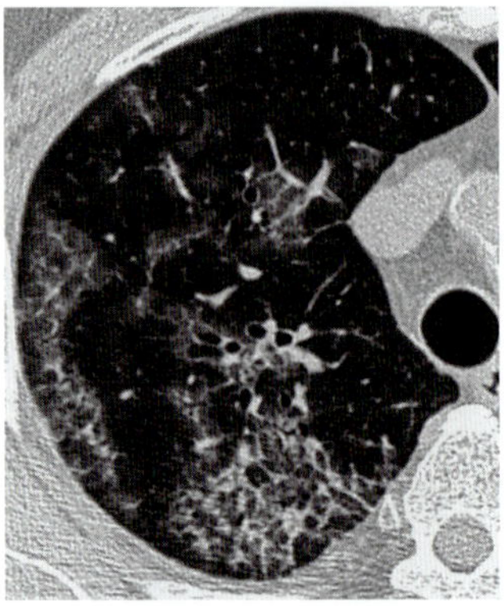

그림 6-1-3 폐포 단백증의 crazy-paving pattern (멜론 껍질모양 소견)

폐포 단백증은 폐포강 안에 표면활성 단백질과 인지질이 축적되어 병리소견의 HE염색에서 PAS 양성 삼출물 저장이 있다.

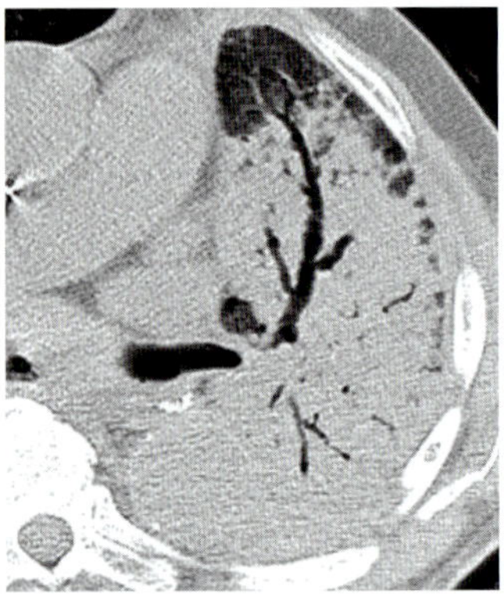

그림 6-1-4 엽성폐렴

왼쪽 상엽에 광범위한 침윤음영이 있다. 내부에는 공기기관지조영상(air bron-chogram)이 있다.

후를 나타낸다.

□ 젖빛유리음영은 특징적 소견이 아니지만 나타나며 대부분 침윤음영으로 이행하기 전에 염증이 초기 또한 경도 시기라고 생각할 수 있다. 폐렴에서 젖빛유리 음영이 있을 때 혈관 충혈*2이 많아 CT영상에서 멜론껍질 모양의 그물눈 같은 소견인 crazy-paving pattern (그림 6-1-3)을 나타낸다.

□ 원인균은 다양하며 인플루엔자균, 마이코플라즈마 이외에 황색포도상구균, 녹농균도 기관지폐렴을 일으킨다. 폐렴구균이 엽성폐렴을 일으킨다고 알려져 있지만 기관지폐렴도 많다.

(2) 엽성폐렴

□ 폐포폐렴이라고도 부른다. 병원체가 기도를 통해 폐의 말초 폐포 영역까지 침입하여 폐포강에 염증성 세포침윤이 일어나 삼출액을 만들고 폐포 사이의 Kohn구멍(폐포 격벽에 열린 폐포 사이를 연락하는 통로) 등을 통해 폐구역*3을 넘어 퍼져가면서 최종적으로 하나의 폐엽에 퍼지는 큰 침윤음영을 만든다. 이때 침윤음영 안에 열려있는 기관지는 공기기관지조영상(air bronchogram)을 나타낸다(그림 6-1-4).

□ 원인균은 폐렴구균, 클렙시에라, 레지오넬라 등이다. 침윤음영을 만들지 않고 젖빛유리음영과 그물눈 모양의 음영이 복합된 crazy-paving pattern을 나타내기도 한다(그림 6-1-3). 최근 항생제 조기 사용의 증가에 따라 엽폐렴 빈도가 감소하는 경향이다.

*2 충혈(engorgement): 평상시에 비해 크게 부풀은 상태.

*3 폐는 우폐와 좌폐로 나누며, 우폐는 3엽(10구역), 좌폐는 2엽(8구역)으로 나눈다.

표 6-1-1 COVID-19 폐렴에서 보고된 전형적 영상 소견

• 말초성이나 양쪽성으로 분포하는 젖빛유리음영 • 다발성의 둥근 젖빛유리음영(침윤윤영이나 crazy-paving pattern이 있거나 없어도 좋다) • 기질화 폐렴 소견(reverse halo sign*·등)

* 내부의 젖빛유리음영을 둘러싸는 진한 고리모양 음영. 발병하고 시간이 경과한 증례에서 볼 수 있다.

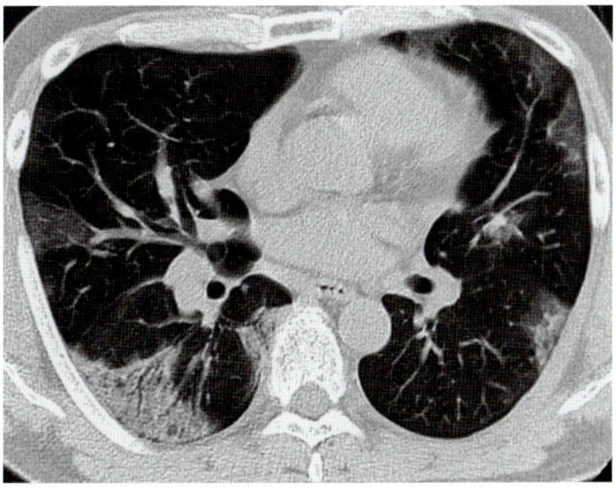

그림 6-1-5 COVID-19 폐렴의 CT상

폐의 말초쪽(흉막 바로 아래), 양쪽성으로 다발한 반원형의 GGO를 나타내고 있다.

2 바이러스폐렴(COVID-19감염)

□ 2020년 COVID-19(코로나바이러스 감염) 유행에서 COVID-19 폐렴 가능성을 생각하며 진료할 필요가 있다.

□ COVID-19 감염에서 미각 및 후각장애가 20% 정도 나타난다.

1. 바이러스폐렴의 임상 소견

(1) 증상

□ 바이러스폐렴에서 흔한 증상은 발열, 기침, 권태감, 호흡곤란이며 때로 설사가 나타날 수 있다.

(2) 검사소견

□ 백혈구 수는 정상 범위 안에 있는 경우가 많으며, CRP는 약간 올라간다.

□ COVID-19 감염에서 중증화의 위험요인으로 D-dimer 상승, CRP 상승, LDH 상승, 페리틴 상승, 림프구 수 감소 등이 있다. 혈청 크레아티닌 상승, 트로포닌 상승, KL-6 상승 등도 알려졌다.

2. 바이러스폐렴(특히 COVID-19)의 진단 영상

□ 대부분의 COVID-19폐렴에서 다초점 및 양쪽 분포를 나타내며, 젖빛유리음영과 때로 기질화 폐렴 양상의 침윤음영을 보인다. 젖빛유리음영의 분포 패턴은 흉막 바로 아래에 반원형 젖빛유리음영(glound glass opacity, GGO)을 나타내고 흉막과 접촉하지 않는 곳에 원형 GGO를 나타내는 것이 특징이다(표 6-1-1). 그러나 인플루엔자폐렴, 기질성폐렴, 약제폐렴 및 콜라겐질환 폐에서도 이런 이미지가 나타날 수 있다(그림 6-1-5).

□ 음영의 일부분은 crazy–paving pattern이나 침윤음영이 될 수 있다. 또한 기질화폐렴 모양의 침윤을 나타내지만 음명의 분포는 흉막 바로 아래, 또한 여러 2차 소엽을 포함하는 경계가 명확한 음영을 나타내는 것이 많으며, 엽성폐렴처럼 한엽에 걸치는 큰 침윤음영은 드물다.

□ COVID–19 폐렴에 세균폐렴이 동반하여 엽성폐렴을 나타낸 예도 있어 혼합 감염에 주의한다.

3 방사선폐렴

□ 방사선폐렴은 흉부암(폐암, 식도암, 유방암, 악성림프종 등)에서 방사선 치료 부작용으로 나타나는 비감염폐렴이다. 방사선 조사에 의한 폐조직의 손상에 의해 발생하며, 나중에 복구 기전으로 섬유화가 나타난다.

□ 일반적으로 조사 부위에 일치하여 나타나지만, 조사 영역 밖으로도 확산될 수 있다. 개인차가 있지만 방사선의 선량에 따라 발생률이 높아지며, 대부분이 조사 종료 후 6 개월 이내(특히 조사 후 1–3개월)에 나타난다.

1. 방사선폐렴의 임상 소견

(1) 증상

□ 마른기침과 호흡곤란이 주요 증상이나, 사람마다 증상이 다르고, SpO_2가 낮아도 심한 증상을 호소하지 않는 사람도 있어 주의가 필요하다. 발열도 나타날 수 있다.

□ 방사선폐렴이 나타나기 쉬운 시기에 SpO_2를 자주 측정하면 좋다. 청진에서 미세한 거품소리(fine crackle)*4이 들린다.

(2) 검사소견

□ CRP, LDH, SP–D, KL–6 등이 주로 증가한다. KL–6은 비교적 늦게 상승하는 것이 많고, SP–D는 조기에 상승한다. KL–6은 폐선암에서 종양성으로 상승하므로 주의한다.

□ CRP는 다른 감염의 동반이나 종양성으로 상승하는 것도 많고, LDH도 종양성 상승, 간기능장애, 심근장애에서도 상승하므로 방사선폐렴에 특이성이 있는 표지자는 아니다.

2. 방사선폐렴의 영상진단

□ 방사선폐렴 진단에 사용하는 영상은 흉부 방사선과 흉부 CT다. 흉부 방사선과 흉부 CT에서 방사선 조사 부위와 일치한 영역에 침윤음영 또한 젖빛유리음영을 볼 수 있다.

□ 방사선치료 보고서에서 **조사 부위와 음영 장소가 일치하는지 확인한다**(**그림 6-1-6**). 중증 예에서 조사 부위 밖에도 음영이 나타날 수 있으며, 그런 중증 예에서는 조사 부위에 명확한 음영이 있다.

*4 fine crackle: 들숨의 마지막에 들리는 머리칼을 비비는 듯한 가늘고 높은 소리.

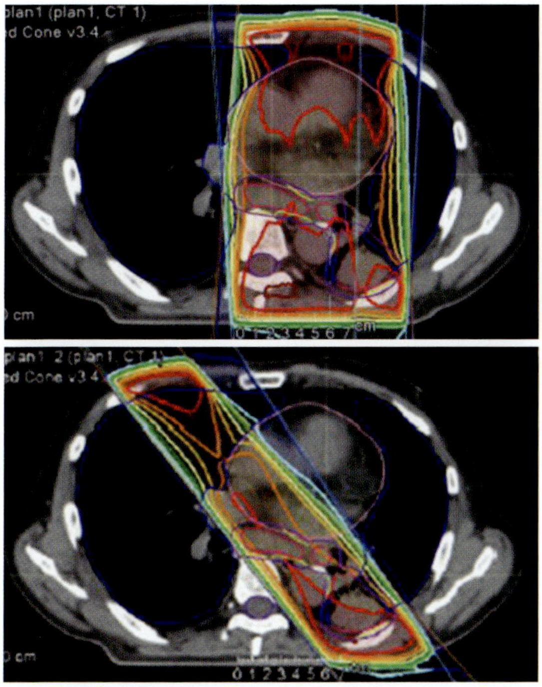

[a] **조사 계획: 앞뒤로 조사 + 비스듬하게 조사**

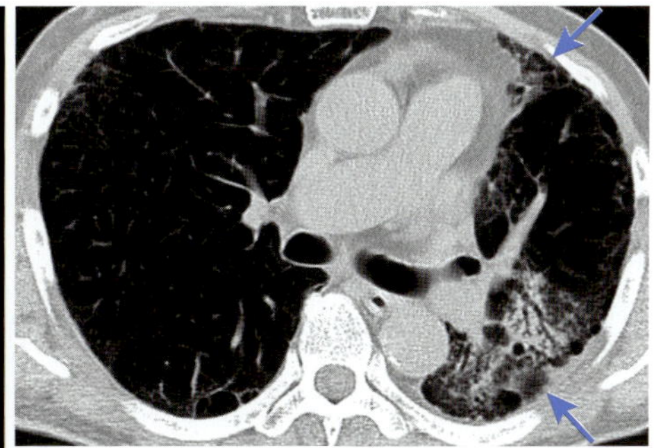

[b]

그림 6-1-6 방사선 조사 부위와 폐렴의 분포

치료 종료 3개월에 방사선 조사 부위에 일치하는 젖빛유리음영 분포가 있다(b : →).

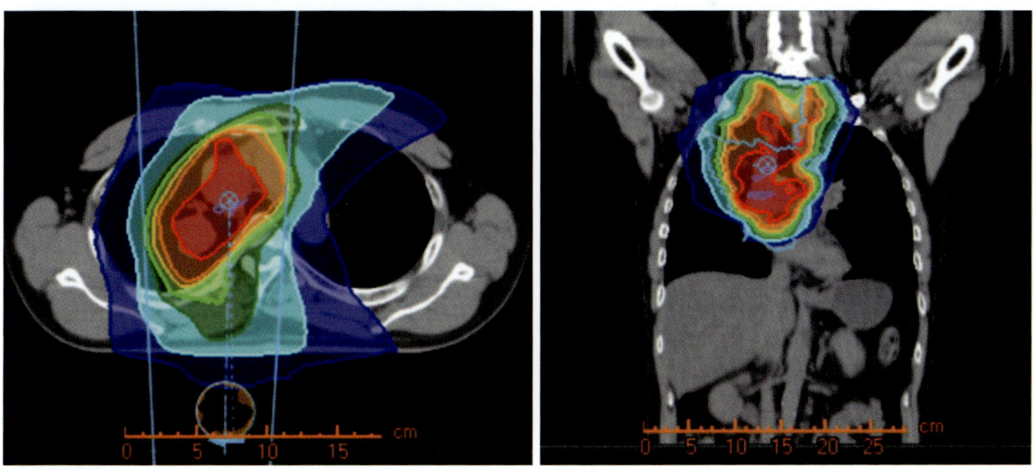

그림 6-1-7 IMRT (VMAT [*5])를 이용한 조사 계획

그림 6-1-6a 에 비해 종양에 대해 핀포인트로(적색) 방사선을 조사할 수 있다.

□ 급성기를 지나면 회복 기전으로 폐렴을 일으킨 부분이 섬유화되어 폐의 수축으로 **섬유화 부분의 폐용적이 감소한다.**

□ 강도조정방사선치료(intensity modulated radiation therapy, IMRT)는 컴퓨터 제어에 의해 다방향에서 방사선을 조사하는 한편 조사 빔 내의 방사선 강약을 조절하여 암 부분에만 초점을 두어 방사선 집중이 가능하다(그림 6-1-7).

*5 VMAT: IMRT의 응용형이며 회전체 조사에 강도조절 기능을 추가하여 조사하는 방법(volumetric modulated arc therapy: 강도조정 회전조사법).

□ IMRT를 이용해도 폐부위에 일정량의 방사선이 조사되면 방사선폐렴이 일어날 수 있다. 조사 부위를 알기 어려우면 치료방사선과에 의뢰하여 확인한다.

4 약제폐렴

□ 약제폐렴은 '약제 투여 중에 일어난 호흡기 장애 중에 약과 관련이 있는 것'으로 정의한다. 약에는 처방약뿐 아니라 시판약, 한약, 기능식품 등도 포함된다.

□ 약제폐렴 중에서 약물치료에 사용하는 세포손상 항암제, 분자표적제, 면역관문억제제 등은 다른 약에 비해 약제폐렴 빈도가 높다.

□ 여기서는 항암제에 의한 약제폐렴을 설명한다.

1. 약제폐렴의 임상 소견

(1) 증상

□ 마른기침, 숨참, 빠른호흡, 발열이 주된 증상이다. 감염폐렴에 비해 전신 상태는 비교적 양호하다. 발진(약진)이 같이 나타날 수 있다. 청진에서 fine crackles[*3]을 들을 수 있다.

(2) 문진

□ 약제폐렴에서는 문진(의료 면담)이 특히 중요하다. 항암제 치료 중에도 영양제나 기능식품 등의 섭취 상황을 자세히 들을 필요가 있다.

□ 화학요법 이외에 항류마티스제나 생물학적제제 등을 사용하고 있으면 그런 약에 의한 약제폐렴 가능성도 생각한다.

(3) 검사 소견

□ CRP, LDH, SP-D, KL-6이 주로 증가하지만 거의 상승하지 않는 경우도 있다.

□ 혈액검사에서 말초혈액에 호산구 증가가 나타날 수 있다.

2. 약제폐렴의 영상진단

(1) 약제폐렴의 영상 분류

□ 약제폐렴의 영상 소견은 다양하다. 대표적 소견의 패턴 분류가 알려져 있다. DAD형은 다른 비DAD형에 비해 생명 예후가 불량하다고 알려졌다.

① **광범위 폐포장애**(diffuse alveolar damage, DAD) 형태: 광범위한 젖빛유리음영의 침윤(그림 6-1-8).

② **과민폐렴**(hypersensitivity pneumonia, HP) 유사형: 광범위성이나 다발성의 희미한 젖빛유리음영 또는 작은입자모양 영상을 나타낸다.

③ **기질화폐렴**(organizing pneumonia, OP) 유사형: 말초 폐 또한 기관지혈관다발을 따른 다발성 판모양 침윤영상(그림 6-1-9).

④ **비특이성 사이질폐렴**(non-specific interstitial pneumonia, NSIP) 유사형: 기관지혈관

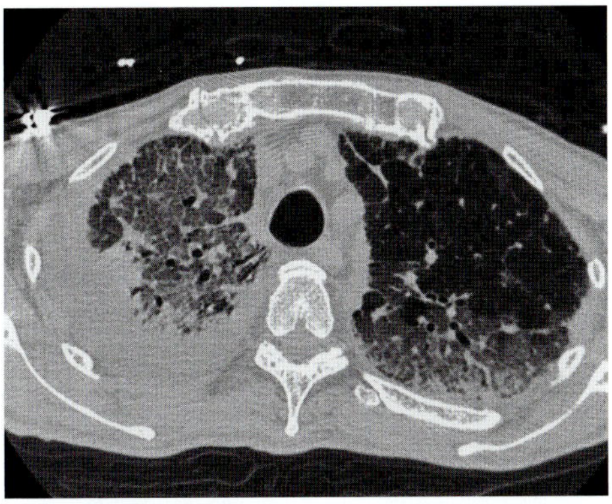

그림 6-1-8 펨브로리즈맙에 의한 약제폐렴

DAD 패턴을 나타내고 있다.

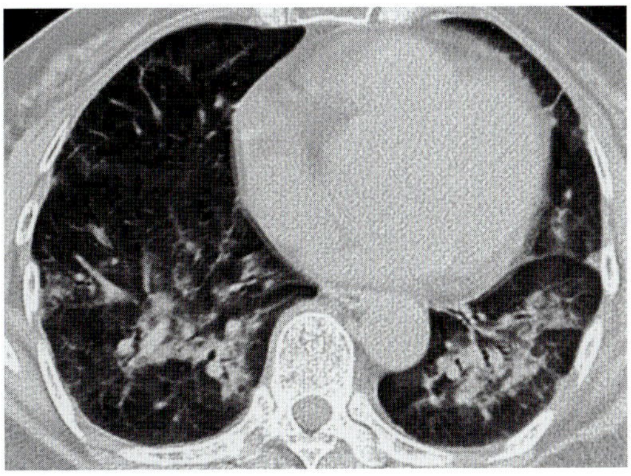

그림 6-1-9 에베로림스에 의한 약제폐렴

OP 팬턴으로 분류된다.

표 6-1-2 세균폐렴과 약제폐렴의 비교

세균폐렴	약제폐렴
① 기도성 · 구역성 음영의 분포	① 기도성 · 구역성이 아닌 음영의 분포
② 폐문주위의 기관지 기시부 부근 음영	② 폐문주위의 음영이 눈에 띄지 않는 경우가 많다
③ 소엽중심성 입자모양음영	③ 소엽중심성 음영은 나타나기 어렵다(기도와 관계없기 때문에)
④ 기관지벽의 비후	④ 기관지벽 비후는 드물다
⑤ 젖빛유리음영이 많다	⑤ 젖빛유리음영이 초기나 경증에서 나타날 수 있다

다발 우위 침윤음영 및 젖빛유리음영에 견인성 기관지확장을 동반할 수 있다.

⑤ **급성호산구폐렴**(acute eosinophilic pneumonia, AEP) 유사형: 소엽사이격벽의 비후를 동반한 범소엽성 젖빛유리음영.

(2) 약제폐렴 진단의 실제

- □ 약제폐렴 진단의 기본은 제외 진단이며, 세균폐렴이나 심장성 폐수종, 바이러스폐렴 등의 제외가 중요하다.
- □ 약제폐렴의 영상은 앞에서 설명한대로 매우 다양하지만(표 6-1-2) 세균폐렴에 비해 특징이 다르다.
- □ 약제폐렴의 제외 진단 중 하나인 심장성 폐수종은 만성심부전의 급성 악화나 심근경색 발생에 의한 심부전 가능성을 생각한다. 면역관문억제제 사용에서는 면역관련 유해사상으로 심근염 발생도 보고되어 있다. 심전도에서 ST상승이나 이상 Q파, 트로포닌 상승 등을 조사한다.
- □ 바이러스폐렴, 특히 COVID-19폐렴은 약제폐렴과 영상 소견으로 감별이 어려울 수 있다. COVID-19에 전형적인 말초에 현저한 원형의 젖빛유리음영이 약제폐렴에서도 나타날 수 있기 때문이다. 이런 경우에는 COVID-19 PCR 검사나 감염자와의 접촉력 등에서 종합적 판단이 필요하지만 치료 시작에서 COVID-19폐렴과 약제폐렴의 가능성을 모두 예상하여 치료해야 한다.
- □ 이상과 같이 영상소견의 특징에 따라 종합적으로 약제폐렴을 진단한다.

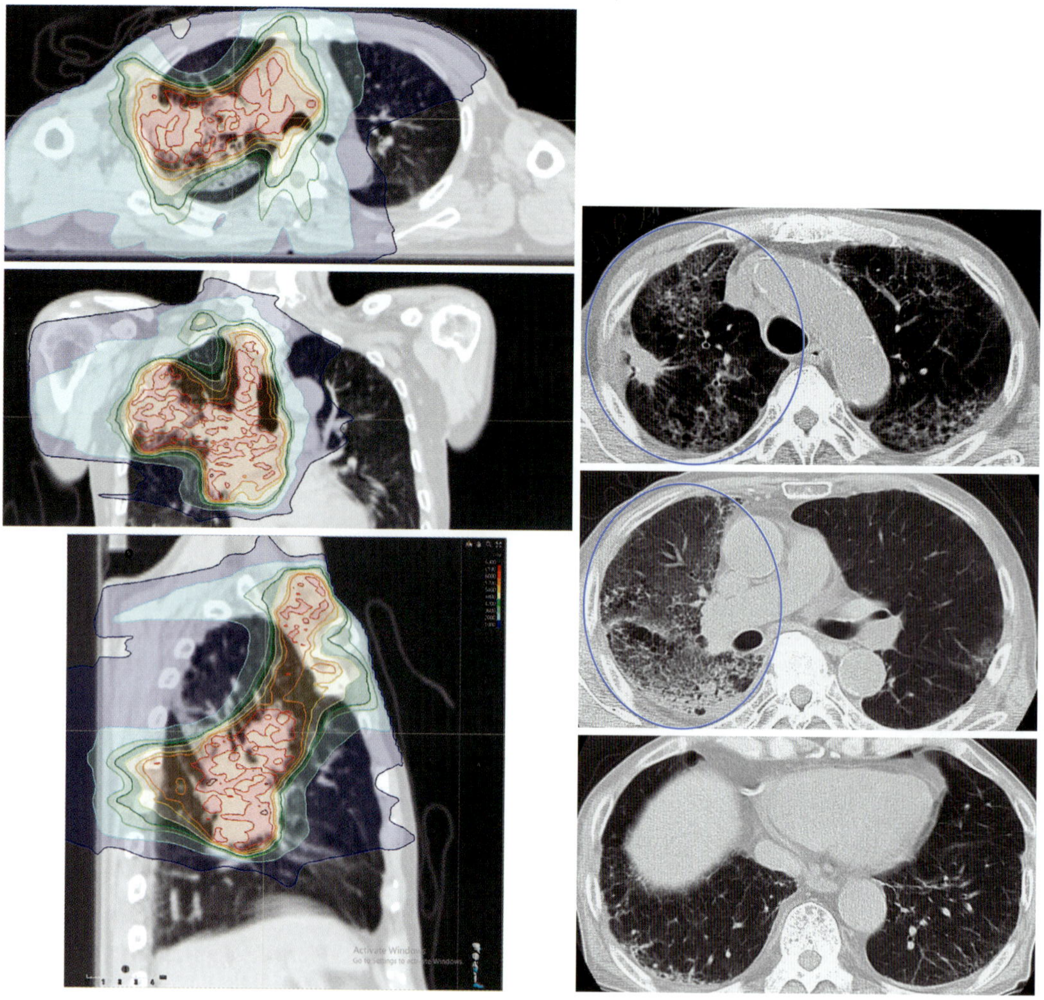

[a] 방사선 조사 부위

[b] 폐렴 출현 시 흉부CT

그림 6-1-10 *Case 17* 조사 부위와 일치한 폐 부위 농도 상승이 있다(b: ○내)

5 증례로 배우는 영상판독 요점 *Case 17*

- □ 70대 남성.
- □ 우상엽 폐선암cT2bN3M0 Stage IIIB, 방사선 화학요법 후(시스플라틴+TS-1+흉부 방사선 조사 60 Gy/30회 분할), 듀르발루맙(PD-L1항체) 투여중.
- □ 방사선 조사 시작일부터 14주 경과, 듀르발루맙 시작부터 6주 경과에 운동 시 호흡곤란이 나타났고 SpO_2 87% (실내 공기).

1. 영상 소견

- □ 증례의 영상을 보자(그림 6-1-10).
- □ 흉부 방사선 조사력이 있어 방사선 폐렴을 우선 의심하는 경과다. 한편으로 항PD-L1항

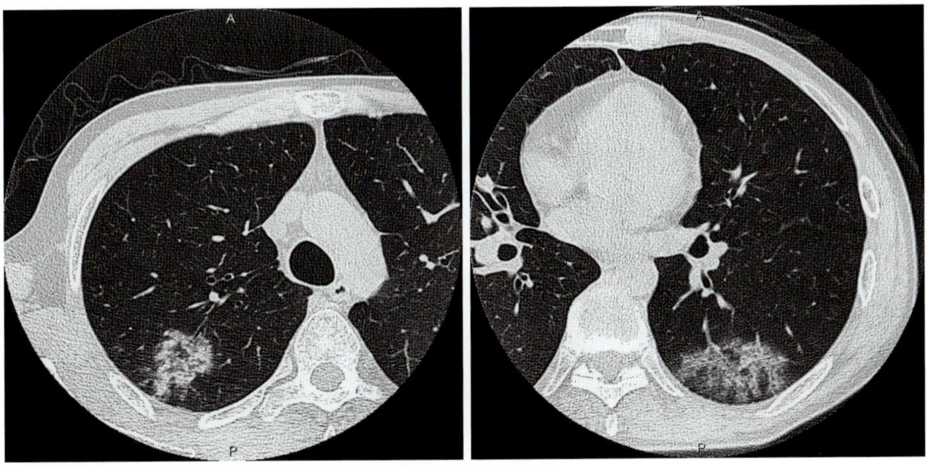

그림 6-1-11 *Case 18* **양쪽 폐부위의 원형 GGO**

OP패턴 소견이다.

체 듀르발루맙을 투여하여 약제폐렴 동반 가능성도 있다. 방사선 조사 부위와 폐렴 음영 분포의 일치 확인이 중요하다.

□ 이 증례는 방사선 조사 부위와 일치한 폐렴 소견이 있어 방사선폐렴 가능성이 높다고 생각할 수 있다.

2. 향후 치료방침

□ 프레드니솔론 1 mg/kg/일 치료 시작. 프레드니솔론 10 mg/일 정도로 감량하고 듀르발루맙 재개를 고려한다.

6 증례로 배우는 영상판독 요점 *Case 18*

□ 30대 남성.

□ 우하엽 폐선암, 다발 폐전이, 흉막파종, Stage IVB.

□ EGFR유전자 변이 양성으로 오시머티닙 80 mg 투여 중.

□ 6일간 지속되는 발열, 폐렴으로 입원하였다.

1. 영상 소견

□ 증례의 영상을 보자(그림 6-1-11)

□ 좌우의 폐부위에 원형 GGO가 있어 OP패턴으로 분류되는 음영이다. 오시머티닙 사용 중이므로 약제폐렴을 의심하는 소견이지만, COVID-19폐렴 가능성도 배제할 수 없다. 양자를 영상만으로 감별하기는 어렵고, 임상에서 COVID-19 감염을 의심하여 격리하며 정밀 검사를 진행시킨다.

2. 향후 치료 방침

□ COVID-19 LAMP (loop-mediated isothermal amplification) 검사에서 2회 음성, 항체 검사 음성이므로 오시머티닙에 의한 약제폐렴을 생각할 수 있다. 오시머티닙 중단과 스테로이드 투여에 의해 폐렴 소견이 소실되었다. 다른 EGFR 티로신키나제 억제제로 변경하여 약제폐렴 재발은 없었다.

참고문헌

1） 新型コロナウイルス感染症（COVID-19）診療の手引き（第6.0版）．厚生労働省，2021
https://www.mhlw.go.jp/content/000851082.pdf（2021 年12 月閲覧，最新版は厚生労働省のウェブサイトにて確認すること）
2） 日本呼吸器学会編：薬剤性肺障害の診断・治療の手引き第2版．日本呼吸器学会，2018
3） Simpson S, et al.：J Thorac Imaging. 2020 Jul；35（4）：219-227（PMID：32324653）

(山口哲平)

2 흉부 CT 이상 음영의 영상진단

POINT

- □ 폐부위의 병터는 병터의 성질이나 발생 장소와의 관계에서 병터에 특이한 특징적 음영을 나타낸다. 폐의 기본 구조인 2차 소엽 구조를 이해하여 병터의 분포 패턴을 인식하면 정확한 진단에 도달한다.
- □ 폐부위의 이상 음영은 소엽중심 패턴, 림프경로분포 패턴, 랜덤분포 패턴, 범소엽 패턴, 폐구조의 변화 등으로 나눌 수 있다.

1 폐 구조의 기본과 2차소엽의 이해

- □ 기도에서 후두보다 아래 부분을 하기도라고 한다. 최초 분지까지 부분이 기관, 좌우로 나누어지고 폐 안에서 다시 몇 개의 분지로 나누어지는 부분을 기관지라고 한다.
- □ 기관지는 주기관지 → 엽기관지 → 구역기관지 → 작은구역 기관지 → 세기관지 → 종말세기관지 → 호흡세기관지 → 폐포관으로 나누어지며 최종적으로는 가스교환 장소인 폐포가 되어 끝난다(그림 6-2-1).
- □ 호흡세기관지의 기관지벽 일부는 폐포가 되며, 종말세기관지에 비해 총단면적이 갑자기 증가하므로 기류의 속도가 저하되어[*1] 기도에서 유입된 입자가 침착하기 쉬운 특성이 있다.
- □ 폐의 CT영상진단에서 2차소엽을 의식하여 관찰하면 이해하기 쉬워진다. 폐의 실질은 중격으로 구분되는 작은 구역의 모임으로 되어 있으며 이 구역을 소엽이라고 한다. 2차소엽(Miller의 2차소엽)은 주변을 소엽사이벽이나 흉막으로 둘러싸서 폐의 구성단위(유니트)가 되고 크기는 1–3 cm(손가락끝 크기)다(그림 6-2-2).
- □ 기관지는 기본적으로 폐동맥과 함께 주행하며 기관지폐동맥다발이라는 공통 결합조직으로 둘러싸여있다. 2차소엽은 중심부를 달리는 지름 1 mm 정도의 소기관지와 나란히 주행하는 폐동맥이 만드는 기관지폐동맥다발이 중심 구조로 지배하고 있다. 2차소엽 안에서 소기관지는 3–5개의 종말세기관지로 분지하지만, 이 종말세기관지의 지배 영역을 세엽이라고 부른다(그림 6-2-2).
- □ 2차소엽의 경계를 만드는 소엽사이벽에는 폐정맥이나 림프관이 주행하고 있다. 소엽사이벽은 두께 0.1 mm 정도로 매우 얇아 보통 CT에서 보이지 않는다. 소엽사이가 두꺼워지는 질병 상태에서 그 존재를 확인한다(그림 6-2-3).
- □ 기관지는 보통 지름 2 mm 정도까지가 CT에서 보이며, 2차소엽을 지배하는 기관지는 CT

---

*1 베르누이의 정리에 따라 관 안의 유량이 일정하면 단면적이 커질수록 유속은 늦어진다.

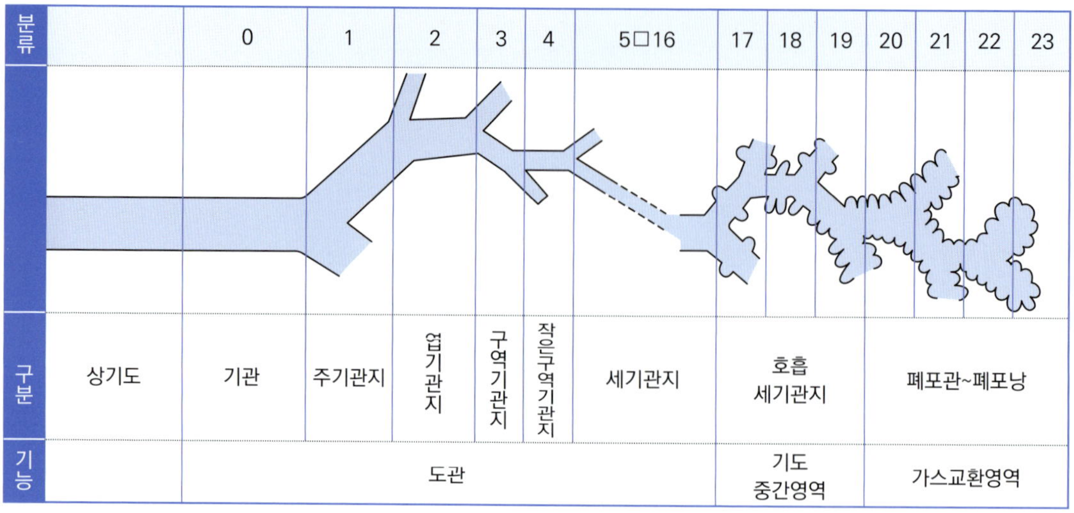

그림 6-2-1 기도의 구조

(타니모토 신이치:호흡기 감염증이란.타카히사력 편:COMMON DISEASE SERIES18 호흡기 감염증, pp1-4,1991)

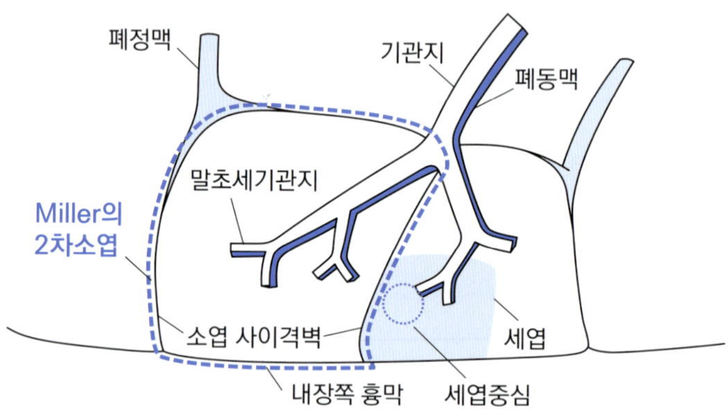

그림 6-2-2 폐의 2차소엽 구조

에서 보이지 않지만 기도와 같이 주행하는 폐동맥은 보인다. 따라서 2차소엽 안에서 세기관지의 주행을 동반한 폐동맥 음영에 의해 짐작할 수 있다. 폐동맥은 종말세기관지 수준까지 보이며 그 끝은 세엽의 중심부에 해당한다.

2 2차소엽 수준의 영상 패턴 분류

□ 흉부 CT에서 나타나는 비정상 음영은 병터 발생 장소에 따라 영상 패턴으로 분류할 수 있다(그림 6-2-3). 이런 분류를 이해하면 폐 질환의 이해에 도움이 된다.

1. 소엽(세엽)중심 패턴

□ 소엽중심 패턴은 주된 병터가 세엽중심 영역이다.

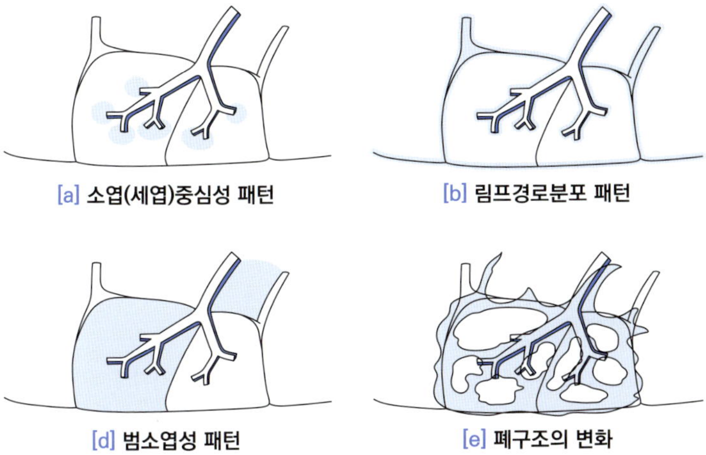

그림 6-2-3 흉부 CT 이상음영의 영상 패턴 분류

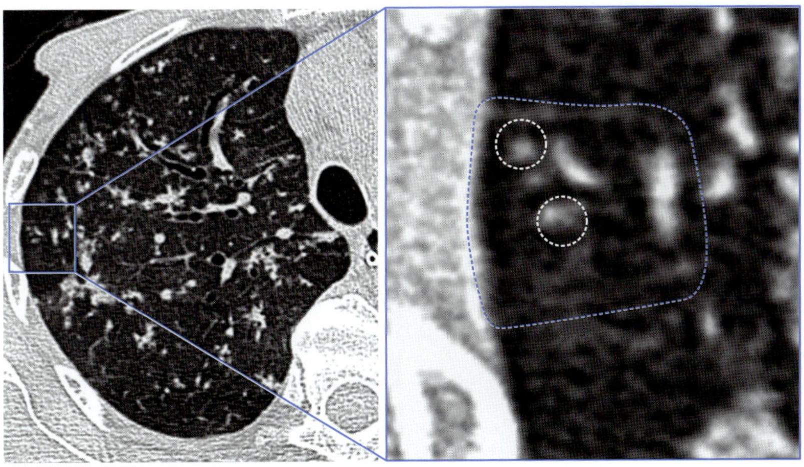

그림 6-2-4 폐결핵 소엽(세엽) 중심성 패턴

폐결핵의 전형적 영상은 비교적 감쇄치가 높고가 경계 명확한 분지상 입자모양 음영을 나타내서 tree-in-bud(새싹모양) 소견이라고 부른다. □ 부분의 확대도에서는 세엽중심(흰색 점선○)에 경계가 명확한 입자모양 음영이 있다. 점선 □는 Miller의 2차소엽이며, 이 증례에서는 소엽 사이 격벽 비후도 있어 형태를 확인할 수 있다.

- □ 세엽중심은 종말세기관지가 호흡세기관지로 바뀌는 부분이며, 기도로 흡입된 물질의 속도가 떨어지므로 여러가지 흡입 물질의 침착이 일어나기 쉬운 장소다(그림 6-2-3a). 따라서 세균 등 흡입 물질이 원인이 되는 기도 관련 질환에서 이런 패턴이 많다.
- □ CT의 영상 소견에서 세엽중심부에 음영을 볼 수 있다(그림 6-2-3a). 특히 세엽중심부에 경계가 명확한 분지입자모양 음영을 나타내면 tree-in-bud(새싹) 소견이라고 부르며 폐결핵에 전형적 소견이다(그림 6-2-4).
- □ 소엽(세엽)중심 패턴을 나타내는 대표적 질환에는 세균성 세기관지염, 기관지폐렴, 폐결핵, 비결핵성 항산균증, 과민폐렴 등이 있다.

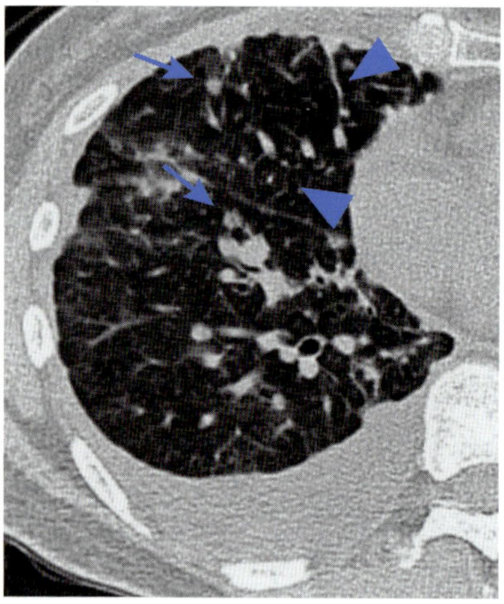

그림 6-2-5 암성 림프관증 림프경로분포 패턴

암세포가 폐내 림프관 안으로 진행한 상태. 소엽 사이 격벽의 비후가 있다(▲). 소엽 사이 격벽이 비후되면 거북등 모양의 격자 구조를 나타내기도 한다. 이 증례에는 다발 폐전이(랜덤분포 패턴)도 있다(→).

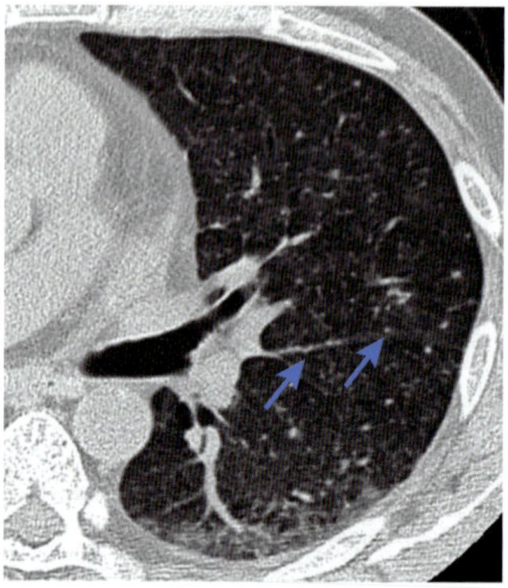

그림 6-2-6 좁쌀결핵 랜덤분포 패턴

입자모양 음영이 폐의 2차소엽 구조와 관계없이 분포한다. 좁쌀결핵에서 입자모양 음영의 크기는 거의 균일하다. 이 증례는 폐부위에 많은 입자모양 음영이 있으며, 흉막에도 입자모양 음영이 있다(→).

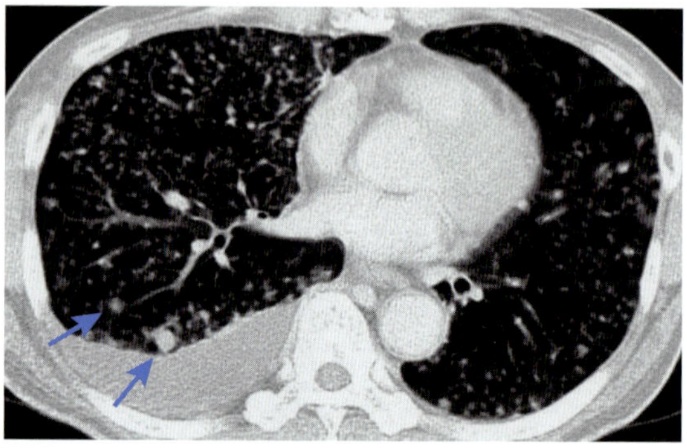

그림 6-2-7 다발 폐전이 랜덤분포 패턴

전이 폐종양은 혈행성으로 병터가 폐에 도달하여 입자모양 음영이나 결절음영을 나타낸다(→). 개개 병터의 크기는 다양하며 시간 경과에 따라 증가하는 경향을 나타낸다.

2. 림프경로분포 패턴

- □ 림프관 확장이나 림프관에 따라 병터를 일으키면 림프경로분포 패턴을 나타낸다. 림프관은(그림 6-2-1) 소엽사이벽이나 기관지폐동맥다발을 따라 존재한다. 따라서 CT영상에서 소엽사이벽 비후나 기관지폐동맥다발 비후로 볼 수 있다(그림 6-2-3b).
- □ 림프관을 따라 액체가 저장되는 상태에는 사이질폐수종, 림프관 안에 종양병터가 있는 암성 림프관증 등이 있다(그림 6-2-5).

3. 랜덤분포 패턴

- □ 소엽 안 혈관이나 세기관지 등의 기존 구조와 관계없이 입자모양 영상 또한 결절 영상을

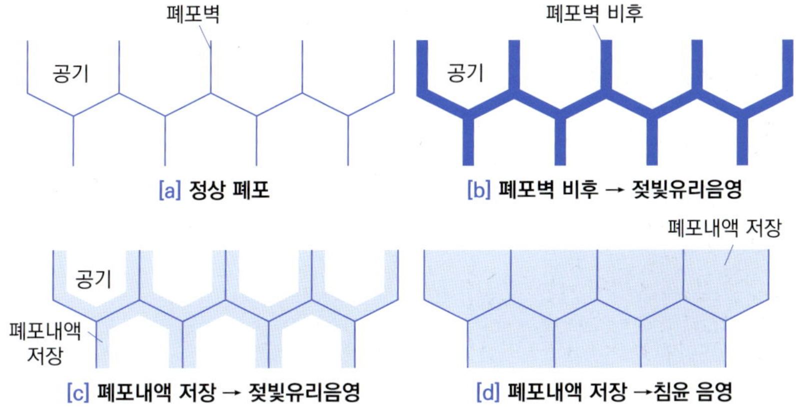

그림 6-2-8 **폐포병터의 모식도**

나타내면 랜덤분포 패턴이라고 한다(그림 6-2-3c).

□ 혈류를 통한 진행 형식이며, 혈류를 따라 폐에 결핵균이 포착되어 일어나는 좁쌀결핵이나 혈행성 전이에 의한 암의 폐전이가 전형적 예다. 좁쌀결핵에서는 입자모양 음영의 크기는 균일하지만, 암의 폐전이에서는 모양과 크기가 다른 입자음영과 결절음영이 혼합되어 있다(그림 6-2-6, 7).

4. 범소엽 패턴

□ 2차소엽 용적의 대부분을 차지하는 폐포강에 병터가 있으면 2차소엽 전체의 투과성이 저하된다. 이런 음영 분포를 범소엽 패턴이라고 부르며, 음영의 농도에 따라 침윤음영과 젖빛유리음영으로 나눈다.

□ 정상 폐포에는 공기가 들어있어 CT영상에서 폐의 실질은 검게 보인다(정상 그림 6-2-8a), 병터가 폐포강 안에 가득차 있으면 폐포내액 저장을 일으켜 CT에서 희게 보이는 침윤음영을 나타낸다(그림 6-2-8d). 그러나 폐포 안에 공기가 남아있고 폐포 벽이 두꺼워지면(그림 6-2-8b) 폐포강의 액체와 공기가 혼합되어(그림 6-2-8c) 흉부 CT의 폐부분조건에서 폐는 회색으로 보이며 이것을 젖빛유리음영이라고 부른다.

□ 젖빛유리음영 상태에서는 기관이나 혈관 등 2차소엽을 구성하는 구조를 확인할 수 있지만 침윤음영이 되면 내부 구조를 거의 모르게 된다.

□ 폐포 안에 물질 저장에 의해 침윤음영을 일으키는 질환에는 폐포폐수종(누출액 저장), 세균폐렴(삼출액 저장), 폐포출혈(혈액 저장), 기질화폐렴(폐포내 육아조직 저장), 폐포단백증(이상 단백 저장), 폐포상피암/림프종(종양세포 저장) 등이 있다.

□ 폐포 안의 공기가 유지되면서 액체가 저장되면 젖빛유리음영을 나타낸다(그림 6-2-10). 대표 질환에 폐포폐수종, 폐포출혈, 뉴모시스티스폐렴, 폐포단백증, 기질화폐렴, 급성 호흡곤란증후군(acute respiratory distress syndrome, ARDS)의 급성기, 바이러스폐렴, 약제폐렴 등이 있다.

□ 국한성 젖빛유리음영(ground-glass opacity nodule, GGN)이 있으면 1–3 개월 경과를 관

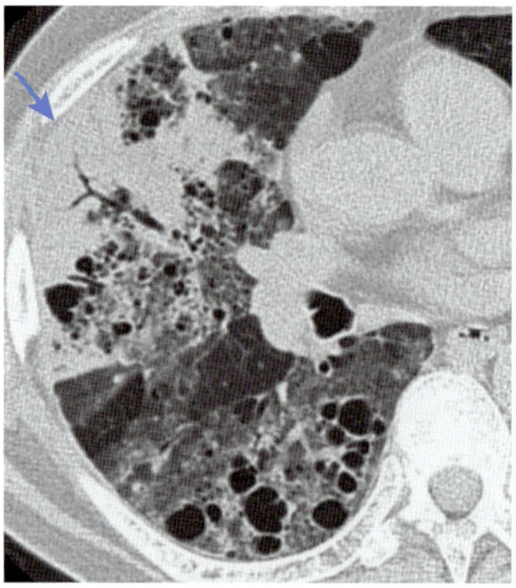

그림 6-2-9 침윤성 점액생산 폐선암 범소엽패턴(젖빛유리음영-침윤음영)

폐렴모양의 음영을 나타내는 폐선암의 특수한 형태. 침윤음영을 나타내는 부분에서 폐의 기존 내부 구조는 구별이 어렵다(→).

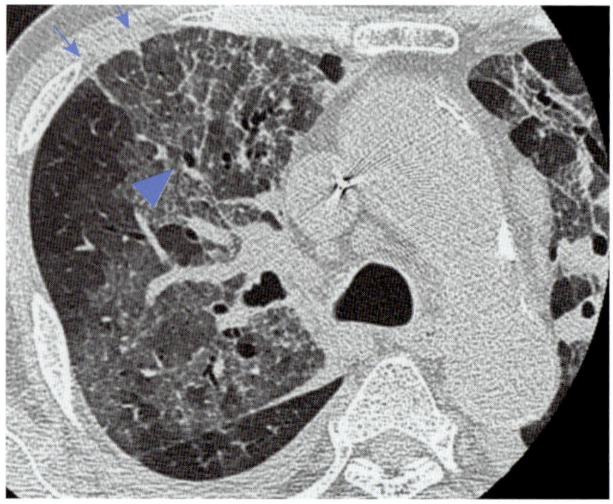

그림 6-2-10 심장성 폐수종 범소엽패턴(젖빛유리음영)

림프경로패턴(소엽 사이 격벽의 비후)+범소엽패턴(젖빛유리음영). 혈관 밖으로 누출된 수분이 폐의 사이질에 들어가 소엽 사이 격벽의 비후가 일어난다(→). 또한 폐포 안에도 누출액이 모이면 젖빛유리음영을 나타낸다. 젖빛유리음영 안에서 기관지나 혈관 등의 구조가 구별 가능하다(▲).

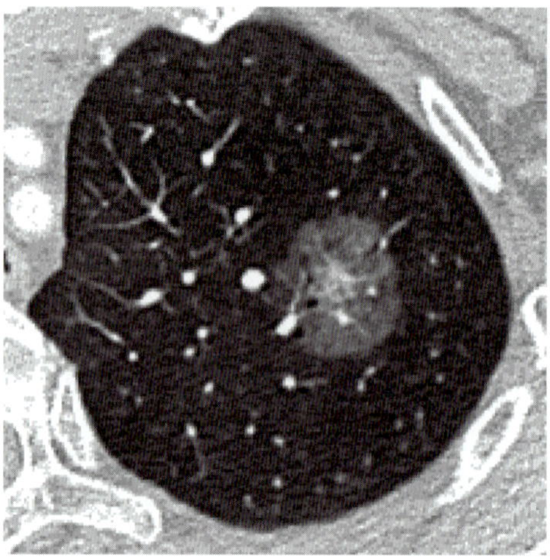

그림 6-2-11 폐포 치환형 폐선암 범소엽패턴(젖빛유리음영)

폐포벽 비후(폐포벽이 선암세포로 치환)에 의해 젖빛유리음영을 나타내고 있다. 중심부는 충실성 음영이며 공기는 없어져 있다.

찰한다. 경과 관찰 후에 소실되면 국한성 일시적 염증이라고 생각할 수 있다. 소실되지 않으면 폐포 구조를 유지하며 폐포벽 비후가 계속되는 상태이며, 이형선종모양과형성(atypical adenomatous hyperplasia, AAH)이나 상피내선암(adenocarcinoma in situ, AIS) 등을 의심하는 소견이다(그림 6-2-11).

□ 특발 기질화폐렴은 세균폐렴과 비슷한 침윤음영이 있으며 발열이 나타날 수 있다. 항생제를 투여하여 개선되지 않으면 의심하며 침윤 점액생산 폐선암 등과 영상으로 구별하기 어려운 경우가 있다. 치료하지 않아도 병터가 개선되는 소견이 나타나거나 병터 이동도 있다(그림 6-2-12).

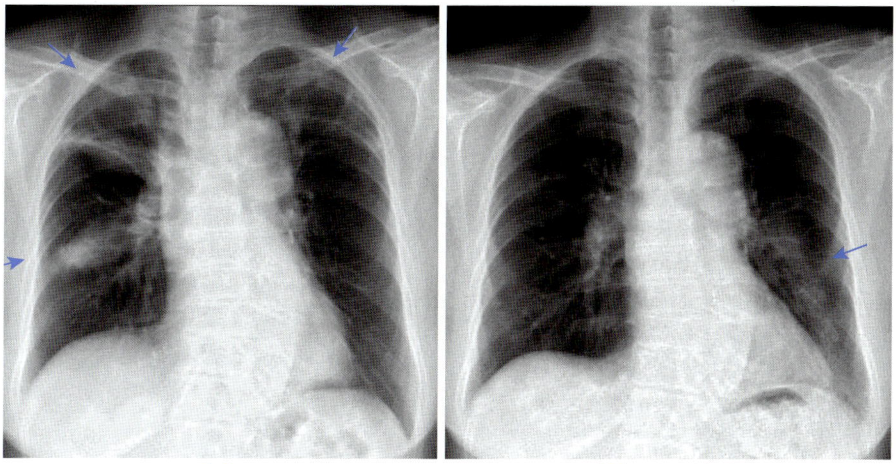

[a] [b] a의 2개월 후

그림 6-2-12 특발 기질화폐렴 범소엽패턴

양쪽 상폐부위, 오른쪽 중폐부위에 침윤음영이 있다(a). 이런 음영은 2개월 경과 관찰 후에 소실되었으나 왼쪽 하폐부위에 침윤음영이 나타났다(b). 이동성 침윤음영은 특발 기질화폐렴에 특징적 경과다.

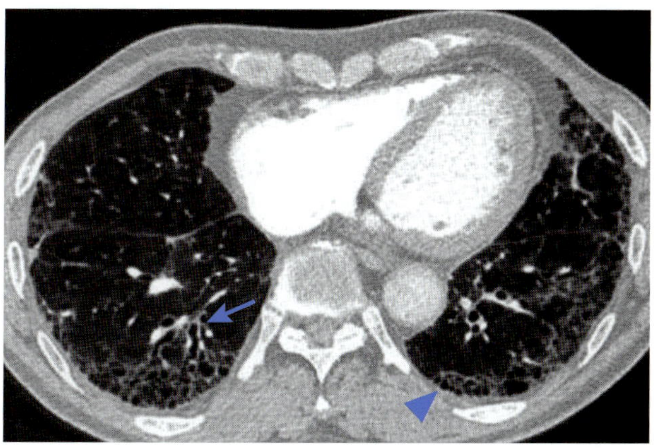

그림 6-2-13 특발 폐섬유증 폐구조의 변화

벌집폐(▲), 견인 기관지확장(→)이 있다. 흉막쪽보다 안쪽 폐부위에서는 거의 정상 부분도 있어 벌집폐와 정상폐가 서로 인접한 소견이다.

5. 폐구조 변화 패턴

- □ 사이질폐렴은 폐포 사이의 폐포벽에 염증을 일으키는 질환이다. 진행에 따라 폐의 구조 변화 즉 섬유화가 일어난다.
- □ 사이질폐렴에는 약이나 분진 노출, 교원병, 유육종증 등 전신질환에 동반하여 나타나는 것과 원인을 발견할 수 없는 특발 사이질폐렴 등이 있다. 특발 사이질폐렴에 특발폐섬유증이 있다. 특발폐섬유증은 특발성 사이질폐렴 중에서 빈도가 높고, 폐의 섬유화가 서서히 비가역적으로 진행하여 예후가 나쁜 질환이며 진단에 폐 CT가 유용하다(그림 6-2-13).
- □ 가벼운 섬유화 소견은 그물모양음영*2을 나타낸다. 그물모양음영은 내부에 폐실질 소견이 남아 있어 벌집폐*3와 구별된다. 폐의 섬유화가 진행하면 세엽이 수축되며 수축한 폐

*2 그물모양음영: 폐 사이질이나 주위의 소엽사이 결합조직이 비후하여 그물눈 모양으로 보이는 음영.

*3 벌집폐: 낭포(공간)는 검게 보이고 섬유화 조직은 희게 보여 벌집 같은 소견을 볼 수 있다.

구조를 끌어당겨 기관지가 확장되는 견인 기관지확장이 일어난다(그림 6-2-13)

- □ 소엽 주변에 섬유화가 진행한 결과 폐구조가 파괴되어 낭포를 만든 것을 벌집폐라고 한다. 벌집폐는 특발 폐섬유증에서 볼 수 있으며 폐저부, 말초에서 현저하다(그림 6-2-13).
- □ 사이질폐렴이 있으면 세포손상 항암제, 분자표적제, 면역관문억제제 등의 투여에서 약제폐렴을 일으킬 위험인자가 되므로 치료 적응을 신중히 판단한다.

3 증례로 배우는 영상판독 요점 *Case 19*

- □ 70대 여성.
- □ 가래에 피가 있어 진료. 흉부 CT에서 폐부위에 음영이 있었다.

1. 영상 소견

- □ 증례의 영상을 보자(그림 6-2-14).
- □ 양쪽 폐부위의 여러 곳에 입자모양 음영이 있다. 입자모양음영은 기관지 구역을 따라 모여 있다. 또한 입자모양음영은 종말세기관지에서부터 폐포 앞에 있는 호흡세기관지로 바뀌는 부위인 세엽 중심에 있다. 따라서 소엽(세엽)중심 패턴 음영이 된다. 특히 구역성 분포를 나타내므로 기도를 통한 감염을 의심하는 소견이다.
- □ 이런 소엽중심 입자모양음영은 비교적 경계가 명확하여 tree-in-bud(나뭇가지에 새싹이 나오는 것처럼 보이는 소견)라고 부르는 소견이다. 폐결핵이나 비결핵성 항산균증에 특징적 소견으로 알려져 있다.
- □ 이상에서 폐결핵을 포함한 항산균감염을 의심하여 가래를 다른 날에 3회 채취하여 항산균검사(도말, 배양) 시행이 권고된다.

2. 향후 치료방침

- □ 폐결핵으로 진단되어 항결핵제 치료를 시작.

4 증례로 배우는 영상판독 요점 *Case 20*

- □ 20대 남성. 권태감, 기침, 숨참이 있다.

1. 영상 소견

- □ 증례의 영상을 보자(그림 6-2-15).
- □ 소엽사이벽의 비후가 있는 거북등 같은 형태의 줄모양음영이 많이 있다. 기관지동맥다발이 비후된 음영이 눈에 띈다(림프경로분포 패턴). 또한 기관 주행과 관계없는 크고 작은 결절음영도 있다(랜덤분포 패턴).
- □ 이 증례는 원래 위암이 있어 위암의 림프성전이에 의한 암성 림프관증(림프경로분포 패턴)과 위암의 혈행성 전이에 의한 다발 폐전이(랜덤분포 패턴)이 혼합되어 있다.

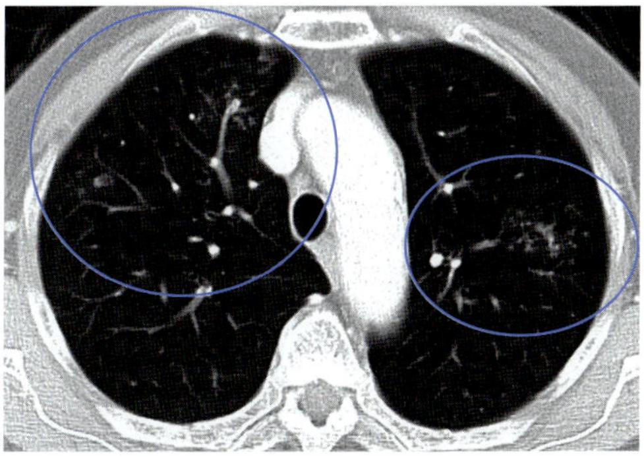

그림 6-2-14 *Case 19* **양쪽 폐부위에 소엽 중심패턴 분포의 입자모양 영상(tree-in-bud)**

양쪽 폐부위에 소엽 중심패턴 분포의 입자모양 음영이 있다(○). 입자모양 음영은 기관지 구역을 따라 모여 있다. 입자모양 음영은 비교적 경계가 명확하며 tree-in-bud라고 부르는 소견이다.

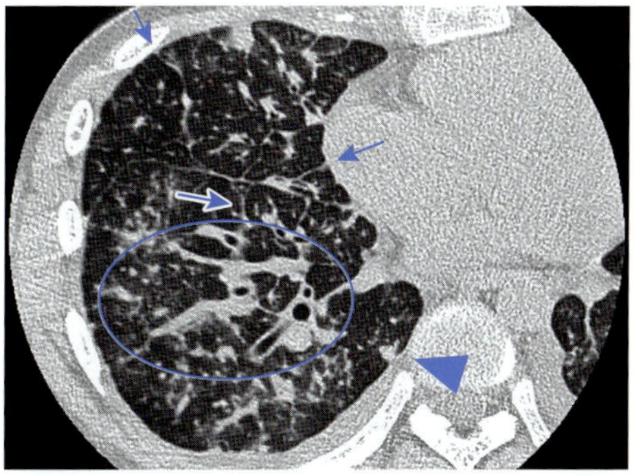

그림 6-2-15 *Case 20* **소엽 사이 격벽 비후, 기관지동맥다발의 비후(림프경로분포 패턴)+크고 작은 많은 결절음영(랜덤분포 패턴)**

소엽 사이 격벽의 비후가 있다(→). 또한 기관지동맥다발의 비후도 있어(○) 림프경로분포 패턴을 생각할 수 있다. 그리고 기관 주행과 관계없는 크고 작은 많은 결절음영(▲)도 있다(랜덤분포 패턴).

2. 향후 치료 방침

□ 호흡 상태가 악화되어 산소 투여를 시행했다. 또한 호흡곤란에 모르핀염산염 투여를 시작했다.

참고문헌

1) Murata K, et al.：Radiology. 1989 Mar；170（3 Pt 1）：629-635（PMID：2916013）

(山口哲平)

3 간장애의 영상진단

POINT

- □ 간 자체에 장애가 있을 때: 간 표면이나 주변의 형태, 종창이나 비장에 주목한다.
- □ 간 감쇄치의 변화, 혈류동태의 변화에 주의한다.
- □ 담관계(담관) 폐쇄 소견 유무를 확인한다.

1 암 치료에서 간장애

- □ 간기능 장애(간장애)의 원인은 알코올성, 바이러스성, 자기면역성 등으로 다양하며, 암치료 중 환자에서는 암 화학요법에 의한 약제간장애와 원질환에 의한 간장애의 감별이 중요하다.
- □ **약제간장애(drug induced liver injury, DILI)**는 간세포장애형과 담즙정체형으로 나눈다. 담즙정체는 담즙의 간세포 안에서 수송이나 간세포에서 모세담관으로 담즙 분비의 장애이며 CT에서 그 구별은 어렵다.
- □ 한편 종양에 의한 간외 담관 또는 간문 부근의 담관 폐쇄에 의한 간장애는 CT에서 폐쇄 시작점의 발견이 가능하다.
- □ 종양에 의한 간장애는 고도의 간전이에서도 볼 수 있다.
- □ 여기서는 약제간장애와 종양에 의한 담관 폐쇄에 의한 간장애를 설명한다.

2 판독의 기본

- □ 간장애의 원인을 파악하기 위해 우선 정상 간의 소견을 확인하자.
- □ 간 CT의 기본 영상은 2단계 '정상 영상'의 '복부'를 참조한다(☞ p21–22). 여기서는 약에 의한 간장애(약제간장애)와 질환에 의한 담관의 통과장애의 차이를 이해하는 요점을 알아보자.
- □ 약제간장애의 CT소견은 **간비대, 간 감쇄치의 불균일한 증가, 글리손칼집**[*1]의 **확장**이다. 또한 **담관계에 뚜렷한 이상이 없는 소견**도 도움이 된다. 한편 담관의 통과장애에서는 통과장애 부위보다 상류의 담관계 확장이 있으며, 그 원인이 되는 협착이나 폐쇄 기전의 병터를 찾는 것이 중요하다.
- □ 혈액 검사에 간장애가 있는 증례의 CT영상을 볼 때 다음 순서로 영상을 확인하면 좋다:

---

*1 글리손칼집: 간을 구성하는 간소엽을 구분하는 결합조직, 소엽사이정맥(문맥), 소엽사이동맥, 소엽사이담관 등이 포함된다(☞ p172).

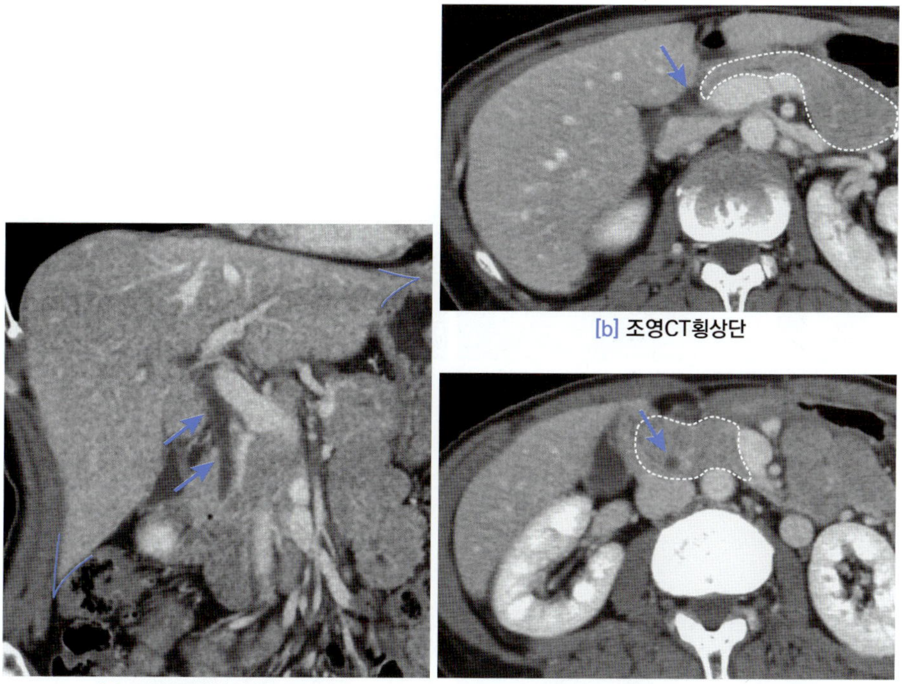

[b] 조영CT횡상단

[a] 조영CT관상영상MPR상

[c] 조영CT횡단상(b의 3 cm 발쪽)

그림 6-3-1 간의 형태와 담관계

a: 정상 간은 균일한 조영효과를 나타낸다. 간 표면은 평활하며, 간 주변은 선으로 둘러싸듯이 예각(아래쪽과 왼쪽)을 나타낸다. 총담관(→)은 상하 방향으로 주행하며 물처럼 저감쇄의 속공간 구조다.

b, c: 간문 근처의 총담관은 간 안쪽구역 배쪽에 인접한 원형 구조다(b →). c는 b보다 3 cm 발쪽 슬라이스이며 총담관은 췌장 머리부분 안으로 하행하고 있다(→). b, c의 끊은선은 췌장 범위를 둘러싸고 있다.

① 간비대의 유무 → ② 간 감쇄 정도의 불균일한 증가 → ③ 글리손칼집의 확대 → ④ 담관계 이상 유무의 확인.

1. 비대 유무

- □ 정상 간은 표면이 매끄럽고 가장자리 각도가 예리하다(그림 6-3-1a). 또한 총담관의 정상 영상을 그림 6-3-1b, 그림 6-3-1c에서 확인한다. 간의 조영효과는 균일하게 얻을 수 있다.
- □ 간비대의 CT소견 특징은 표면이 둥글게 되며(바깥쪽으로 밀어내는 모양) 가장자리가 둔각이 된다(그림 6-3-2b). 간장애가 심하거나 장기간 지속되면 문맥압이 높아져 울혈성 비장비대를 일으키거나 간으로 가야할 문맥혈이 제대로 흐르지 않아 문맥계가 굴곡 사행하거나 측부로의 발달이 간접 기준이 된다(그림 6-3-3).

2. 간 감쇄치의 불균일한 증가

- □ 정상 간은 전체적으로 균일한 조영효과를 나타낸다. 문맥이 가장 잘 보이는 시기에 간은 가장 강하게 조영된다(간 실질상이라고 부른다). 간염 등에서 간장애 정도가 심하면 간 안을 순환하는 혈류가 변화되어 조영효과가 불균일하게 된다(그림 6-3-2).

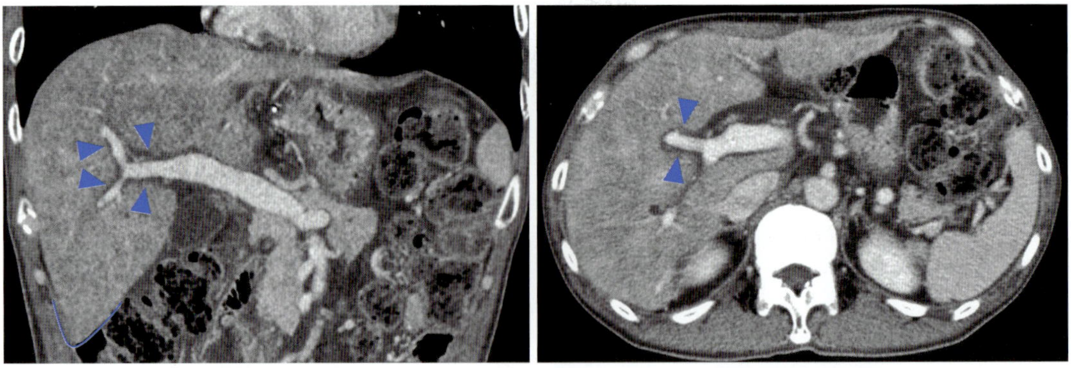

[a] 조영CT관상영상 [b] 조영CT횡단영상

그림 6-3-2 간장애 변화(수술 후 보조 화학요법 후)의 CT

a에서 간우엽 하부의 옆가장자리는 선으로 둘러싸듯이 둔각을 나타내고 있다. b의 횡단영상과 관상영상에서 간내 조영효과가 균일하지 않다. 문맥의 양쪽에 저감쇄영역이 보이며, 글리슨칼집 확대가 있다(▲). (직장암 수술 후에 보조 화학요법으로 CAPOX 시작 3개월 후 증례)

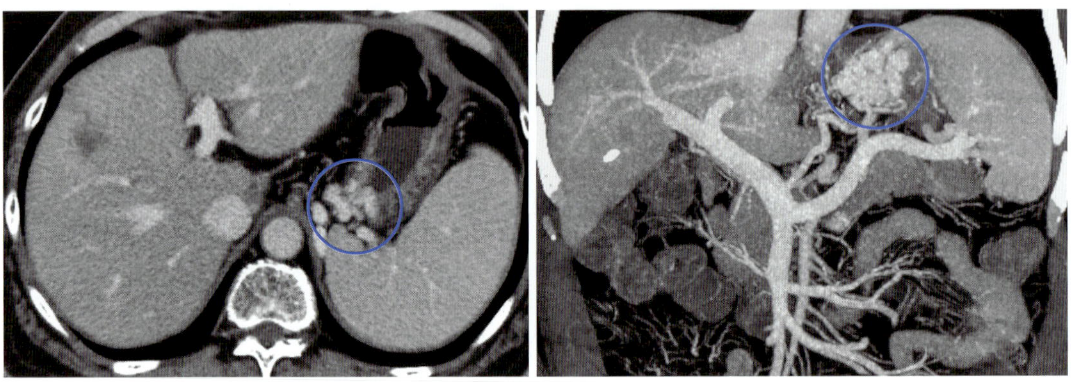

[a] 조영CT횡단영상 [b] 조영CT관상영상

그림 6-3-3 만성 간장애에서 위정맥류 발달

간좌엽이 상대적으로 약간 비대하여 간엽 사이가 불균형하고 비장비대를 동반한다. 영상 소견에서 만성 간장애를 생각한다. 위분문부에 확장된 정맥이 구부러지며 발달한 정맥류가 있다(○). (증례는 하행결장암 수술 후 간전이와 림프절전이 재발에 대해 4년간 화학요법을 지속함. 식도정맥류는 내시경적으로 치료 시행)

□ 단순CT에서 간실질이 광범위하게 저흡수를 나타내면 지방 침착 가능성이 있다. 그 원인으로 지방간이나 알코올간염, 비알코올지방간염(nonalcoholic steatohepatitis, NASH) 등을 들 수 있다. 또한 전격간염, 약제간염, 종양의 광범위 침윤에서도 저감쇄를 나타낸다.

3. 글리슨칼집 확대

□ 간으로 들어오는 혈액을 옮기는 간동맥과 문맥, 담즙 배설 경로인 담관 등의 3개 구조는 같은 경로에 인접하여 주행하며 글리손칼집이라고 부른다(문맥영역이라고도 한다) (그림 6-3-4).

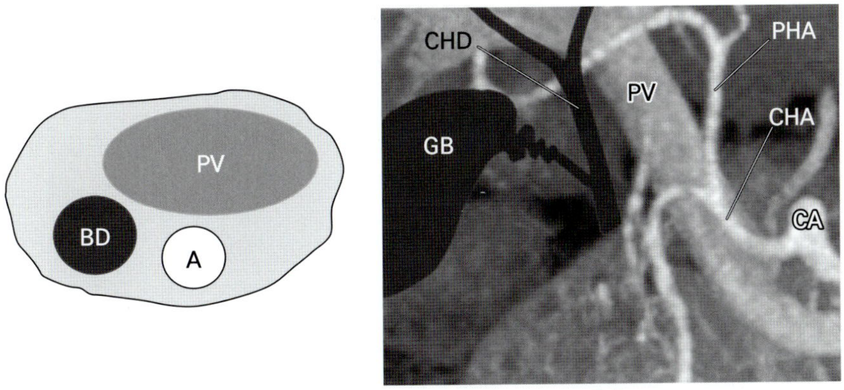

[a] [b]

그림 6-3-4 글리손칼집과 구성 요소

a: 글리손칼집의 주된 3개 요소에서 간동맥(A)과 문맥(PV)은 간 안쪽으로 혈류를 보내고, 담관(BD)은 담즙을 간 바깥쪽으로 보낸다. b: 이들 3개의 관구조는 간 바깥에서 간십이지장간막 안을 함께 통과하여 간문에서 간 안으로 연속된다[CCT-MIP 영상(설명 ☞ p4)에 담관계 합성].

GB: 담낭, CHD: 총간관, PHA: 고유간동맥, CHA: 총간동맥, CA: 복강동맥

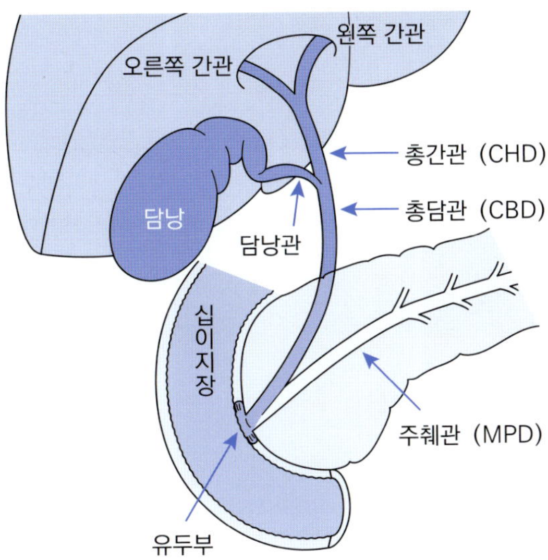

그림 6-3-5 담관계의 모식도

□ CT에서는 3개 구조 중에 가장 굵은 문맥의 주행을 확인하여 글리손칼집을 확인할 수 있다. 글리손칼집의 확대는 문맥 주위에서 저흡수 영역의 경계가 불명확하게 넓어지는 소견이다(그림 6-3-2 ▲).

4. 담관계 이상의 유무

□ 간세포에서 생산되는 담즙은 담관계 경로를 지나 십이지장으로 배설된다. 간내담관이 모여 좌우의 간관을 만든 후 오른쪽 간관과 왼쪽 간관이 합류하여 총간관이 되어 간 밖으로 나온다. 담즙을 일시적으로 모아 농축하는 역할이 있는 담낭에서 나오는 담낭관이

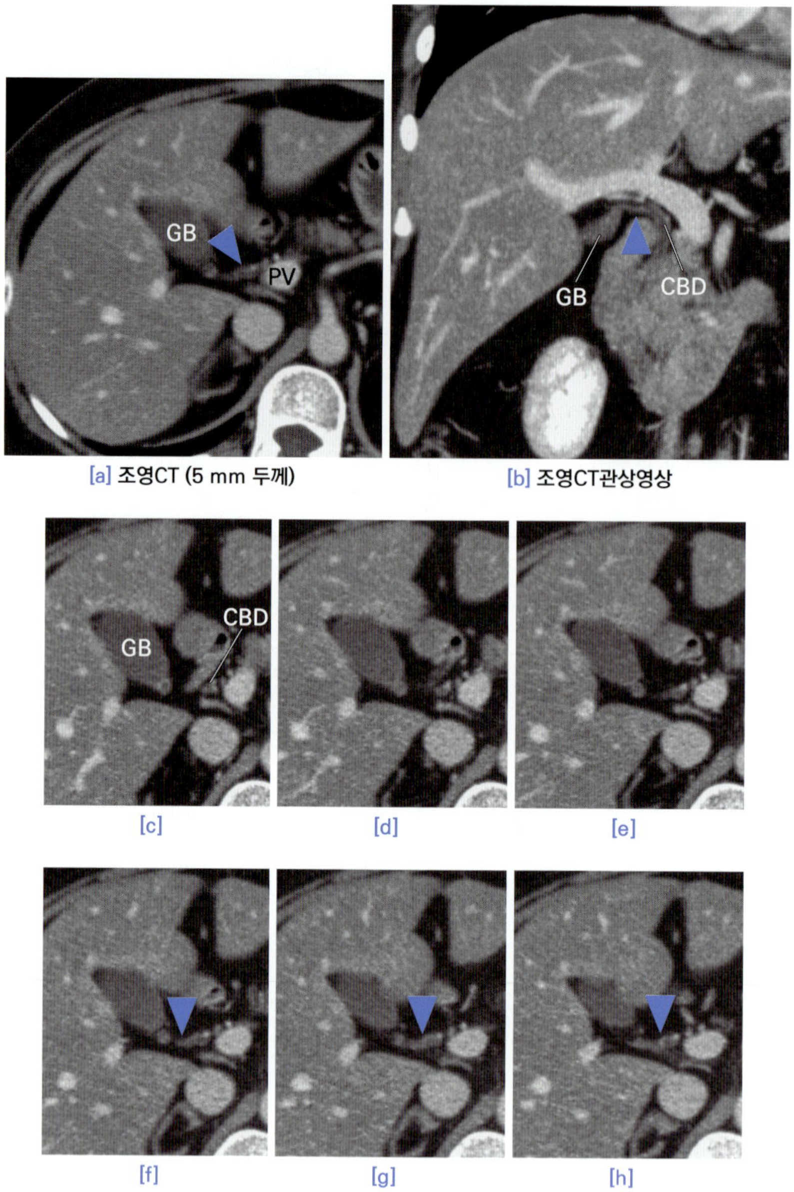

그림 6-3-6 담낭관의 조영CT소견

a: 조영CT (5 mm 두께)에서 1 슬라이스에서만 담낭관을 볼 수 있다(▲). 담낭(GB)과 연속되듯이, 문맥(PV)의 배쪽을 주행하고 있다. 담낭관 지름은 보통 3 mm 전후이며 이 예처럼 비교적 명확하게 보이는 경우는 일반적으로 이용하는 5 mm 슬라이스 두께에서는 그다지 많지 않다.

b: 조영CT관상영상은 2 mm 두께의 재구성이며 담낭관이 보다 명확하며 담낭(GB)과 총담관(CBD)의 연속 주행을 확인할 수 있다.

c-h: 조영CT(1 mm 두께)의 연속 슬라이스이며 발쪽 → 머리쪽 순서의 배열이다. 담낭관(▲)의 연속성이 보다 명확하게 보인다.

총간관에 합류하여 총담관이 된다. 총담관은 췌장 안을 지나 십이지장에 열려 담즙을 위장관에 분비한다(그림 6-3-5). 간내담관은 문맥과 나란히 달리지만 정상에서 일반 CT로는 보이지 않는다.

□ 실제 CT영상에서 총담관을 확인해 보자. 총담관은 간 안쪽부분의 등쪽에 가까운 위치에 있는 관강구조(7–11 mm ø 정도)다(그림 6-3-1). 내부에 물과 가까운 저감쇄 담즙이 있고 벽이 얇은 경계가 명확한 관모양 구조로 보인다. 담낭관과의 합류부를 알려면 우선 간의 아래쪽에 있는 주머니 모양의 담낭을 확인하고 거기서 총담관에 연속되는 가는 관을 찾는다(그림 6-3-6).

□ 그림 6-3-1a의 조영CT 관상영상 MPR 영상(☞ p4)에서 간문부에서 췌장을 지나는 장축 방향의 주행을 확인한다. 췌장 위쪽으로 들어가는 것이 보이거나(그림 6-3-1b) 그 아래 방향에서 췌장 머리부분의 안 등쪽에 접한 위치에서 원형의 저감쇄 부분으로 보인다(그림 6-3-1c).

□ 총담관이 어떤 원인에 의해 폐쇄되면 담즙이 담관 내에 정체되며, 폐쇄 부위보다 상류의 담관계 경로 전체에 이르는 담관 확장이 나타난다. 암진료에서 췌장 머리부분 암 등에 의해 담관이 고도로 협착되거나 폐쇄되면 담즙이 정체되어 혈중 빌리루빈이 증가한다.

3 증례로 배우는 영상판독 요점 *Case 21*

□ 50대 남성.

□ 폐암(cT2bN3M0, Stage lllb)의 방사선화학요법 후 재발하여 3차 치료로 니보르맙 투여 중 권태감을 호소했다. 혈액검사에서 폐농양에 의한 염증반응 증가(CRP, WBC)와 AST, ALP, γ–GTP, D–Bil 등이 증가하고 ALT, LDH, T–Bil는 정상 범위였다.

□ 담관염을 의심하여 CT 검사를 시행했다.

1. 영상 소견

□ 증례의 영상을 보자.

□ 우선 간비대를 확인한다. 간이 왼쪽 방향으로 확장되듯이 비대되어 있다(그림 6-3-7). 1개월 전 CT (그림 6-3-7d)와 비교하면 비대 상태가 확실하다. 간비대 유무는 문맥가지의 배치나 간구역에서 위치 관계 등의 해부학적 지표를 참고하여 비교할 수 있다. 1개월에 이 정도의 비대가 진행되어 급속한 간비대 가능성이 있다.

□ 다음에 간 감쇄 정도의 불균일을 확인한다. 간의 감쇄 정도가 보통보다 낮고, 불균일한 경향이 조영 이른시기에서 현저하다(그림 6-3-7b).

□ 문맥 주행을 간 안에서 보면 문맥 자체가 약간 가늘어지고 그 주위에 저감쇄 영역이 눈에 띄어 글리슨칼집의 확대를 알 수 있다(그림 6-3-7c ▲).

□ 한편 담관계 이상 유무는 간내 담관을 거의 인식할 수 없어 명확한 확장은 없다고 생각할 수 있다.

□ 이상의 소견에서 이 증례는 약제간장애의 의심이 가능하다.

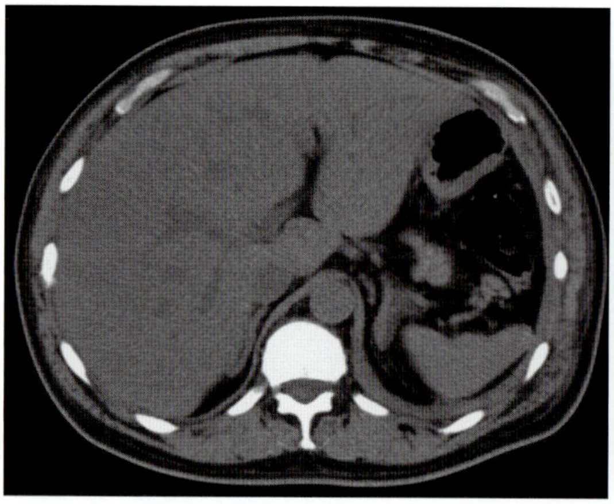

[a] 비조영CT

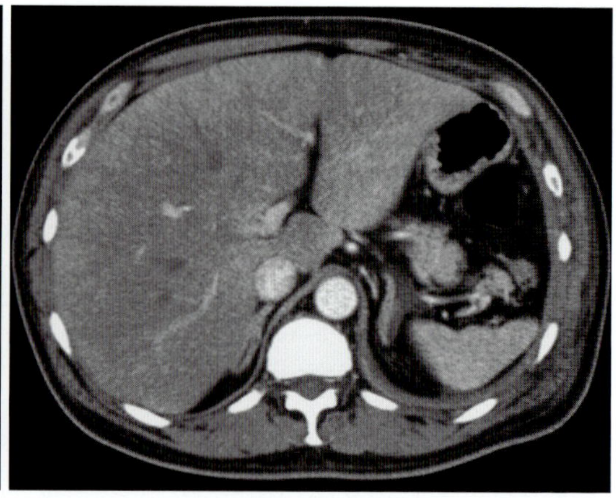

[b] 조영CT 이른시기

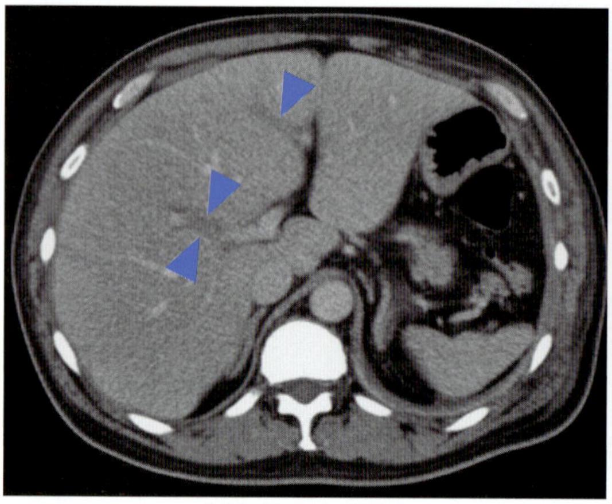

[c] 조영CT 늦은시기

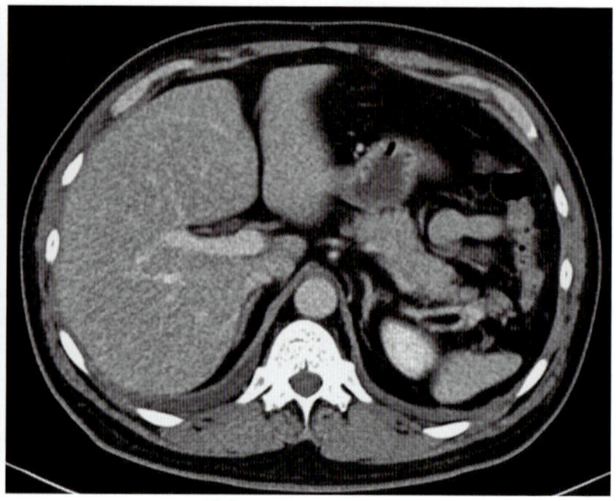

[d] 1개월 전 조영CT

그림 6-3-7 *Case 21*

간 감쇄 정도가 균일하지 않다. 문맥 주행을 간 안으로 따라가면 글리손칼집의 확대를 본다(▲의 띠모양의 저감쇄).

2. 향후 치료방침

- □ 이 증례는 니보르맙에 의한 약제성 간장애를 진단하였다. 니보르맙 투여를 중지하고 〈암 면역요법 지침(제2판)〉에 따라 프레드니솔론을 시작했으며 2주 후 간담도계 효소가 정상화되었다. 또한 폐농양 배액 후 경과 관찰을 위해 촬영한 1개월 후 CT검사에서 간비대는 거의 소실되었다.

4 증례로 배우는 영상판독 요점 *Case 22*

- □ 80대 남성.
- □ 위암의 유문부 위절제술 후(pT2N1M0, Stage IIA). 수술 후 1년 반 경과 관찰 CT에서 이상 소견이 있었다.

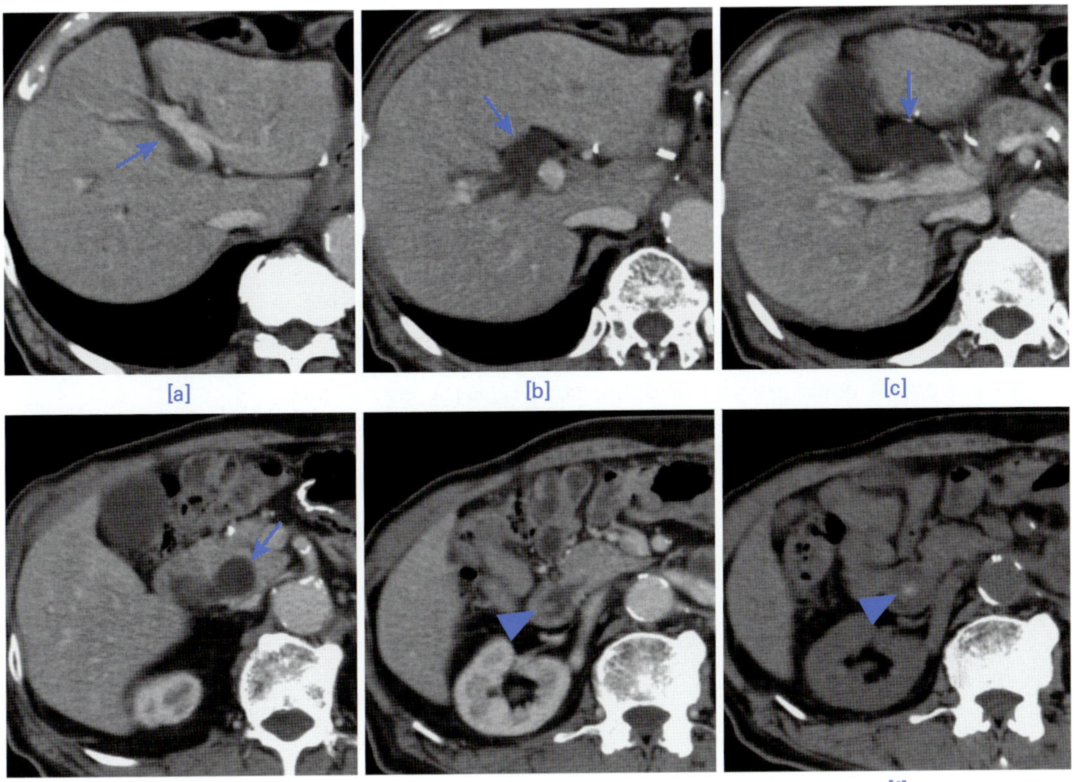

그림 6-3-8 *Case 22*

a-e 조영CT. f 비조영CT. a-e는 머리쪽→발쪽으로 CT슬라이스 배열이다. a의 문맥 배꼽 수준에서 왼쪽 간내담관 확장이(→), 담관계의 확장으로 b총간관(→), c총담관(→), d췌장 안 수준의 총담관(→)까지 연속되어 최대지름 18 mm다. e, f: 담관 속공간의 원형물(▲)(자세한 내용은 아래 본문 참조).

1. 영상 소견

- □ 이 증례에서 간의 비대는 없다. 또한 간의 감쇄치는 거의 정상 범위로 균일하게 조영되었다(**그림 6-3-8**). 문맥에 인접하여 물과 가까운 저감쇄 구조를 여러 CT슬라이스에서 볼 수 있다(**그림 6-3-8a-c**). 이것은 담관 확장 소견이다. Case 21에서 본 글리손칼집 확대와 다른 점은, 이 증례는 물처럼 낮은 감쇄 정도이며 담관이 얇은 벽을 가져 경계가 명확하고 평활하게 보이는 것이다.
- □ 다음에 간문 근처로 시선을 향하면 총간관–총담관의 고도 확장이 눈에 띈다. 상류쪽 간내 담관 확장이 있으며 또한 담낭 종창도 있어 원인이 보다 하류쪽에 있는 것을 의심하여 이번에는 하류쪽(보다 발쪽)을 살펴본다.
- □ 십이지장 유두부에 열리는 부분에서 담관 중강에 작은 원형 물체를 볼 수 있다(**그림6-3-8e** ▲). 조영CT에서는 이 구조가 폴립으로 보이는 융기성 병터인지 악성종양인지 결석인지 판단하기 어렵다. 단순CT 를 보면 명확한 고감쇄이므로 석회 침착을 동반한 총담관 결석으로 판명되었다(**그림 6-3-8f**).
- □ 이상의 소견으로 총담관 결석에 의한 담관계 협착을 원인이라고 생각할 수 있다.

2. 향후 치료 방침

□ 이 증례는 CT검사 당시에는 간담도계 효소 증가가 없었다. 그러나 수술 후에 생긴 결석이나, 박힌돌*2에 의한 폐쇄황달이 중증 상태가 될 위험을 고려하여 내시경에 의한 유두절개술, 풍선확장술과 결석 제거를 시행하였다.

참고문헌

1） 山下康行：肝疾患の鑑別診断．山下康行編：画像診断別冊KEY BOOKシリーズ肝胆膵の画像診断，pp24-30，学研メディカル秀潤社，2010

2） 神林祐子：免疫療法薬．松尾宏一他編：がん薬物療法のひきだし，pp106-110，医学書院，2020

3） 三宅知宏：肝障害．松尾宏一他編：がん薬物療法のひきだし，pp367-375，医学書院，2020

(女屋博昭)

*2 박힌돌(impacted stone): 결석이 관강에 박혀 움직이지 않는 상태. 내강을 막는다.

4 신부전 영상진단

POINT

□ 경과

→ 급속히 발병한 '급성'과 서서히 악화된 '만성'을 구별한다.

□ 원인

→ 신장에 도달한 문제가 있는 '신전성(prenenal)', 신장 자체에 장애가 있는 '신성(renal)', 신장에서 소변 배설 경로가 막힌 '신장후(postrenal)' 등을 평가한다.

□ 대응

→ 신부전이 있을 때 조영제 사용에 주의한다. 요로 폐쇄가 판명되면 폐쇄 해소법을 검토한다.

1 신부전이 있을 때

□ 신부전을 진료했을 때 경과가 급성인가 만성인가, 원인이 신전성, 신성, 신장후의 감별을 진행시켜 나간다. 복합요인으로 신부전을 나타내는 것도 많아(예를 들어 당뇨병에서 만성 신부전이 있는 환자에게 탈수 상태에서 조영제 사용 등) 명확하게 진단할 수 없는 상황도 있다. 임상적으로 KDIGO (Kidney Disease: Improving Global Outcomes) 지침에 의한 AKI 진단 기준을 급성 신부전(acute kidney injury, AKI)로 대응한다(표 6-4-1).

□ 여기서는 신부전 진료에서 영상진단의 역할을 설명한다.

2 판독의 기본

□ 신부전 환자에서 영상진단은 우선 신장 후 AKI 진단 및 그 부정을 시행하는 것이다. 방사능 노출이 없고 간편하게 확인할 수 있는 초음파검사가 1차선택이다. 그림 6-4-2b처럼 신우 확장이 있으면 신우에 소변이 정체된 원인을 찾을 필요가 있지만 초음파에서는 요관 폐쇄 부위 발견이 어려워 CT검사를 시행한다. 신부전 환자에서 조영제 사용에 의한 신장기능 악화(PC-AKI, ☞ p12, 177) 위험이 있어 많은 경우 조영제를 사용하지 않는 비조영CT로 평가한다.

표 6-4-1 KDIGO 지침에 의한 AKI 진단 기준

1. 혈청 크레아티닌(sCr) 치의 0.3 mg/dL 이상의 상승(48시간 이내)
2. sCr의 baseline부터 1.5배 이상 상승(7일 이내)
3. 소변량 5 mL/kg/hr 미만이 6시간 이상 지속
1~3 중 하나를 채우면 AKI라고 진단한다.

KDIGO Clinical Practice Guideline for Acute Kidney Injury. Kidney Int Suppl. 2012;2(1):1-138.

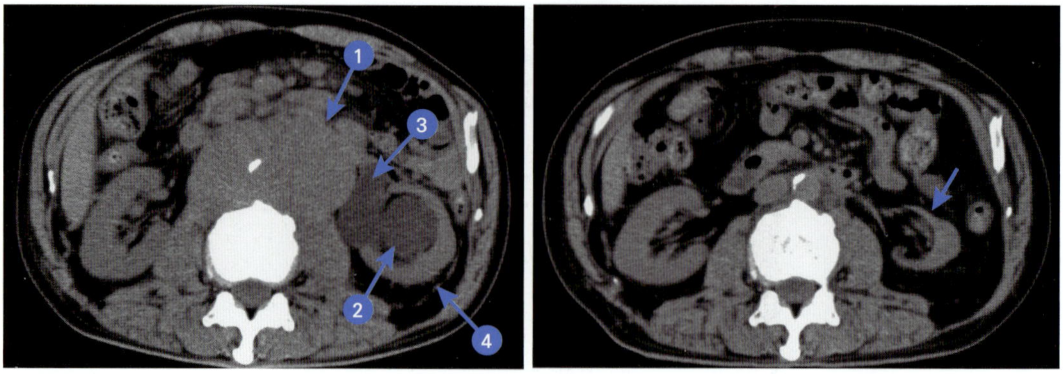

[a] 비조영CT　　[b] 악성 림프종 치료 후

그림 6-4-1 신장 위축(악성 림프종 치료 후)

a: 복부 대동맥 주위의 악성 림프종병터(❶)를 볼 수 있어 거기에 따르는 왼쪽 신우 확장(수신증, ❷)과 왼쪽 요관 확장(수뇨관, ❸)이 있다. 만성 경과 때문에 신장 실질부는 얇아져(❹) 있다.

b: 악성 림프종 치료 후에 종양병터가 축소되고, 왼쪽 신우, 요관 확장은 개선되었으나 왼쪽 신장은 위축 상태(→)다.

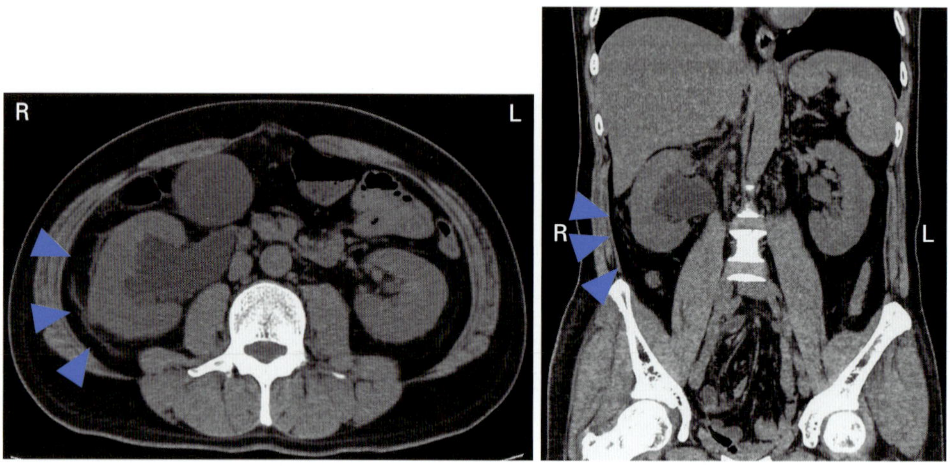

[a] 비조영CT횡단영상　　[b] 관상영상

그림 6-4-2 신장 주위 지방 농도 상승

골반부 수술 후 오른쪽 요관 폐쇄에 의해 오른쪽 신우 확장을 일으키고 있다. 횡단영상(a)에서 왼쪽 신장에 비해 신비대가 있다. 임상적으로 요로 감염을 동반하지 않은 신우신염 및 고름 신부전을 의심한다. 신장 주위에 줄모양 구조와 지방 농도 혼탁이 있다(▲).

1. 신장의 비대와 위축

□ 신장 비대는 급성 신부전에서, 반대로 위축되어 있으면 만성 신부전을 생각한다(그림 6-4-1). 임상적으로 혈청 크레아티닌(sCr)의 변화에서 급성과 만성을 구별하지만 영상 소견도 도움이 된다. 신장의 형태 변화에서 좌우의 비교가 중요하다. 그러나 선천적 변화나 수술후 변화 등에 의한 기능적 편신에서는 보상적 비대가 있어 주의한다.

표 6-4-2 신장 주위 지방조직 농도 상승을 일으키는 병태와 그 소견

	영상 판독의 요점
요로 감염 신우신염	조기의 조영효과 저하
급성 초점세균신염	지연성으로 조영효과 저하
신농양	조영되지 않는다
신장 경색	쐐기 모양의 조영효과 저하. cortical rim sign*
염증 파급	췌장이나 장에서 염증 파급
염증 없음	신장 주위의 부종

일반적으로 신우신염→급성 초점세균신염(acute focal bacterial nephritis, AFBN)→신농양으로 감염이 진행된다. 신우신염은 이른시기에서 조영효과가 저하되나 늦은시기에서 정상 신장실질 부위 정도로 조영효과가 된다. AFBN에서는 이른시기-늦은시기에 조영효과가 저하된다. 신농양에서는 농양화(액화)에 의해 조영효과가 없다.
* cortical rim sign: 피질이 피막을 따라 띠모양의 조영효과를 나타내는 소견

- 신우신염 등에서 신장 주위의 지방조직 농도가 증가*1 하는 경우도 있어(그림 6-4-2) 특이도가 높은 소견이 아닌 점에 주의한다(표 6-4-2). CT에서는 신장 주위를 포함하여 내장지방이 균일한 흑색으로 보이지만 여기에 염증이 퍼지면 농도가 상승하며 불균일한 혼탁 같은 영상을 나타낸다. 신장 주위의 지방조직 농도가 상승은 부종이나 신장 주위의 bridging septum*2(신장 주위의 격벽 구조이며 일반 CT에서는 인식할 수 없다)의 비후를 반영한다고 생각하며 반드시 감염이나 염증을 반영한다고는 할 수 없다. 신장 주위 지방조직 농도나 신장 비대, 조영효과 등의 좌우 차이는 신장의 염증을 시사하여 감염 부위 진단에 도움이 된다. 약제신장애도 신장 비대나 신장 주위 지방조직 상승이 있지만 특이적 소견은 아니다.

2. 신장후 신장애의 원인과 대응

- 신장후 신부전은 신우에서 요관까지의 경로에 생긴 결석, 요로종양, 복막파종 등의 원인으로 소변이 모인다. 이렇게 신우, 요관이 확장된 소견을 각각 수신증, 수뇨관증이라고 부른다(그림 6-4-3).
- 요로 폐쇄 증상은 폐쇄 부위, 폐쇄 정도(부분폐쇄와 완전폐쇄), 급성폐쇄와 만성폐쇄 등에 따라 다르다. 요로 폐쇄에 의한 신부전은 폐쇄의 조기 해소에 의해 가역적으로 개선될 수 있지만, 요로의 완전폐쇄나 부분폐쇄의 지연에서는 신세관 위축, 사이질 섬유화 등에 의해 비가역적 신부전이 된다.
- 급성폐쇄는 심한 통증 동반이 많으며, 빈도가 높은 것은 결석이다(그림 6-4-4). 반대로 서서히 진행하는 폐쇄는 증상이 없을 수 있다. 요관 결석은 CT에서 고감쇄를 나타내는 직접 소견으로 진단할 수 있다. 한편 요관비후를 포함한 둥근 연부 농도(rim sign) 등 간접 소견이 진단에 도움이 된다.

*1 지방조직 농도가 증가: 지방층의 혼란이라고도 표현하며 주변 장기보다 희게 보이는 것이 특징이다. 염증 등 다양한 상태에서 볼 수 있는 소견이다.
*2 신장 주위는 bridging septum이라고 부르는 격벽으로 나누어져 있으며 신장 주위공간이라고도 부른다.

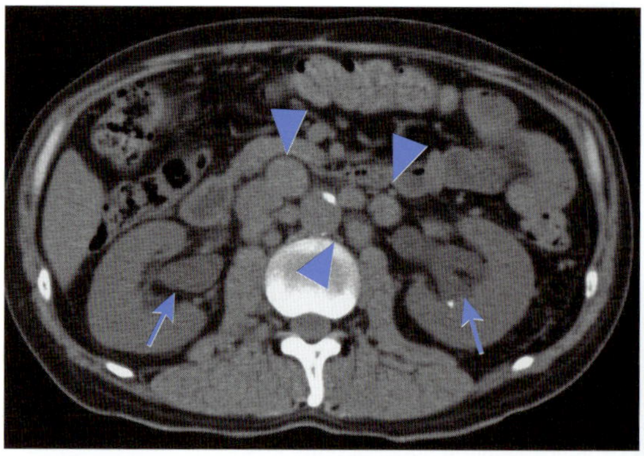

[a] 비조영CT

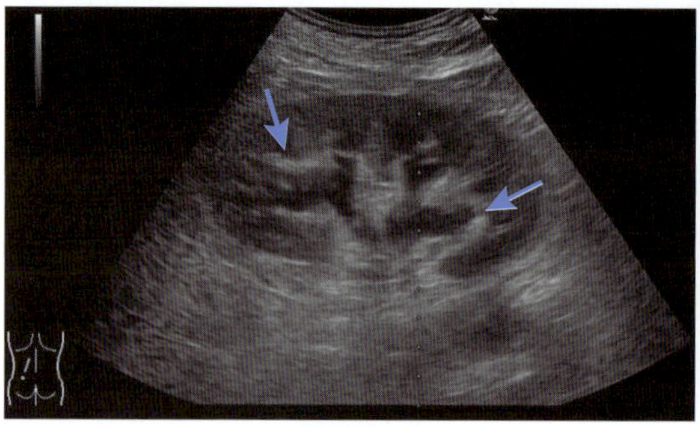

[b] 초음파영상

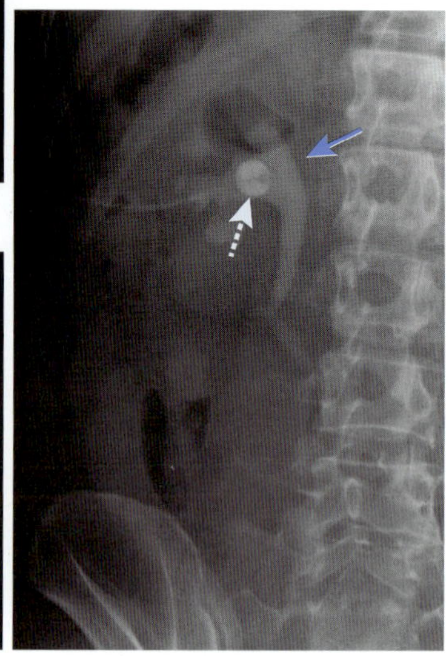

[c] 경피 신루 설치 후 방사선 영상

그림 6-4-3 후복막종양의 요관 침윤에 의한 양쪽 수신증

a: 이보다 꼬리쪽의 후복막종양(제시하지 않음)의 요관 침윤으로 양쪽 신우(→), 요관 확장이 있고, 복부대동맥 주위에 림프절비대(▲)가 있다. b: 소변 정체에 의해 확장된 왼쪽 신우가 저감쇄 구조(→)로 신장 중심부에서 볼 수 있다.

c: 경피 신루 설치: 환자를 업드려 눕히고 뒤쪽에서 초음파 가이드 하에 확장한 왼쪽 신우를 찔러 첨단풍선형 튜브를 삽입했다. 신루 튜브로 조영제를 주입하여 왼쪽 신우(→) 안의 튜브 첨단풍선 위치(⋯→)를 확인했다.

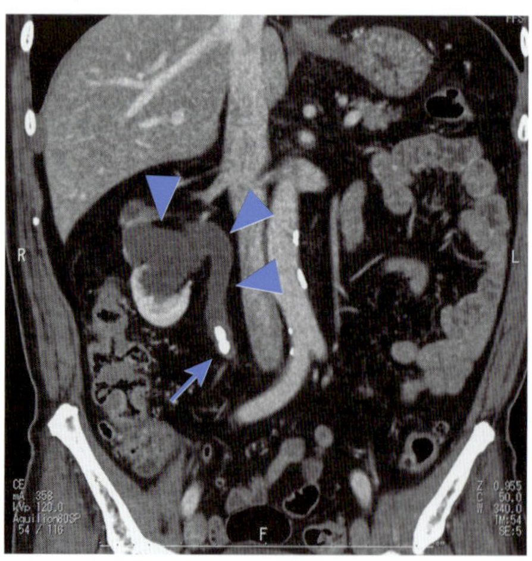

그림 6-4-4 오른쪽 요관 결석증

조영CT관상영상에서 석회화된 오른쪽 요관 결석(→)이 있다. 이 보다 위쪽의 오른쪽 상부 요관부터 신우의 확장(수신증, ▲)이 있다. 왼쪽 신장은 적출 후.

표 6-4-3 신장 주위 지방조직 농도

	대표	질환요점
신우요관 안 병터	신장, 요관 결석, 신우, 요관 종양	우선 결석, 석회화를 찾는다.
신우요관 밖 병터	복강 내, 후복막종양, 복막 파종, 후복막섬유증	주위의 해부학적 구조나 상황 증거 파악
방광 · 요도 병터	방광종양, 방광요관역류, 신경방광, 전립선비대증	대부분 양쪽 요관 확장 동반

□ 요로상피 종양, 복막파종, 후복막병터, 외상 동반하는 변화 등에서 요관 지름 변화가 나타난다. 복막파종이나 후복막질환에서 요관 확장 진단은 다른 영상 소견으로 상황 증거를 모아 진단한다(표 6-4-3).

□ 요로폐쇄에 대한 대응으로 Double J (DJ) 도관(요관 스텐트튜브)에 의한 폐쇄부를 통과하는 내부샛길형성*3를 시도한다. 내루화가 어려우면 경피적 신루 조성으로 소변을 체외로 배설한다. 감염 동반 요로 폐쇄(복잡 요로감염이라고 한다), 고칼륨혈증, 대사산증 등에서 긴급한 배액이 필요하다.

3 신부전과 조영제

□ 유럽 비뇨생식기 방사선학회(European Society of Urogenital Radiology, ESUR)의 조영제에 의한 급성신부전(post contrast acute kidney injury, PC-AKI ☞ p12) 지침이 있다. 아이오딘 조영제 정맥투여를 계획할 때 eGFR (estimated glomerular filtration rate) 30 mL/분/1.73 m^2 미만에서 신중하게 대응하도록 되어 있다.

□ PC-AKI는 조영제 신병증(contrast induced nephropathy, CIN)이라고도 부른다. 발생 위험인자로 만성신장병과 탈수가 있으며 이런 경우 조영제 사용을 신중하게 판단한다.

□ 당뇨병약 메트포민 복용 환자에서 아이오딘 조영제 사용으로 젖산산증 발생 보고가 있어 조영제 사용 전후 복용 중지를 권고한다. 특히 신장기능 저하에서 주의한다.

참고문헌

1) KDIGO clinical practice guideline for acute kidney injury. Kidney Int Suppl. 2012 Mar；2（1）：1-138
https://kdigo.org/wp-content/uploads/2016/10/KDIGO-2012-AKI-Guideline-English.pdf（2021 年12月閲覧）

2) Fukami H, et al.：Int J Gen Med. 2017 May；10：137-144（PMID：28507449）

3) ESUR：ESUR guidelines on contrast agents（ver. 10.0), 2019
http://www.esur.org/fileadmin/content/2019/ESUR_Guidelines_10.0_Final_Version.pdf（2021 年12月閲覧）

(村田慎一, 稲葉吉隆)

*3 내부샛길형성(internal fistulization): 스텐트 유치에 의한 통과 장애 해소이며, 신루 조성에 의한 소변의 체외 배출을 외부샛길형성이라고 한다.

5 변비의 영상진단: 장폐색증

POINT

- □ 폐쇄 원인에 따라 폐쇄장폐색증과 마비장폐색증을 나눈다.
- □ 장폐색증에서 조임장폐색증(strangulation ileus), 위장관 천공 등 치명적 상태의 배제가 중요하다.
- □ 원인 검색에 병력, 복용약 확인 등의 임상 정보가 중요하다.

1 암환자의 변비

- □ 암환자에서 변비의 원인은 다양하며 감별이 중요하다. 종양(위암, 대장암 등)이나 복막파종에 의한 통과 장애, 수술 후의 유착성장폐색증이나 마비장폐색, 항암제나 마약류에 의한 약제성 등을 생각할 수 있다. 또한 암환자에서 경구 섭취 불량, 활동성 저하 등에 의해 앞의 원인이 없어도 변비가 나타날 수 있다(표 6-5-1)
- □ 위장관의 물리적 폐쇄가 원인을 기계적장폐색증, 장관 운동 이상이 원인을 기능장폐색증이라고도 부른다(그림 6-5-1).

2 판독의 기본

- □ 장폐색증에서는 구토, 복통, 배변 불량 등의 전형적 임상 증상에 더해 영상 검사에서 장관 확장 유무의 확인이 진단의 최초 단계다.
- □ 정상 복부 단순 촬영에서 소장 가스는 확인할 수 없거나 있어도 소량이다(대장 가스는 정상에서도 볼 수 있다).
- □ 장폐색증에서 활모양의 장관 확장을 볼 수 있다. 확장된 장관 안에서 아래쪽의 액체와 위쪽에 가스가 분리되어 공기-액체영상(air-fluid image)을 만든다(그림 6-5-2). 이런 활

표 6-5-1 암환자 변비의 원인

암의 영향	위장관 폐쇄(소화기암, 복막 파종), 척수 압박에 의한 신경인성
치료의 영향	수술 후 유착이나 띠모양 구조물, 수술 후 장관 마비, 장관의 방사선 장애
약의 영향	항암제, 오피오이드, 항콜린제, 페노티아진계 정신병약, 3환계항우울제, 항파킨슨제, 칼슘이나 알루미늄 함유 제산제, 이뇨제, 항경련제, 철제, 혈압약
동반질환의 영향	위장관탈장, 당뇨병, 갑상선저하증, 저칼륨혈증, 고칼슘혈증
기타 영향	경구 섭취 불량, 활동성 저하, 우울증, 대변을 보는 환경 불량

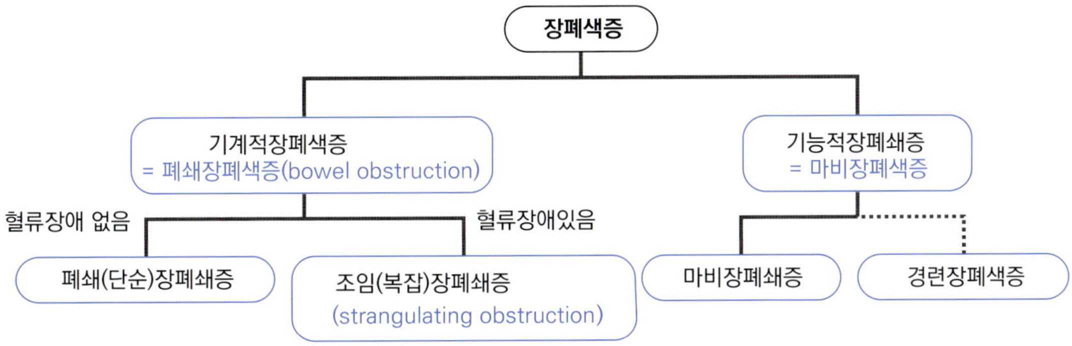

그림 6-5-1 장폐색증의 분류

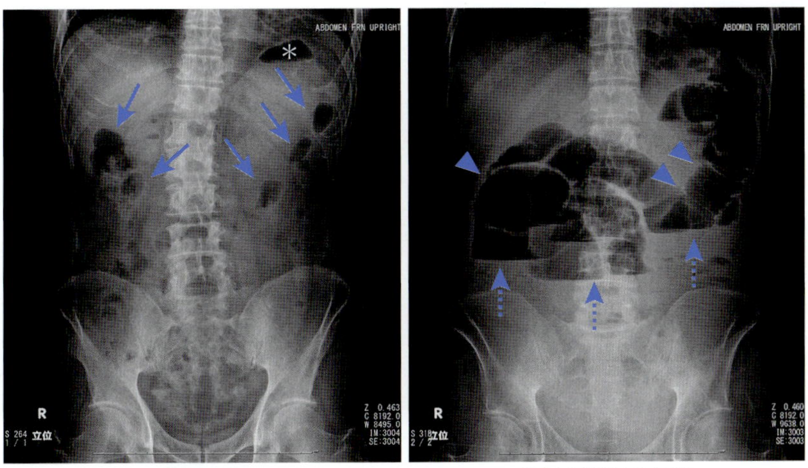

[a] 정상 [b] 장폐색증의 증례

그림 6-5-2 선자세 복부 단순 방사선촬영: 정상 및 장폐색증의 비교

a: 보이는 위장관 가스(→)는 대부분 결장 가스이며, 결장팽대(haustra)라고 부른다. 소장의 가스는 거의 보이지 않는다(*은 위저부의 가스). b: 확장한 소장내에 사다리(┈►)를 만들고 있다. 또한 소장의 윤상 주름(▲)을 볼 수 있다. 한편 막힌 부위 보다 항문쪽 결장은 허탈되어 보이지 않는다.

모양 영상은 일반적으로 소장에서 발생하며 소장에 특이한 고리모양의 주름(커크링 주름)*1을 볼 수 있다.

- □ 다음에는 폐쇄장폐색증과 마비장폐색증을 감별한다. 폐쇄 시작점 유무에 따라 구별할 수 있다. 폐쇄장폐색증은 장폐색증의 시작점이 있으며 이 부분을 경계로 입쪽 장관에 팽창된 확장이 있으며 항문쪽은 보통 확장되지 않는다. 한편 마비장폐색증은 장관 연동운동의 기능적 저하에 의해 위장관 안에 찌꺼기가 모여 확장되며 명확한 폐쇄 시작점은 없다(그림 6-5-3).
- □ 장폐색증 중에서 혈류가 장애된 조임장폐색증이나 위장관천공 동반 등은 치명적이므로 이런 상태의 감별이 중요하다.

---

*1 고리모양 주름: 소장 내벽에 있는 고리 모양의 주름.

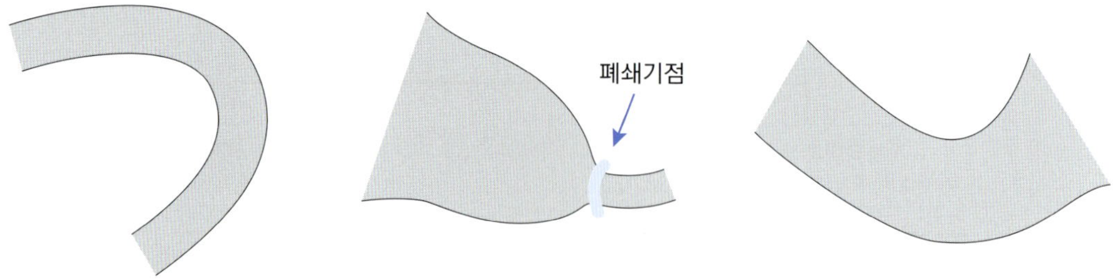

[a] 정상 장관　　[b] 장폐색증 막힌 부분보다 입쪽 장관 확장　　[c] 마비장폐쇄증 근긴장 저하에 의한 장관 확장

그림 6-5-3 폐쇄장폐색증과 마비장폐색증

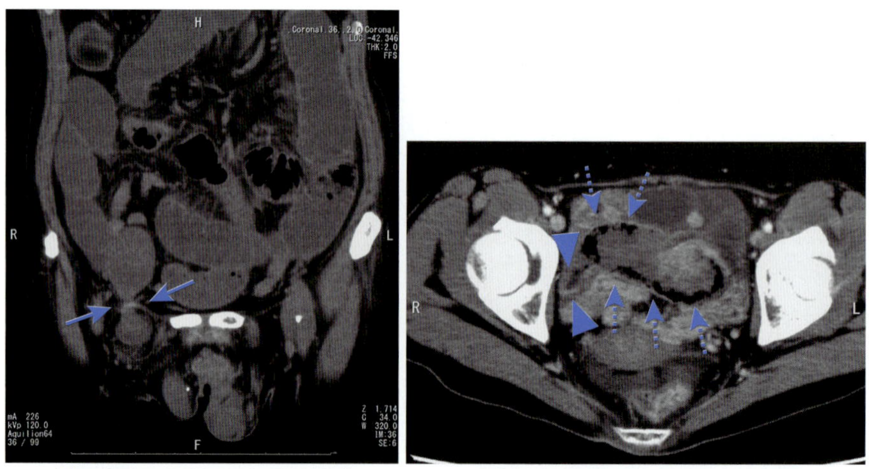

[a] 고샅탈장 증례(조영CT관상영상)　　[b] 복막파종에 의한 장폐색증의 증례(조영CT횡단영상)

그림 6-5-4 beak sign (a)과 small bowel feces sign (b)

a: 오른쪽 고샅부위에 밀려 들어간 소장에 의한 beak sign(→)이 있다.

b: 골반 안 소장에 small bowel feces sign(···▸)이 있으며 같은 부위에서 약간 항문쪽에서 막힌 부위(▲)을 확인할 수 있다.

1. 장폐색증의 진단: 폐쇄 기점을 찾는 법

- □ 장폐색증의 원인에는 종양 자체(특히 대장암), 복막파종(위암이나 난소암에서), 수술 후 유착에 의한 밴드 형성(줄모양 구조물), 위장관 탈장, 장중첩, 장꼬임 등이 있다.
- □ 위장관의 전체 길이는 약 9 m이므로 그 중에서 폐쇄 기점을 찾기는 쉽지 않다. 특히 가장 긴 소장(약 7 m)은 연동운동으로 신축과 가동성이 있어 CT에서 주행의 추적에 어려움이 있다. 따라서 우선 식도에서 십이지장까지의 상부위장관과 상행결장에서 직장까지 대장을 확인한다. 이어서 소장을 확인한다.
- □ 소장의 폐쇄 기점을 찾으려면 끈기있게 장관의 주행을 쫓아가야 한다. 확장된 소장이 갑자기 좁아져서 허탈(collapse)된 부분이 폐쇄 기점이다. 폐쇄 기점 찾기에 유용한 소견으로 beak sign(장관이 새 부리 모양으로 갑자기 좁아짐)이나 small bowel feces sign(폐쇄 기점 바로 앞의 소장에 대변이 차있는 거품모양의 가스 영상)이 있다(그림 6-5-4).

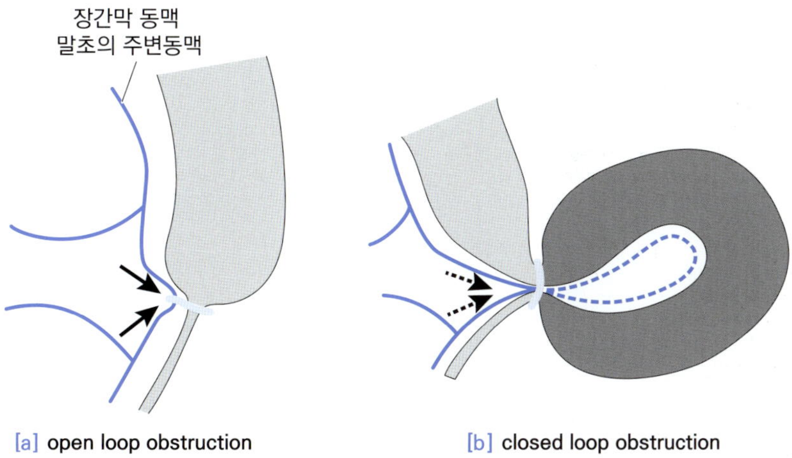

그림 6-5-5 open loop obstruction 와 closed loop obstruction

a: 장관이 한 곳에서 좁아진 상태. 양쪽의 주변 동맥에서 혈류를 받을 수 있다. b: 두 곳의 장관이 한 점에서 좁아진 상태. 좁아진 부위 사이의 장관은 혈류가 차단되어 허혈이 된다.

※ 이것은 장간막정맥에서도 같으며 동맥보다 먼저 혈류장애가 일어난다.

□ 그러나 장폐색증이 생긴지 얼마 안 되었거나 복막파종으로 협착부가 여러 곳인 경우, 불완전폐쇄에서 항문쪽 장관으로 위장관 내용물이 이동하고 있는 등의 상황에서는 폐쇄 기점의 발견이 어려울 수 있다.

2. 중증 장폐색증 소견

□ 수술치료 등 긴급한 처치가 필요한 장폐색증에 조임장폐색증과 위장관 천공이 있다.

□ 조임장폐색증은 혈류가 막힌 장폐색증이며 외과적으로 장폐색증을 제거하거나 괴사 장관을 제거하는 중증 상태다. 조임장폐색증은 장관이 한 지점에서 좁아지는 closed loop obstruction 대부분 만든다(그림 6-5-5). 허혈과 경색을 일으킨 장벽은 비조영CT에서 응고괴사에 의해 농도가 높고, 조영CT에서는 조영효과가 저하된다. 또한 주위 장간막 지방조직에 농도 증가가 있어 dirty fat sign이라고 부른다(그림 6-5-6).

□ 장폐색증에서 장관괴사나 위장관 내압 상승으로 위장관 천공이 되면 치명적이다. 반대로 위장관천공에서 복막염에 의한 마비장폐색을 일으키기도 한다. 위장관 천공에서는 천공부 근처를 중심으로 기포(free air; 복강내 유리가스)와 위장관 내용물의 장관 밖 누출을 볼 수 있다. Free air는 기체이므로 천공부 근처 이외에 간표면, 복벽 바로 아래에 모이기 쉽다. Free air가 많으면 서서 촬영한 복부 단순 방사선영상에서 횡격막 아래에 위장관 밖의 가스인 방사선투과성 항진 부위(가스는 방사선이 투과하여 영상에서 검게 보인다)을 확인할 수 있다. CT소견으로는 병터부의 장관벽 비후나 벽의 단열, 지방조직 농도 상승이 있다. 가스 소견인 free air는 폐부분조건에서 잘 볼 수 있다(그림 6-5-7).

3. 마비장폐색 진단

□ 폐쇄 기점이 없는 장관 확장에서 마비장폐색을 생각한다. 마비장폐색에서는 위장관의

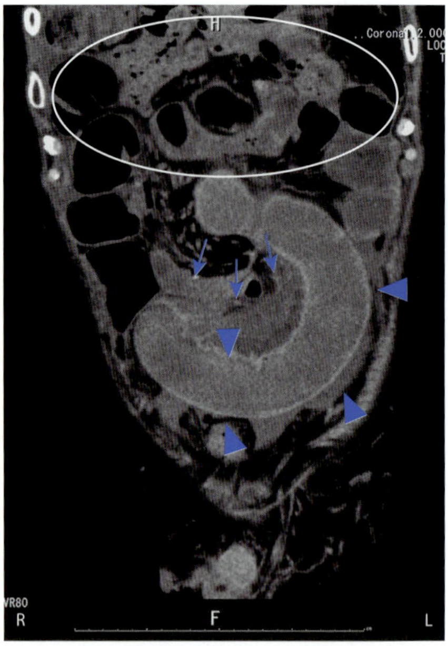

조임 장폐색증 증례(비조영CT관상영상)

그림 6-5-6 dirty fat sign

closed loop obstruction에서 부채모양으로 펼쳐진 소장의 장간막에 지방조직 농도 증가가 있다(→). 동맥보다 먼저 혈류장애를 일으킨 장간막 정맥의 정체에 의한 장간막 부종으로 생각하고 있다. 또한 응고 괴사에 빠진 소장벽(▲)은 단순CT에서 고농도를 나타낸다.

긴장도가 저하되며 위장관이 전체적으로 이완하여 확장된다. 명확한 폐쇄 기점이 없으며 직장까지 장관 내용물을 확인할 수 있다.

- □ 마비장폐색 원인 중 하나로 약제성이 있다. 암환자가 복용하는 약 중에서 변비를 일으키기 쉬운 것은 항암제[빈카알로이드제, 탈리도마이드를 비롯한 면역조절제(immunomodulatory imide drugs, IMiDs)], 마약제, 항콜린제, 페노티아진계 항정신병약, 3환계항우울제, 항파킨슨제, 칼슘이나 알루미늄 함유 제산제, 이뇨제, 항경련베, 철제, 혈압약 등이다.
- □ 마비장폐색의 다른 원인으로 상장간막동맥 폐쇄/혈전증, 복강 내 염증, 방사선 장애, 전해질 이상, 당뇨병, 갑상선 기능저하증 등이 있다.
- □ 영상 소견으로 진단할 수 있는 것은 상장간막동맥 폐쇄/혈전증, 췌장염이나 복막염에 동반한 장관 마비 등이 있다. 이런 원인 이외 상태는 영상 소견만으로는 감별이 어려워 병력이나 복용약 등에 대한 임상 정보가 유용하다.

3 증례로 배우는 영상판독 요점 *Case 23*

- □ 70대 여성.
- □ 소장의 일차 악성림프종 치료 후 소장협착에 대해서 개복 수술 병력이 있으며, 구토 및 심한 복통으로 긴급 후송.

1. 영상 소견 그림 6-5-8

- □ 소장에 국소 확장이 있다. 확장된 소장을 따라가면 beak sign이 있다(▲). closed loop obstruction을 만들고 있으며, 고리모양의 소장벽은 부종성 비후가 있고 조영효과는 저하

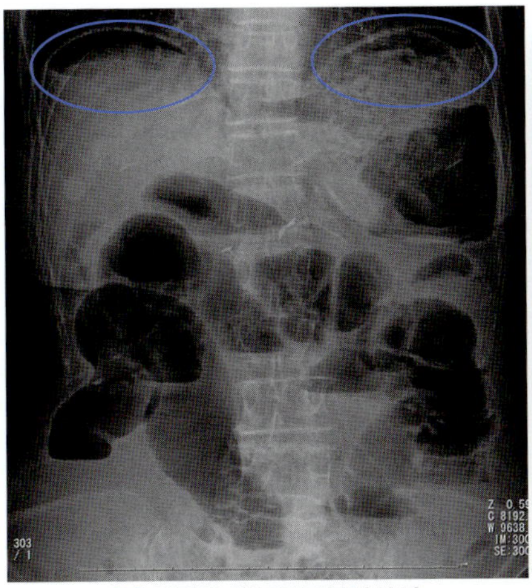

[a] 선자세 비조영복부방사선

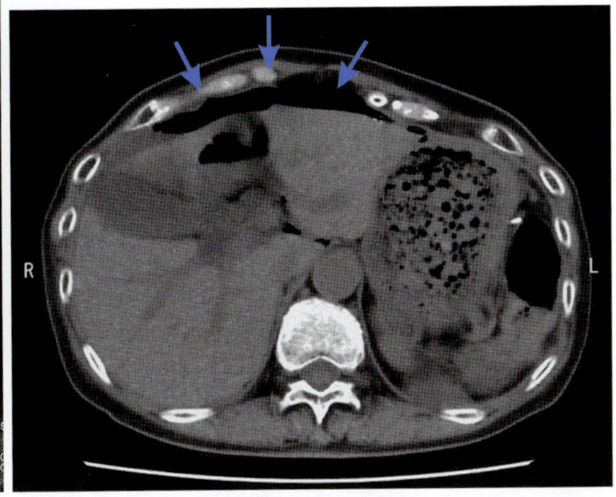

[b] 복부조건 비조영CT

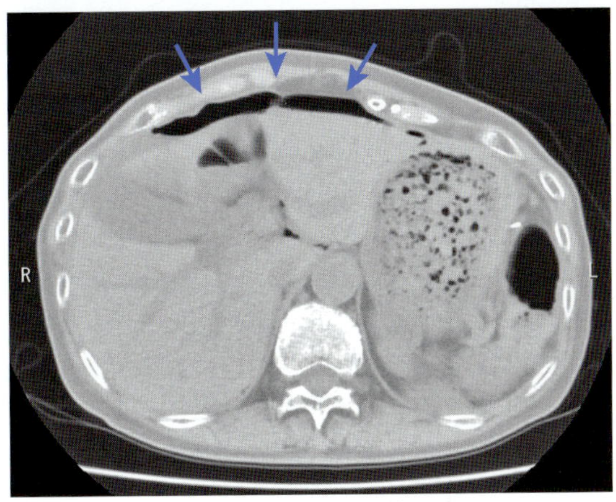

[b] 폐부위조건 비조영CT

그림 6-5-7 위장관 천공에 의한 free air

상부위장관 천공 증례의 CT. 양쪽 횡격막 아래에 free air (○)가 있다. 또한 소장에는 사다리를 만든 확장이 있어, 천공에 의한 복막염에서 장폐색증을 동반했다고 생각할 수 있다(a).

폐부위조건(c)에서 간 표면의 free air(→)가 명확하다.

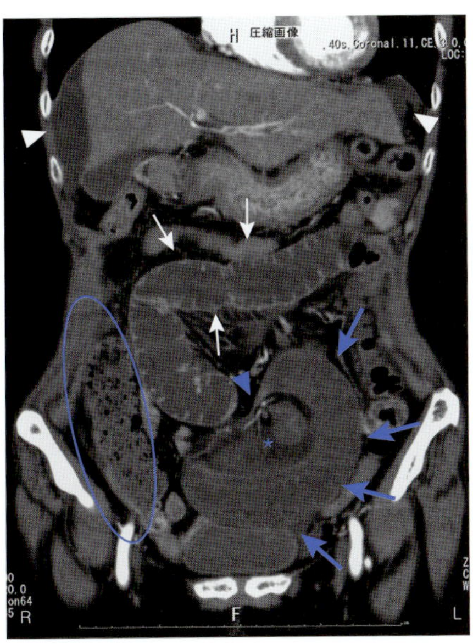

그림 6-5-8 *Case 23* **조임장폐색증**

조임장폐색증 증례(조영CT 관상영상). closed loop obstruction을 일으킨 소장에 부종성 벽비후(→)가 있어 이 부위의 조영효과는 다른 부위(→)에 비해 저하되어 있다. beak sign(▲), dirty fat sign(*), 복수(△) 등을 볼 수 있다. 또한 결장 안(○)에 변괴가 있어 폐쇄되고 오래되지 않아 CT를 촬영했다고 생각할 수 있다.

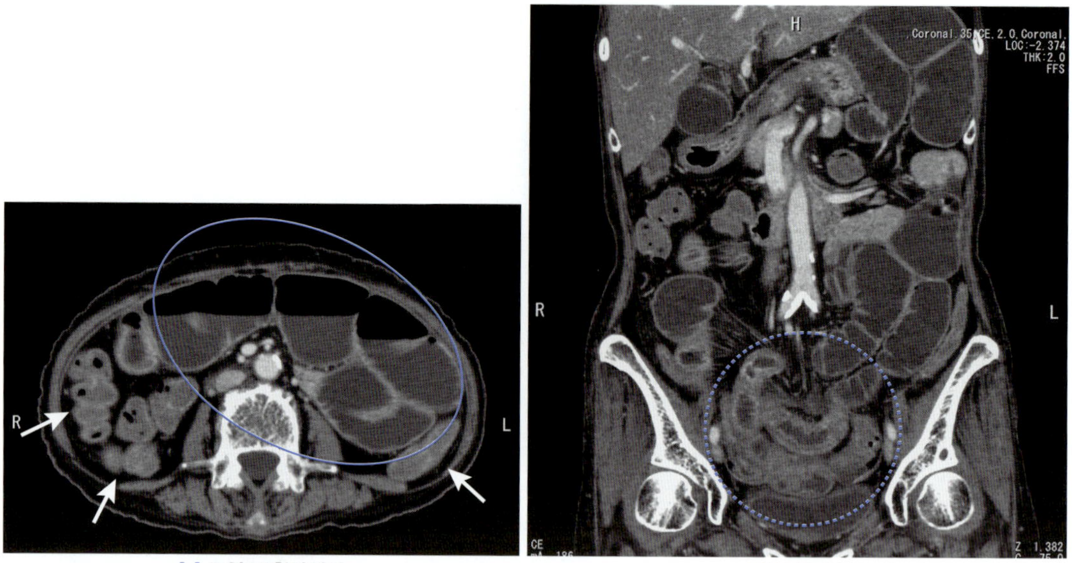

[a] 조영CT횡단영상 [b] 관상영상

그림 6-5-9 *Case 24* **방사선성 장염에 동반 장폐색증**

a: 소장(○)의 현저한 확장이 있다. 한편 결장(→)은 허탈되지 않고 변괴가 있다.

b: 같은 증례의 관상영상. 방사선 조사 부위에 일치하여 골반 안 소장에 국한적 장관벽 비후가 보인다(끊은선 ○). 다른 부위와 비교하여 약간의 허탈이 있지만 명확한 폐쇄 기점은 알 수 없다.

되어 있다. 또한 같은 부위의 장간막 지방조직에 dirty fat sign을 생각하는 농도 증가가 있다(*). 또한 반응성 복수 저장이 있다(△). 이상의 소견에서 혈류장애가 동반된 조임장폐색증을 생각할 수 있다.

- □ 이 증례에서 폐쇄 기점보다 약간 입쪽의 회장은 확장되고 공장이나 위의 확장은 없다. 또한 결장 안에 변괴가 있어 폐쇄에 이르지 않은 상태의 CT 촬영으로 생각한다.

2. 치료

- □ 조임장폐색증으로 진단하여 긴급 수술을 시행했다. 밴드 형성(줄모양 구조물)에 먼부위 회장이 고리모양으로 걸려 암갈색으로 변색되어 이 부분을 절제했다. 그 후 장폐색증 재발 없이 경과하고 있다.

4 증례로 배우는 영상판독 요점 *Case 24*

- □ 60대 여성.
- □ 자궁경부암의 화학방사선요법 후 복부 팽만감, 구토 증상이 반복되었다.

1. 영상 소견 그림 6-5-9

- □ 공장을 중심으로 소장에 명확한 확장이 있다. 한편 골반내 원위 회장에 장벽비후가 있고 같은 부위의 조영효과가 유지되어 있다. 다른 부위에 비해 확장은 크지 않고 명확한

폐쇄 기점이 없으며 결장 안에 변괴가 있었다.

□ 그 후 위장관 조영검사에서 공장 확장 및 회장의 연동운동 저하가 있었다. 배설 지연은 있지만 조영제는 직장까지 배출되었다. 하부 내시경 검사에서 관찰 가능한 범위의 회장 말단 및 구불결장에 방사선 장애를 의심하는 점막 변화가 있었다. 이상의 소견에서 방사선 장염에 동반한 마비장폐색으로 진단되었다.

2. 치료

□ 금식 및 수액요법에 의한 보존적 치료, 장폐색관 삽입 등의 내과적 치료를 했으나 증상이 반복되어 외과적으로 정상 회장과 결장을 연결하는 우회술을 시행했다. 그 후 복부 팽만감과 구토 증상이 개선되었다.

참고문헌

1) Pujara D, et al.：J Am Coll Surg. 2017 Jul；225（1）：53-59（PMID：28483604）
2) Larkin PJ, et al.：Ann Oncol. 2018 Oct 1；29（Suppl 4）：iv111-iv125（PMID：30016389）
3) Pironi L, et al.：Clin Nutr. 2015 Apr；34（2）：171-180（PMID：25311444）
4) Vather R, et al.：J Gastrointest Surg. 2013 May；17（5）：962-972（PMID：23377782）
5) 急性腹症診療ガイドライン出版委員会編：急性腹症診療ガイドライン2015．pp15-17，医学書院，2015
6) Silva AC, et al.：Radiographics. 2009 Mar-Apr；29（2）：423-439（PMID：19325057）
7) 井上明星：消化管拡張，腸閉塞症．山﨑道夫編：レジデントのための腹部画像教室，pp38-44，127-135，日本医事新報社，2017

(茶谷祥平，稲葉吉隆)

6 설사의 영상진단

POINT

- □ 설사 원인 감별에는 병력 정보가 중요하다.
- □ CT에서 장관벽 비후를 주목하여 그 패턴이나 분포를 평가한다.
- □ 장관 이외의 동반 소견 유무에도 주의한다.

1 암환자의 설사

□ 설사 원인은 크게 내인성과 외인성으로 나눌 수 있다. 내인성 설사의 원인으로 염증장질환(만성회장염, 궤양대장염), 만성췌장염, 그레이브스병 등이 있다. 외인성 설사는 세균이나 바이러스에 의한 감염장염, 투여 약에 의한 영향을 생각할 수 있다(표 6-6-1).

□ 설사의 흔한 원인은 바이러스장염이며 대부분 대증요법으로 개선된다. 한편 암환자의 설사 증상은 종양 자체(대장암이나 호르몬 생산종양 등)가 원인이 되거나 항암제에 의한 약제성장염, 항생제 투여에 의한 장내세균총 혼란으로부터 생기는 경우 등이 있어 다양한 질환을 감별한다.

□ 부작용으로 설사를 일으키기 쉬운 항암제에는 부실화 피리미딘계 제제, 이리노테칸 염산염, 에루로티닙 염산염, 아파티닙 말레인산염 등이 있다. 최근 많은 암에 상응하는 면역관문억제제에는 경증을 포함하여 30−40%에서 설사, 대장염이 나타날 수 있다. 자가면역 활성화가 원인이며, 자가면역질환, 염증질환의 기전을 생각하여 스테로이드 투여를 통해 치료하므로 대처 방법에 주의한다.

2 판독의 기본

□ 설사 원인의 대부분은 바이러스장염이며 기본적으로 대증요법을 시행하여 경과를 관찰하므로 영상 검사를 시행하지는 않는다. 또한 설사의 감별에는 병력 청취나 분변 검사, 내시경 검사가 우선된다. CT에서 장관벽의 부종성비후나 림프절 비대 등 비특이적 소견을 나타내는 것이 많아 CT만으로 설사 원인의 진단은 어렵다.

표 6-6-1 설사의 원인: 내인성, 외인성의 분류

내인성	외인성
염증장질환(크론병, 궤양대장염), 허혈장염, 만성췌장염, 그레이브스병, 위장관암, 신경내분비 종양에 의한 유암종증후군 등	감염장염(바이러스, 세균), 약제장염(항암제, 항생제 등), 한랭 자극, 짧은장증후군 등

과민장증후군, 젖당불내인증이나 알레르기의 위장증상 등 내인성과 외인성의 양쪽이 관여하는 상태도 많다.

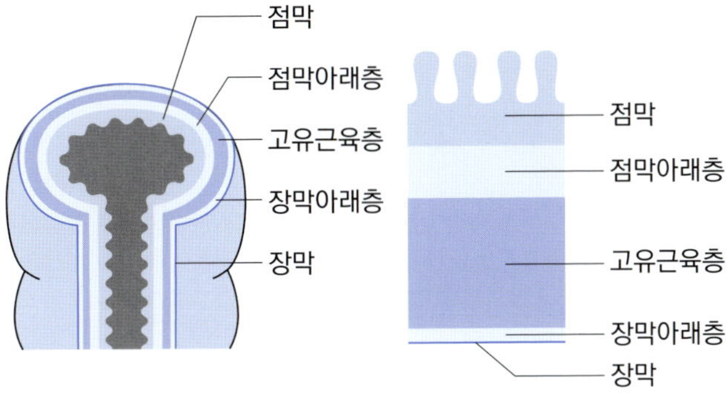

그림 6-6-1 **장관벽의 구조**

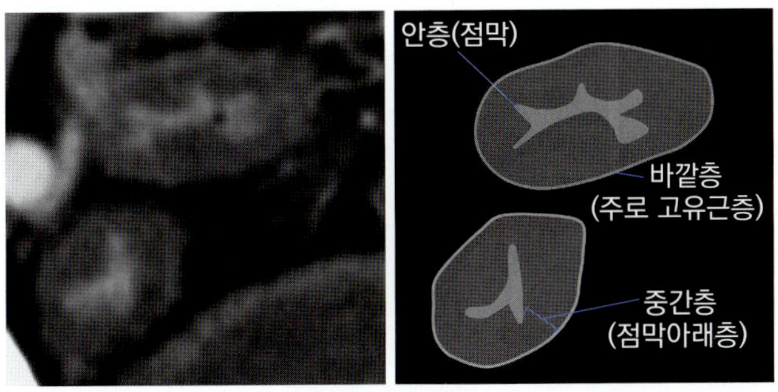

그림 6-6-2 **조영CT에 의한 점막아래층의 부종성 비후의 모습**

속공간쪽에서부터 순서대로 고농도 안층(점막), 저농도 중간층(점막아래층의 부종성 변화), 바깥층(주로 고유근육층)의 3층 구조가 있다.

□ 따라서 위장관 전체를 넓게 관찰하여 병터의 분포에서 상태를 추정하거나, 동반 소견의 수집이 CT의 역할이라고 생각할 수 있다. 여기서는 장관벽 비후의 평가나 병터 분포가 특징적 질환을 설명한다.

1. 장관벽비후의 평가

□ 정상 장관벽의 두께는 연동운동에 따라 변동하지만, 허탈 시 1–2 mm, 확장 시 3–4 mm 정도이며 4 mm를 넘으면 벽비후를 생각한다.

□ 장관벽의 구조를 다시 보자. 장관 중강쪽에서부터 점막층(점막상피, 점막 고유층, 점막 근판), 점막아래층, 고유근육층, 장막아래층, 장막으로 되어있다(그림 6-6-1). 점막아래층은 세포 성분이 적고, 섬유 성분으로 구성되는 성긴 결합조직이며, 장염 등의 염증에서 민감하게 반응하여 부종 상태가 된다. 조영CT에서 벽 구조의 구별이 어렵지만 염증에서 부종으로 두꺼워진 점막아래층은 농도가 저하되어 명확한 3층 구조(점막층, 점막아래층, 고유근육층+장막아래층+장막)를 볼 수 있다. 이런 점막아래층의 부종성비후는 장관과 직각으로 만나는 동심원 모양의 표적처럼 보여 target sign 또한 target water sign이라고 부른다(그림 6-6-2).

□ 한편 비교적 균일한 농도를 나타내는 장관벽비후에서는 종양세포나 염증세포 침윤을 의

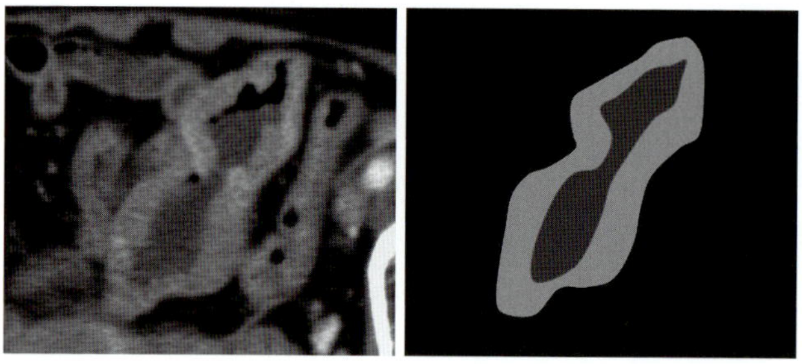

그림 6-6-3 악성 림프종에 의한 장관벽의 비후(조영CT)

소장에 제한적으로 전체벽 비후가 있다. 점막아래층의 부종성 비후와 달리 3층 구조가 명확하지 않고 균일한 농도를 나타내는 벽비후가 있다.

표 6-6-2 병터 분포에 의한 설사의 감별

병터의 분포	대표적 감별 질환
소장	바이러스장염, 크론병, 장결핵, 자반병, 루프스장염, 장염 비브리오
회맹부	크론병, 장결핵, 장관 베체트, 예르시니아장염, 아메바대장염, 장티푸스, 캄필로박터장염, 거대세포바이러스장염
오른쪽 결장	크론병, 장결핵, 병원성 대장균감염(O-157), 살모네라균장염, 약제장염
왼쪽 결장	허혈대장염, 위막장염, 궤양대장염
직장 우위	궤양대장염, 아메바대장염, 위막대장염

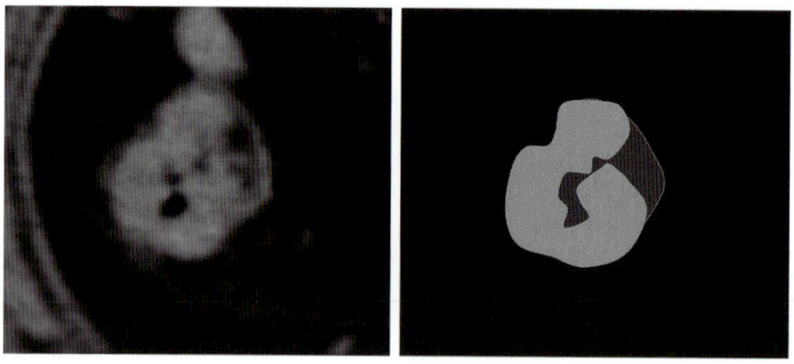

그림 6-6-4 대장암에 의한 장관벽의 비후(조영CT)

상행결장에 3/4둘레의 제한적 벽비후가 있다. 비후 장관벽은 균일한 농도를 나타내고 있다.

심하며 암이나 악성림프종을 감별한다(그림 6-6-3). 또한 크론병이나 궤양대장염 등 염증장질환은 급성기에서 만성기의 경과에 따라 다른 패턴의 장관벽 비후를 나타낸다. 특히 만성기의 경과에서 점막아래층은 지방변성에 의해 지방농도를 나타낼 수 있다.

2. 장관벽 비후의 분포는?

- □ 병터가 소장에 분포하면 대부분 염증성이다. 특히 바이러스장염이 많고 그 밖에 크론병이나 혈관염, 알레르기 등을 감별한다.
- □ 한편 병터가 결장에 분포하면 세균장염이나 게실염, 허혈장염, 궤양대장염 등을 감별한다. 이들은 특징적 병터 분포를 나타내서 감별에 유용하다(표 6-6-2). 대장암이 설사를 일으킬 수 있어 국소 벽비후에서 대장암도 감별한다(그림 6-6-4).

3. 기타 소견은?

- □ 염증장질환 특히 궤양대장염에서 일차성 경화담관염을 동반할 수 있어 간담도계 평가도

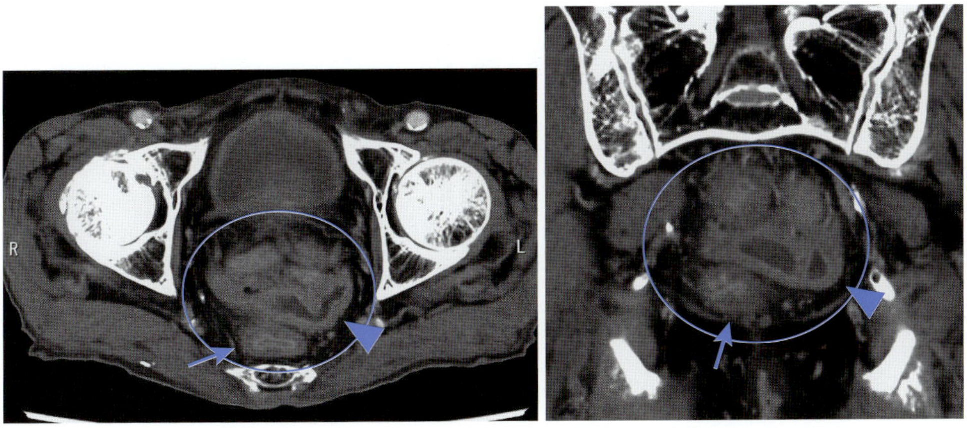

[a] 조영CT횡단영상　　[b] 조영CT관상영상

그림 6-6-5 *Case 25* **면역관문억제제에 의한 약제장염**
구불결장에서 직장에 걸쳐 전체적으로 벽비후가 있다(○). 직장에는 점막아래층의 부종 변화에 의해 3층 구조가 명확해진다(→). 구불결장에는 비교적 균일한 농도의 벽비후가 있다(▲).

중요하다. 또한 만성췌장염이나 그레이브스병이 설사의 원인이 되기도 하므로 췌장이나 갑상선에도 주목한다.

□ 또한 약이 원인으로 특징적 영상 소견을 나타내는 질환도 있다(Case 26, ☞p196).

3 증례로 배우는 영상판독 요점 *Case 25*

□ 80대 남성.

□ 인두암 수술 후 폐전이 재발에 대해 면역관문억제제 펨브리즈맙 치료 중.

□ 치료 시작 2주 후부터 설사가 나타났고 대증요법으로 개선되지 않아 조영CT 시행.

1. 영상 소견

□ 구불결장에서 직장에 걸쳐 전체둘레의 벽비후가 있다(그림 6-6-5). 직장에서 점막아래층의 부종 변화에 의해 3층 구조가 명확화하며 target sign를 나타내고 있다. 한편 구불결장에 비교적 균일한 농도의 벽비후가 있다. 부위에 따라 소견에 차이가 있다. 부종이나 염증세포 침윤 정도의 차이에 의한 것이라고 생각할 수 있다.

2. 치료

□ 병력에서 펨브리즈맙에 의한 약제장염이 의심되었다. 면역관문억제제에 특징적 면역관련 유해 사상이라고 생각할 수 있어 스테로이드를 투여했다. 그 후 시간 경과에 따라 개선되었다.

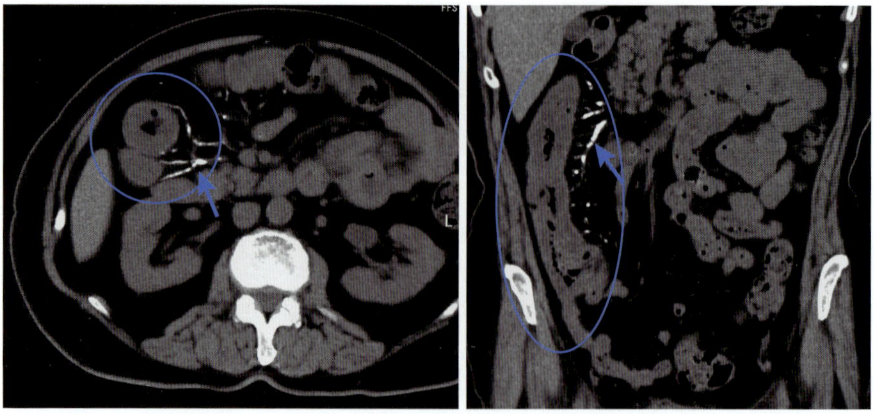

그림 6-6-6 *Case 26* **산치자나무 장기 복용에 의한 장간막정맥 경화증(단순CT)**
상행결장에서 횡행결장에 걸쳐 전체적으로 벽비후가 있다(○). 부근에는 장간막 정맥의 석회화가 있다(→).

4 증례로 배우는 영상판독 요점 *Case 26*

- □ 60대 여성.
- □ 만성 설사 증상으로 장기간 생약제를 복용하고 있다.

1. 영상 소견

- □ 상행결장에서 횡행결장에 걸쳐 전체 둘레의 벽비후가 있다(그림 6-6-6). 근처에 줄모양의 고농도 구조가 있다. 이것은 장간막정맥의 석회화이며 생약제가 들어있는 산치자에 의한 장간막정맥 경화증의 소견이다.
- □ 장간막정맥 경화증은 장간막정맥 석회화에 의해 대장의 정맥 흐름이 나빠진 것이며 복통, 설사, 구토 등의 증상이 나타난다. 장폐색증을 일으켜 결장 절제를 시행한 예도 보고되어 있다. 산치자 장기 복용이 원인의 하나로 주목받고 있다. 상행결장에서 횡행결장을 중심으로 특징적 영상 소견을 볼 수 있어 snap diagnosis(즉각진단)가 가능한 질환이다.
- □ 산치자는 다양한 생약제가 들어있다.

2. 치료

- □ 원인이 되는 생약제를 중지하고 지사제 복용 등 대증요법으로 경과를 관찰하였다.

참고문헌

1) Macari M, et al.：AJR Am J Roentgenol. 2001 May；176（5）：1105-1116（PMID：11312162）
2) Wittenberg J, et al.：Radiographics. 2002 Sep-Oct；22（5）：1093-1107（PMID：12235339)）
3) 胃腸障害（下痢・大腸炎）．日本臨床腫瘍学会編：がん免疫療法ガイドライン（第2版），pp36-39，金原出版，2019
4) 大津建聖他：日本消化器病学会雑誌．111（1）：61-68，2014

(茶谷祥平，稲葉吉隆)

7 저림을 호소하는 환자의 영상진단

POINT

- □ 저림 상태에서 예상되는 장애 부위를 평가한다.
- □ 척추전이에 동반한 척수 압박(MSCC)은 신속한 대응이 필요하므로 특히 주의한다.

1 암 환자의 저림

- □ 저림은 때로 통증이 동반되는 감각장애이며, 신체의 감각 수용기로부터 말초신경(감각신경), 척수, 대뇌에 도달하는 감각 전도 경로 어느 곳의 장애에서도 나타난다. 표 6-7-1은 장애 부위에 따라 저림을 일으키는 원인이다.
- □ 저림의 흔한 원인으로 추간반 탈출증, 당뇨병 등은 일상 진료에서 자주 볼 수 있다. 이런 일반적 질환에 더해 암에 특이한 저림의 원인이 있다. 직접적 요인으로는 암 자체의 신경 압박이나 신경침윤, 간접적 요인으로는 수술이나 항암제 등의 약에 의한 합병증이나 부작용을 들 수 있다.
- □ 저림을 일으키기 쉬운 항암제는, 세포손상성 항암제로 파크리탁셀, 도세탁셀, 빈크리스틴, 시스플라틴, 옥살리플라틴 등이 있고, 분자표적형 항암제로 보르테조밉, 이키사조밉 등이 있다. 이런 원인에 의한 저림은 손끝, 발끝에 대칭성 분포가 많으며 보통 영상 검사 대상은 되지 않는다. 한편 최근 적응이 확대된 면역관문억제제에서 면역관련 유해사상으로 탈수성 신경병증(길랑–바레증후군, 만성 염증탈수신경병증)나 자가면역성 뇌염 보고 예가 있어 영상 검사가 진단에 도움이 될 수 있다.

표 6-7-1 저림의 원인: 장애 부위에 의한 분류

장애 부위	질환	
대뇌, 뇌간	뇌경색, 뇌출혈, 뇌종양(전이 포함), 다발경화증 등	
척수, 신경뿌리	척추간반탈출, 척주관협착증, 척수경색, 다발경화증, 척수 동정맥기형 등	
말초신경	단일신경병증	수근관증후군, 주부관증후군, 대상포진 등
	다발단신경병증	교원병, 혈관염, 유육종증 등
	다발신경병증	당뇨병, 비타민B12결핍, 요독증, 길랑-바레증후군, 만성 염증성탈수성 신경병증, 샤르코-메리-트워스병, 방종양성, 감염, 중독, 약제 등
기타	전해질이상, 과환기	

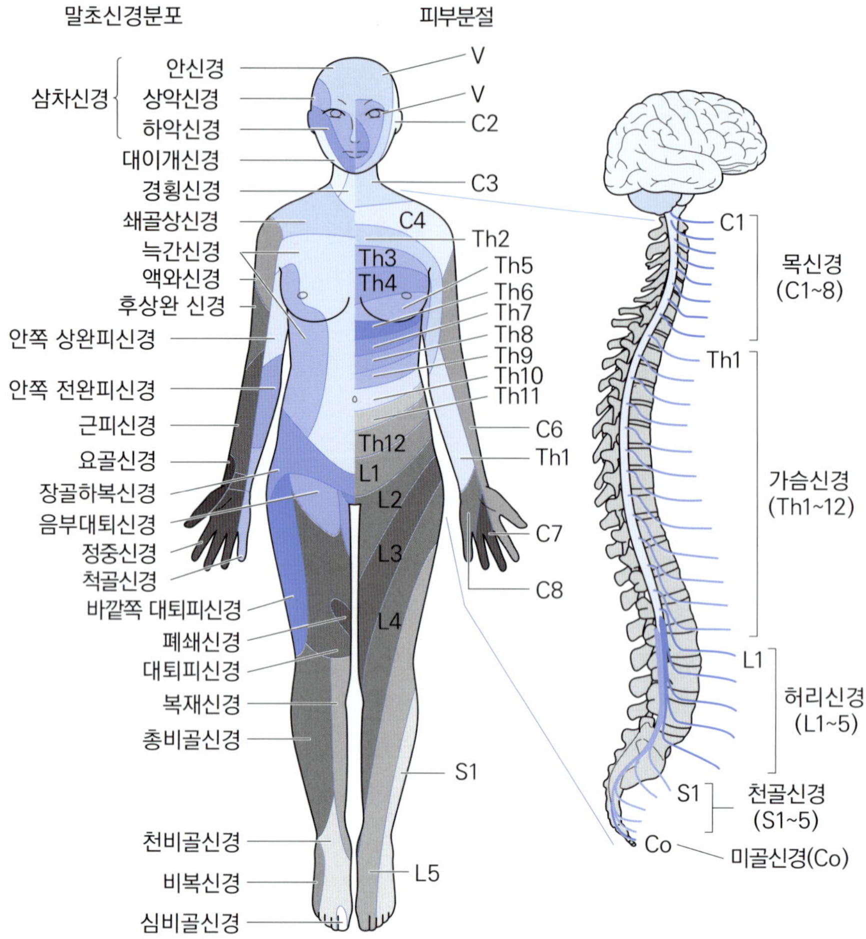

그림 6-7-1 **피부분절과 말초신경 피부 지배 영역**

2 판독의 기본

□ 저림의 상태나 분포를 문진과 진찰에 의해 자세하게 조사하여 감각 전도 경로의 장애 부위를 추정한다. 척수신경이 지배하는 피부 감각 영역을 모식한 피부분절이나 말초신경 피부 지배영역 분포에 따른 증상에서 척수, 신경뿌리, 말초신경 수준의 장애를 생각한다(그림 6-7-1)*1. 피부분절 L5영역(발 바깥쪽)에 저림 증상이 있을 때 L5영역의 신경뿌리 수준 손상을 의심한다.

*1 칼럼: 피부분절과 말초신경 피부 지배영역의 차이
피부분절과 말초신경 피부 지배영역의 분포가 어떻게 다른지 이해하기 위해서 말초신경 해부를 정리한다. 중추신경인 척수에서 31쌍(제1-8경신경: C1-8, 제1-12 가슴신경: Th1-12, 제1-5허리신경: L1-5,제1-5 천골신경: S1-5, 미골신경: Co)의 말초신경이 분지한다. 척수에서 분지하는 부위를 신경뿌리(전근: 운동신경, 후근: 감각신경)라고 불러, 31쌍의 척수신경뿌리가 지배하는 피부를 나타내는 것이 '피부분절'이다. 신경뿌리는 이보다 원위에서 몇 개의 가지로 나누어지거나 합류하여 신경총을 만들고 말초신경으로 이행한다. 따라서 말초신경은 단일 척수절의 척수신경뿌리 뿐 아니라 다른 척수절의 척수신경뿌리의 가지와 함께 형성되어 있다. 이 말초신경의 지배영역을 나타낸 것이 '말초신경 피부 지배영역'이다.
예를 들어 C5-Th1는 신경뿌리가 척수를 나와 각각 분지, 합류하여 팔신경총을 만들어 최종적으로 위팔을 지배하는 정중, 요골, 촉골, 근피신경이 된다(그림 6-7-2).
'피부분절' 영역에 따른 감각 이상의 분포는 척수-신경뿌리 수준의 장애를 의심하며 '말초신경 피부 지배영역'에 따른 감각 이상 분포는 신경뿌리보다 먼 말초신경 수준의 장애를 의심한다.

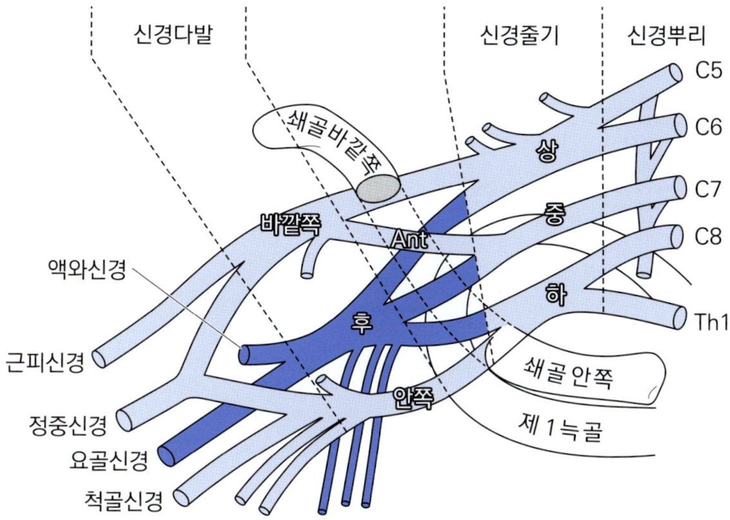

그림 6-7-2 팔신경총

□ 추정 부위에 대한 단순 촬영이나 CT, MRI 등 영상 검사를 시행하여 원인에 대한 정밀 조사를 진행한다. 특히 콘트라스트 분해능이 높은 MRI는 뇌나 척수, 일부 말초신경 평가에 유용한 영상 검사다.

□ 여기서는 종양의 말초 신경 침윤과 oncologic emergency의 하나인 전이성 척수압박(metastatic spinal cord compression, MSCC)을 설명한다.

1. 종양의 신경 침윤

□ 종양의 신경 침윤 형태에서 직접 침윤 이외에 신경을 감싸 진행하는 신경 주위 침윤이 있다. 특히 신경 주위 침윤은 종양을 만들지 않으며, 일차병소에서 멀리 떨어진 경우도 있어 비종양성 신경장애와 감별이 어렵다.

□ 종양 침윤으로 장애 받은 말초신경은 비대나 조영제에 의한 조영증가(조영효과)를 나타내는 것이 많다. 수분의 신호를 강조하는 MRI의 T2강조 영상 및 확산 강조상(☞ p56)에서 고신호(영상에게 희게 보인다)를 나타낸다. 또한 FDG-PET/CT에서 종양의 포도당대사 항진을 반영하여 축적되는(영상 농도 증가) 경우가 많다.

□ 말초신경은 운동신경도 동반하며 장애된 말초신경의 지배 근육은 위축이 많으며 탈신경이라고 부른다.

□ 이상의 소견은 비특이적이며, 확진을 위해 때로 신경 생검이 필요할 수 있다.

2. 전이성 척수 압박(MSCC)

□ 전이성 척수 압박은 척추에 전이한 종양에 의한 척수 압박으로 마비나 통증이 나타나서 환자의 QOL이 크게 나쁜 상태다. 중증 MSCC은 비가역적 마비를 일으킬 가능성이 있어 긴급한 압력 제거술이 필요하다.

□ 척추추체골의 전이 진단에 MRI의 T1강조영상 및 지방 억제(수분의 신호처럼 고신호가

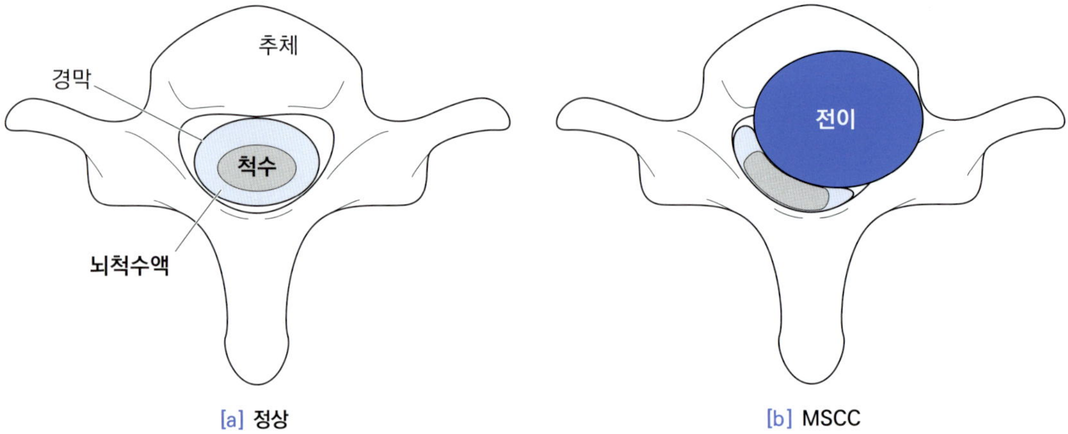

그림 6-7-3 a: 정상 경막과 척수, b: MSCC

a: 척수는 뇌척수액이 채워진 경막 안에 들어 있다.

b: MSCC 증례. 추체전이가 경막 및 내부의 척수를 압박하고 있다.

되는 지방신호를 제외한다 ☞ p56)와 T2강조영상의 시상영상이 유용하다. 연령 증가에 따라 조혈골수(적색골수)가 지방골수(황색골수)에 변화되는 정상 성인에서 추체는 보통 지방 신호(T1강조영상과 T2강조영상에서 모두 고신호, 지방억제 영상에서 저신호)를 나타낸다. 추체전이가 있으면 종양이나 동반된 부종 변화, 압박 골절에 의해 지방신호가 소실되어 물에 가까운 신호(T1강조영상에서 저신호, 지방억제 T2강조영상에서 고신호)로 바뀐다.

- ☐ 척추전이에 의한 압박 골절은 때로 골다공증 등 양성질환에 동반하는 압박 골절과 감별이 어려울 수 있다. 뼈파괴의 동반, 추체외 종양 형성, 광범위한 추체 이상 신호 등은 척추전이의 압박골절에서 나타나므로 감별점이 된다.
- ☐ 척추전이를 진단하면 다음에는 척수 압박 정도나 추체의 불안정성을 평가한다. 척수는 경막으로 덮인 경막낭이라고 부르는 뇌척수액이 채워진 주머니 안에 들어있으며, 경막낭은 다시 추체를 구성하는 척주관 안에 위치한다(그림 6-7-3). 추체전이 병터가 증가하면 경막낭을 압박하며 더욱 진행하면 척수를 압박한다. 척수 압박이 심하면 척수 내 신호 변화(척수연화증; myelomalacia)를 일으킨다. 또한 골용해성 전이나 압박골절을 동반한 척추전이는 척추 동요가 커져 불안정성이 증가한다.[*2]
- ☐ 척수 압박 정도는 MRI T2강조영상 횡단영상에서 척수 압박 정도를 평가하는 ESCC (epidural spinal cord compression) scale(경막외 척수 압박 지수)[*3]을 이용한다. 추체의 불안정성은 병터부위, 통증 정도, 골병터의 상태 등으로 평가하는 SINS (spinal instability neoplastic score)[*4] 점수를 이용한다. 척수압박 증상이나 불안정성이 크면 긴급한 압박 제거술이나 방사선 치료가 필요하다.

---

* 2 척추(뼈)의 동요 증가를 불안정성이 커진다고 표현한다.
* 3 ESCC 스케일: MRI T2강조영상 횡단 위치에서 척수압박 소견을 평가하는 점수.
* 4 SINS: 병터부위, 통증, 뼈병터 상태 등에 의해 전이 척추종양에서 척주 불안성을 평가하는 점수.

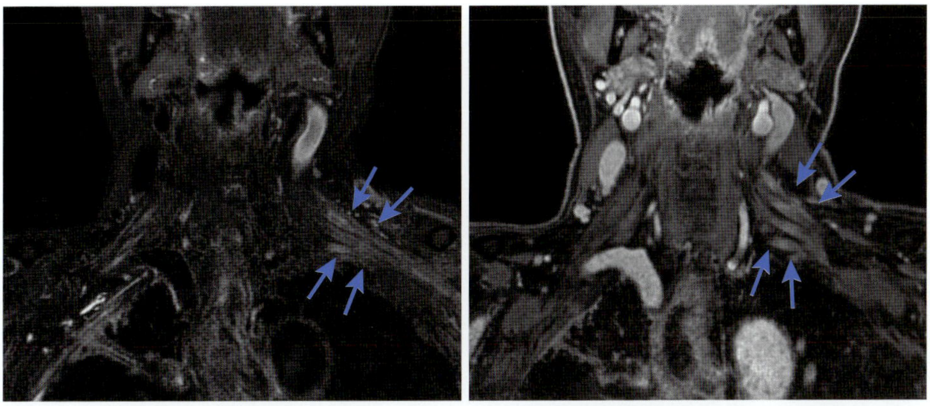

[a] 지방억제 T2강조상의 관상영상 [b] 지방억제 조영T1강조상의 관상영상

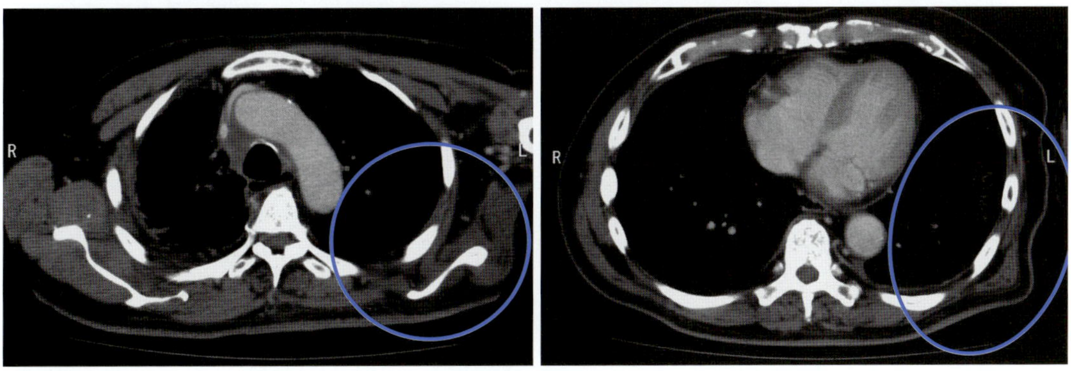

[c] [d]

그림 6-7-4 *Case 27* **악성 림프종의 신경 침윤(신경림프종증)**

a: 오른쪽에 비해 왼쪽 C5-Th1 신경(→)은 비대되고 고신호를 나타내고 있다.

b: 같은 신경(→)에 조영효과가 있다.

c, d: 오른쪽에 비해 어깨 회전근이나 흉벽의 근육 위축(○)이 있다.

3 증례로 배우는 영상 해석 요점 *Case 27*

- □ 70대 남성.
- □ 악성림프종 치료 병력이 있으며, 왼쪽 위팔의 저림을 동반한 통증, 탈력감이 서서히 진행.
- □ 임상 소견에서 상완신경총 부위의 말초신경병증이 의심되어 조영 MRI 촬영.

1. 영상소견 그림 6-7-4

- □ 지방억제 T2 강조영상 관상영상에서 왼쪽 C5-Th1의 신경뿌리에서 상완신경총에 걸쳐 신경의 비대 및 고강도 변화가 관찰된다(그림 6-7-4a). 지방억제, 조영 T1 강조영상에서 같은 신경에 조영 효과가 있다(그림 6-7-4b). 오른쪽 신경과 비교해 보면 그 변화를 확실히 알 수 있다.

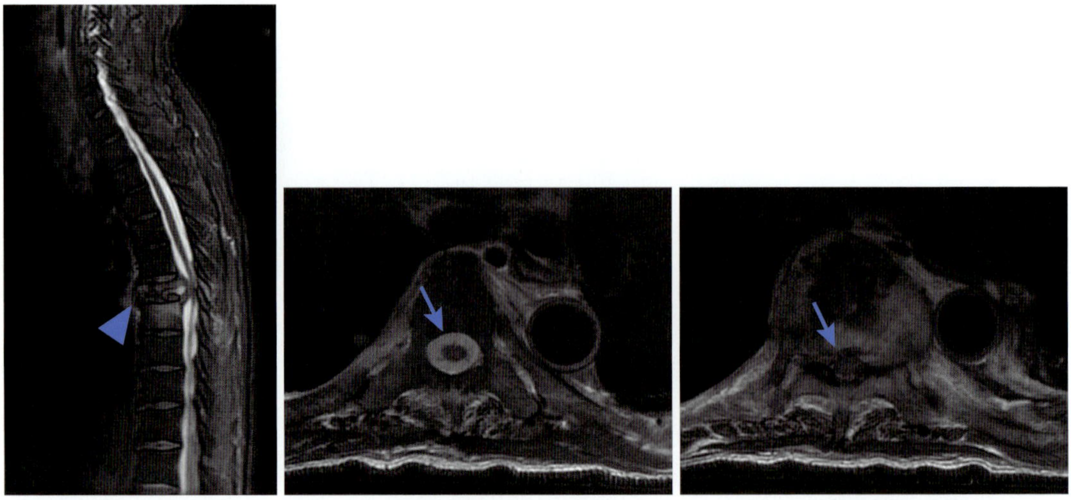

[a] 지방억제 T2강조상 시상영상 [b] 정상 추체(Th6)의 T2강조상 횡단영상 [c] Th7추체부의 T2강조상 횡단영상

그림 6-7-5 *Case 28* MSCC

a: Th7(▲)에 압박골절을 동반한 전이가 있다.

b: 경막낭 안 뇌척수액(고신호부)에 척수(→)를 확인할 수 있다.

c: 전이에 의한 강한 압박으로 경막낭 안의 뇌척수액 신호를 볼 수 없다(→).

- □ 동시에 촬영한 CT 영상을 제시한다(그림 6-7-4c, d). 무언가 이상한 점을 발견했는가? 왼쪽 흉벽과 어깨주위 근육이 오른쪽에 비해 위축되어 있다*5. 상완신경총을 구성하는 C5–Th1은 위팔의 근육뿐 아니라 흉벽이나 어깨 회전근을 지배하는 신경(견갑상·하신경: 극상근, 극하근, 견갑상근, 대원근, 흉배신경: 광배근, 장흉신경: 전거근)으로 분지하고 있다. 팔신경총 장애에서 이런 근육은 탈신경을 일으켜 위축한다.
- □ CT에서 신경 자체의 이상을 보기는 어렵지만 이상과 같은 근육의 이차 변화의 발견으로 진단에 단서가 될 수 있다.

2. 치료

- □ 뇌의 림프종 재발이 있었으며, 신경 생검 결과와 종합하여 악성림프종의 신경 침윤(신경림프종증; neurolymphomatosis)으로 진단되었다. 그 후 화학요법을 재개하였다.

4 증례로 배우는 영상판독 요점 *Case 28*

- □ 60대 남성.
- □ 좌하엽 폐암 수술 후 왼쪽 등에서 가슴옆으로 저림을 동반한 통증이 나타났고 2개월 후 보행이 어려워졌다.

*5 장기가 정상 크기보다 작아지면 위축이라고 판단한다.

1. 영상 소견

□ Th7추체골에 압박골절을 동반한 전이와, 같은 부분의 T2강조영상에서 고신호 변화가 광범위하게 있었다(그림 6-7-5a). 압박골절에 의해 추체 뒤쪽으로 돌출한 종양이 경막강 안의 척수를 심하게 압박하고 있다.

□ 경막강 안은 보통 뇌척수액(T2강조영상에서 고신호)으로 채워져 있지만(그림 6-7-5b) 종양이 압박한 병터의 경막강 안에는 뇌척수액 신호를 확인할 수 없다(그림 6-7~5c).

□ 신경뿌리와 척수 압박에 의한 신경 증상을 동반한 MSCC로 진단되었다. 압박골절 동반과 불안정성으로 긴급한 처치가 필요한 상태다.

2. 치료

□ 긴급하게 흉추 압박제거 고정술을 시행하였다. 그 후 방사선요법을 추가하고 재활치료 계속으로 보조 보행이 가능해졌다.

참고문헌

1) 伊藤隆原著，高野廣子改訂：解剖学講義（改訂2 版），pp133-135，216-217，340，668-672，南山堂，2001
2) 日本臨床腫瘍学会編：神経・筋・関節障害．がん免疫療法ガイドライン（第2版），pp43-46，金原出版，2019）
3) Crush AB, et al.：Radiographics. 2014 Nov-Dec；34（7）：1987-2007（PMID：25384297）
4) 上谷雅孝他：脊椎圧迫骨折（骨粗鬆症によるもの）．上谷雅孝編：画像診断別冊KEY BOOKシリーズ骨軟部疾患の画像診断（第2 版），pp264-265，学研メディカル秀潤社，2010
5) 福島文他：MRI による脱髄神経筋の評価．上谷雅孝編：画像診断別冊KEY BOOKシリーズ骨軟部疾患の画像診断（第2版），p411，学研メディカル秀潤社，2010
6) Lawton AJ, et al.：J Clin Oncol. 2019 Jan；37（1）：61-71（PMID：30395488）
7) Bilsky MH, et al.：J Neurosurg Spine. 2010 Sep；13（3）：324-328（PMID：20809724）
8) Fourney DR, et al.：J Clin Oncol. 2011 Aug；29（22）：3072-3077（PMID：21709187）

(茶谷祥平，稲葉吉隆)

8 종양분해증후군 위험의 영상진단

POINT

- □ 종양분해증후군(TLS)은 암 치료 시작 후에 많은 암세포가 짧은 기간에 파괴되어 일어난다. 종양의 양이 많고, 증식 속도가 빠르며, 치료 감수성이 높은 암에서 발생 위험이 높다.
- □ TLS는 혈액암에서 자주 나타나지만 분자표적치료를 사용하기 시작하며 고형암에서도 볼 수 있게 되었다.
- □ 위험 평가를 암의 종류나 환자 상태에 따라 저위험, 중간위험, 고위험으로 나눈다.
- □ 위험 평가에 따라 적절한 예방 대책이 중요하다.
- □ 여기서는 종양분해증후군의 위험 평가와 그에 따른 예방에 대해 설명한다.

1 종양분해증후군(TLS)이란?

□ 항암제나 방사선 조사에 의해 대량의 암세포가 단기간에 파괴되면 암세포 안에 있던 핵산 등의 성분이나 대사산물이 생체의 배출 능력 이상으로 혈중에 방출되어 중증 전해질 이상 등을 일으킬 수 있다. 이런 상태를 종양분해증후군(tumor lysis syndrome, TLS)이라고 한다(그림 6-8-1).

□ TLS는 '강력한 치료 효과'에 의해 일어나므로 조혈기종양에서 잘 알려져 있고 고형암에서는 드물다고 생각했다. 최근 많은 분자표적 치료제의 등장으로 고형암에서도 TLS에 주의할 필요성이 생겼다. 예방 방법으로 TLS 위험에 대처할 수 있지만 모르고 방치하면 사망할 수 있는 중증 유해사상이다.

□ TLS가 일어나면 체내 요산이 증가하고, 칼륨, 칼슘, 인 등의 전해질 균형이 무너지며 혈액이 산성으로 되고(산증), 신장에서 소변 생산이 감소하는 등의 이상이 나타난다. 보통 암치료 시작 후 12–72시간 이내에 많이 나타난다.

2 TLS 진단

1. TLS 진단 기준

□ TLS는 2010년 발표 TLS panel consensus에 의해 진단한다(표 6-8-1). 고요산혈증, 고칼륨혈증, 고인혈증, 저칼슘혈증 중에서 2개 이상이 화학요법 시작 3일 전부터 시작 후 7일 이내에 동시에 나타난 laboratory TLS (LTLS) 및 LTLS에 더해 표 6-8-1의 신장기능 장애, 부정맥, 경련 등이 하나라고 있거나 돌연사의 경우는 clinical TLS (CTLS)라고 한다.

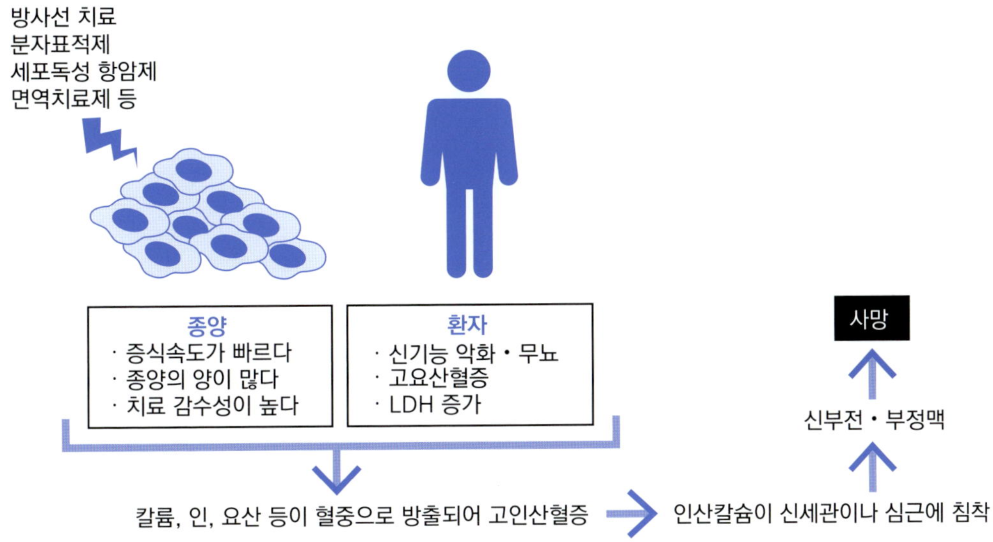

그림 6-8-1 TLS의 기전

표 6-8-1 TLS의 진단 기준

	실험실 종양 분해 증후군(LTLS)	임상 종양 분해 증후군(CTLS)
고요산혈증	성인: 요산치>8.0 mg/dL 소아: 정상치 이상	
고인혈증	성인: 인>4.5 mg/dL 소아: 인>6.5 mg/dL	
고칼륨혈증칼륨	칼륨>6.0 mEq/L	고칼륨혈증에 의한 부정맥, 돌연사
저칼슘혈증	보정 칼슘 < 7.0 mg/dL, 이온화 칼슘<1.12 mg/dL	저칼슘혈증에 의한 부정맥, 돌연사, 경련, 신경근육증상(테타니 등), 저혈압, 심부전
급성신부전		혈청 크레아티닌: baseline에서 0.3 mg/dL 상승, 소변양 감소: 6시간뇨<0.5 mL/kg/시
진단 기준	이상에서 2개 이상	LTLS +이상에서 1개 이상

(Howard SC.: N Engl J Med. 2011:364:1844-1854)

2. TLS를 일으키기 쉬운 약

- ☐ 레나리도미드, 이마티닙, 니로티닙, 푸루다라빈, 탈리도마이드, 리툭시맙, 파노비노스타트, 카페시타빈, 세톡시맙, 스니티닙, 드세탁셀, 게사시타빈, 베바시주맙 등.
- ☐ 최근 면역관문억제제나 CAR-T요법에서도 보고된다.

3. TLS를 일으키기 쉬운 질환과 빈도

- ☐ **표 6-8-2**와 같다.

4. TLS 위험 평가

- ☐ 임상에서 환자의 TLS 발생 위험에 따른 화학요법 시행이 중요하다. 치료 시작 전 위험 평가는 다음 3단계로 평가한다.

표 6-8-2 TLS를 일으키기 쉬운 질환

질환	빈도
급성골수백혈병(AML)	3.4-1.7%
급성림프구백혈병(ALL)	4.4-26.4% (소아는 63%)
만성림프구백혈병(CLL)	0.42%
악성림프종	병형에 따라 다름
다발골수종	0-3.9%, 평균 1.4%
고형암	1-5%, 평균 3.6%

AML : acute myeloid leukemia , ALL : acute lymphocytic leukemia , CLL : chronic lymphocytic leukemia

(후생노동성: 중증 부작용 질환별 대응매뉴얼 종양융해증후군. p 11, 201)

표 6-8-3 고형암의 TLS위함

- 종양의 양이 많다(10 cm 이상의 거대 종양 등)
- 간전이
- LDH 증가 또는 요산 상승
- 신경아종, 배세포종양, 소세포 폐암 등 화학요법에 감수성이 높은 종양
- 신장기능 장애
- 신장 독성이 있는 약 치료
- 감염, 탈수 동반

(Cairo MS.: Br J Haematol. 2010:149:578-586)

① LTLS 유무(표 6-8-1)

② 질환별 TLS 위험 분류(표 6-8-2)

③ 신장기능에 의한 TLS 위험 분류

□ ①의 평가에서 LTLS가 아니면 단계 ②로 진행한다. ②의 질환에 따라 위험 분류를 저위험(TLS 발생률 1% 광범위), 중간위험(TLS 발생률 1–5%), 고위험질환(TLS 발생률 5% 이상)으로 나눈다. ③ 신장기능(혈청 크레아티닌 기준치), 신장 침윤 유무 등에 따라 최종적 위험을 결정한다.

□ 다음에 질환에 따른 위험 분류를 설명한다.

5. 질환에 따른 TLS 위험 분류

(1) 고형암

□ 고형암에서(표 6-8-3) 위험인자가 하나 이상은 중간위험, 없으면 저위험질환으로 분류한다.

□ 이런 TLS 위험 분류에서 영상에 의한 평가는 '종양의 양이 많다(10 cm 이상의 거대 종양)'과 '간전이'다. 종양의 양은 다음의 증례에서 설명한다(☞ p209).

(2) 다발골수종

□ 다발골수종은(그림 6-8-2) 위험인자가 있어 발생 가능성이 높지만 저위험질환으로 분류한다.

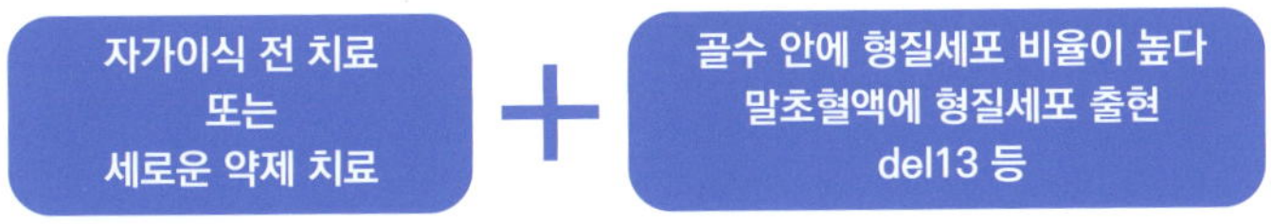
자가이식 전 치료
또는
세로운 약제 치료
+
골수 안에 형질세포 비율이 높다
말초혈액에 형질세포 출현
del13 등

그림 6-8-2 **다발골수종의 TLS 위험인자**

[일본 임상종양학회 편: 종양분해증후군(TLS) 진료가이던스(제2판), pp14-18.2021]

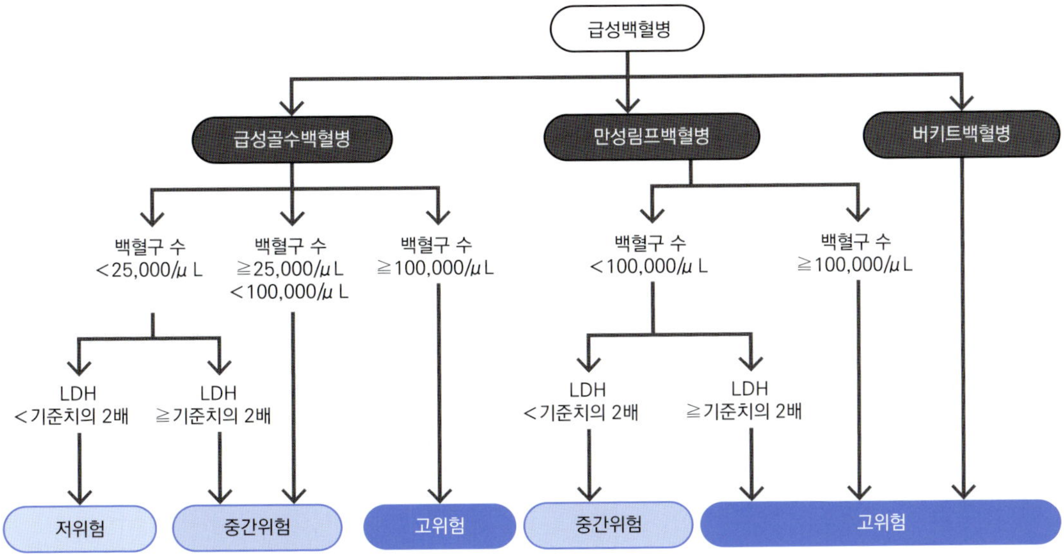

그림 6-8-3 **급성백혈병의 TLS 위험 분류**

(Cairo MS: Br J Haematol.2010:149:578-586)

(3) 만성백혈병

- □ 만성 골수백혈병(chronic myeloid leukemia, CML)은 TLS 발생률이 낮아 저위험질환으로 분류한다. 그러나 이행기, 급성 전환기의 CML에서 이마티닙에 의한 TLS발생이 보고되어 주의가 필요하다.
- □ 만성 림프구백혈병(chronic lymphoid leukemia, CLL)은 기본적으로 저위험이지만 백혈구가 크게 증가하면 중간위험군으로 분류한다. 또한 최근 새로운 치료제가 적극 개발되고 있으며 약에 따라 TLS 발생률 증가가 보고되어 주의가 필요하다(예: venetoclax).

(4) 급성백혈병

- □ 급성백혈병은 질환의 종류와 말초혈액 검사 수치에 따라(**그림 6-8-3**) 위험을 분류한다.

(5) 악성림프종

- □ 악성림프종은 질환의 종류와 말초혈액 검사 수치에 더해 bulky 병터(종양지름 >10 cm) 유무, 진행기(**그림 6-8-4**) 등에 의해 위험을 분류한다. 따라서 악성림프종에서 TLS 위험 평가에 영상진단이 중요한 역할을 한다.

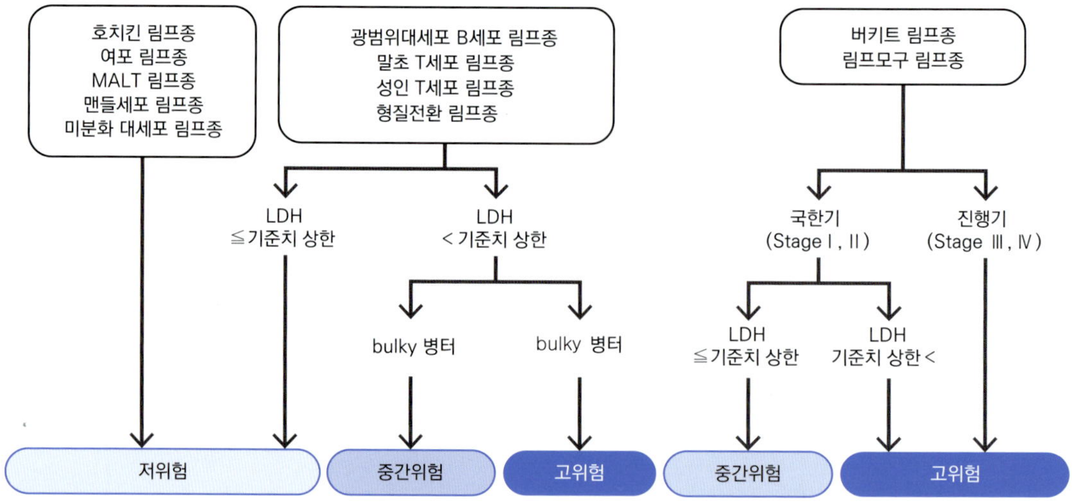

그림 6-8-4 악성림프종의 TLS 위험 분류

(Cairo MS: Br J Haematol.2010:149:578-586)

표 6-8-4 TLS예방

	감시[*1]	수액	요산저하제
저위험	24시간마다	일반 수액	기본적으로 필요 없음
중간위험	8-12시간마다	대량 수액 (2.5-3 L/일)	치료 시작 1-2일 전부터 종료 3-7일 후까지 요산 생산 억제제[*2] (투여해도 요산치가 지속적으로 상승하면 라스브리카제[*3]을 고려)
고위험	4-6시간마다, 심전도 추가		치료 시작 4-24시간 전부터 라스브리카제[*3] 투여

*1 감시: 요산, 인, 칼륨, 칼슘, 크레아티닌, LDH, 수분 균형·
*2 요산생산 억제제: 잔틴옥시다제 억제제. 이미 생산된 요산에는 작용하지 않기 때문에 효과 발현이 늦다.
*3 라스브리카제: 요산 분해 효소제. 작용이 강력하고 신속하며, 최대 7일간 투여 가능.

[일본 임상종양학회 편: 종양분해증후군(TLS) 진료지침(제2판). pp39-40, 2021]

3 TLS 예방

□ 예방을 위해 LTLS 평가가 중요하다. 따라서 기저(baseline) 요산, 인, 칼륨 등의 측정이 필요하다. 치료 시작 후 이런 검사 수치 변동을 확인하여 평가한다. 예방은 감시, 수액, 요산저하제의 3개가 요점이다.

□ 예방은 앞의 위험분류(표 6-8-4)에 따른 예방법을 권고한다.

- 저위험: 24시간마다 감시한다. 요산저하제의 기본적 투여는 필요하지 않지만 요산이 높거나 거대 종양, 증식이 빠른 종양에서는 투여를 권고한다.
- 중간위험: 8-12시간마다 감시한다. 수액 시행과 동시에 요산 생산억제제 치료 시작 1-2일 전부터 치료 종료 3-7일까지 투여한다. 요산 생선억제제 투여 후에도 요산 수치가 계속 올라가면 라스브리카제 투여를 고려한다.
- 고위험: 4-6시간마다 감시한다. 치료 시작 4-24 시간 전부터 라스브리카제를 투여한다.

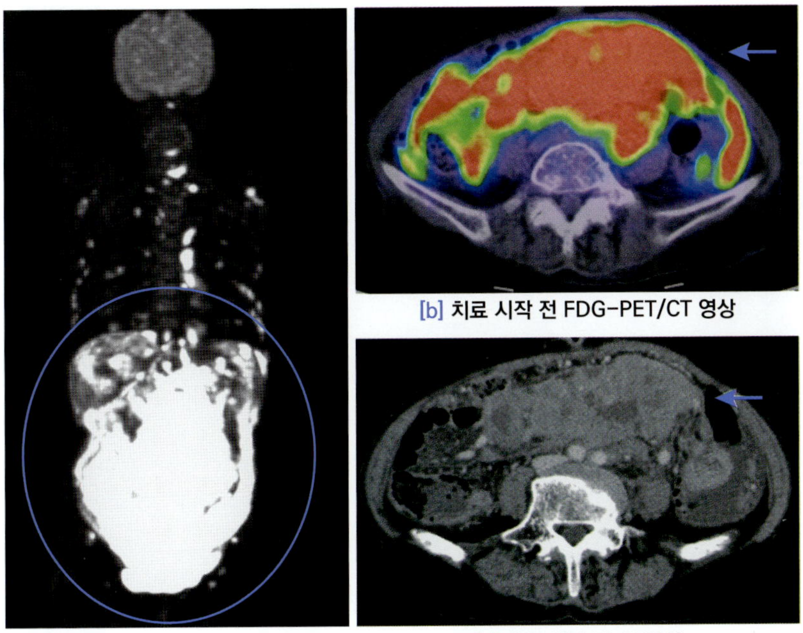

[a] 치료 시작 전 FDG-PET 영상

[b] 치료 시작 전 FDG-PET/CT 영상

[c] 치료 시작 전 CT영상

그림 6-8-5 *Case 29*

4 증례로 배우는 영상판독 요점 *Case 29*

1. 환자 배경

- □ 70대 여성
- □ 복부 팽만감으로 검사를 받아 복강 안에 큰 종류가 발견되었다.
- □ 광범위 큰 B세포 림프종으로 진단되어 R-CHOP 치료를 받을 예정이었다.

2. 영상과 검사치 소견

- □ 광범위 큰 B세포 림프종이었고, 검사 소견에서 LDH 9,133 mg/dL로 증가되어 bulky병터 유무를 평가할 필요가 있다.
- □ 증례의 영상을 보자. 그림 6-8-5a의 PET영상에서 O으로 둘러싸인 영역을 보자. 복부에 광범위한 FDG (^{18}F-fluorodeoxyglucose) 축적이 있어 종양이 bulky한 것을 알 수 있다. 그림 6-8~5b, c → 표시처럼 복부 CT 영상에서도 10 cm 이상의 큰 종양을 볼 수 있다. 뇌 전이는 없다.
- □ 이상의 소견으로(그림 6-8-4) 고위험군으로 판정된다.

3. 치료 경과

- □ 고위험군이므로 화학요법 시작 당일부터 라스브리카제를 투여. 치료 시작 전에 요산 증가는 없었다.

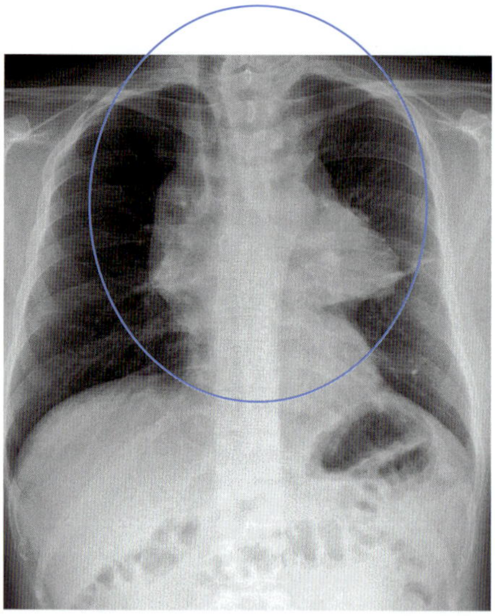

[a] 치료 시작 전 흉부 단순방사선 사진

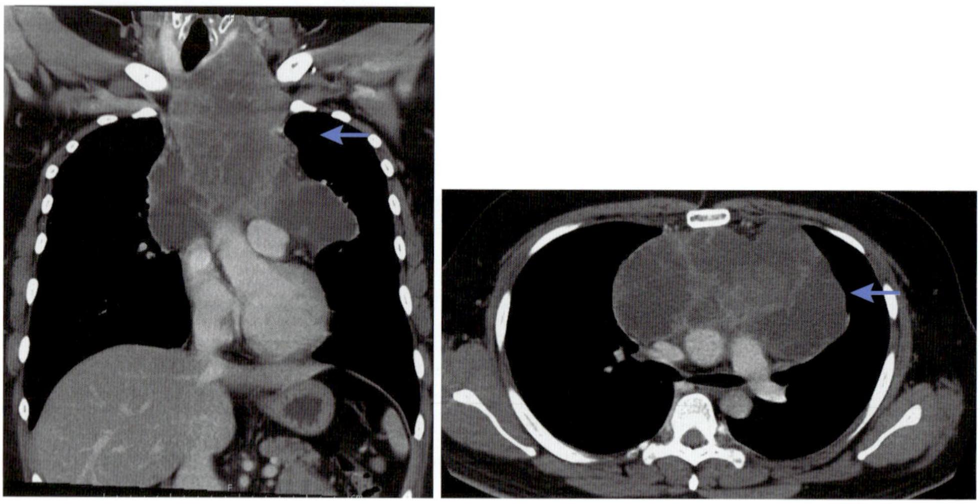

[b] 치료 시작 전의 CT영상

그림 6-8-6 *Case 30*

□ 화학요법 시행 다음날부터 신장기능 장애가 나타났고, 투여 3일부터 무뇨가 되어 TLS라고 진단했다. 이뇨제 투여, 대량 수액 등 지지요법과 감시를 시행하였으며 투여 8일째에 소변이 나오고 검사 수치가 개선되어 TLS 회복이라고 판단했다.

5 증례로 배우는 영상판독 요점 *Case 30*

1. 환자 배경

- □ 20대 남성.
- □ 세로칸의 일차 배세포종양으로 진단되어 VIP요법 시행 예정이었다.
- □ 종양은 10 cm 이상으로 컸지만 원격전이는 없었다.

2. 영상과 검사 소견

- □ 세로칸 일차 배세포종양의 TLS 위험은 고형암의 위험 분류에 의해 평가한다. 세로칸 일차 배세포종양은 화학요법에 감수성이 높은 종양으로 알려져 있다. 이 증례는 치료 전 요산 수치가 정상 범위였지만, LDH 546 mg/dL로 증가된 위험인자가 있다. 그 밖의 고형암 위험인자로 '종양의 양이 많다(10 cm 이상의 큰 종양)'와 '간전이'가 있다. 이것을 고려하여 증례의 영상을 보자(그림 6-8-6).
- □ 흉부 방사선사진(그림 6-8-6a)에서 ○으로 둘러싼 부위가 종양이다. 흉부 단순방사선사진에서 명확한 거대 종양이다. CT영상(그림 6-8-6b)에 → 로 표시한 부위가 있다. 종양에 의해 심장이 압박받고 있는 것을 알 수 있다.
- □ 10 cm 이상의 거대 종양이다. 이 증례는 '종양의 양이 많다' 'LDH 증가' '화학요법 감수성이 높은 종양' 등의 위험인자를 갖고 있다. 따라서 위험 분류는 중간위험이지만 위험이 높다고 판단할 수 있다.

3. 치료 경과

- □ 화학요법 시작 2일 전부터 페북소스타트를 투여한다. 요산 수치가 올라가면 라스브리카제를 투여할 예정으로 치료를 시작했으나 요산 상승 없이 경과했다.

참고문헌

1) Howard SC, et al. : N Engl J Med. 2011 May ; 364 (19) : 1844-1854 (PMID : 21561350)
2) 厚生労働省 : 重篤副作用疾患別対応マニュアル腫瘍崩壊症候群. 2018 https://www.pmda.go.jp/files/000224763.pdf (2021年10月閲覧))
3) Cairo MS, et al. : Br J Haematol. 2010 May ; 149 (4) : 578-586 (PMID : 20331465)
4) 日本臨床腫瘍学会編 : 腫瘍崩壊症候群 (TLS) 診療ガイダンス (第2版). 金原出版, 2021

(大矢由子)

9 혈관신생억제제 부작용 위험의 영상진단

POINT

- □ 혈관신생억제제는 새로운 혈관을 만들기 위해 필요한 성장인자(VEGF)나 그 수용체를 억제하여 암세포에 영양을 공급하는 혈관을 만들지 못하게 하는 약이다.
- □ 정상조직의 혈관 신생에 필요한 VEGF 기능도 억제할 가능성이 있어 출혈이나 위장관천공 등 특이한 유해사상이 나타날 수 있다.
- □ 일차폐암으로 편평상피암이나 객혈 병력(2.5 mL 이상의 선혈), 중추 기도에 종양 노출이나 대혈관침윤 등이 있으면 혈관신생억제제 투여에서 폐출혈의 위험요인이 된다.
- □ 혈관신생억제제는 각종 암종양에서 사용한다. 천공이나 출혈 등 중증 부작용이 보고되고 있으므로 적응을 판단할 필요가 있다. 여기서는 혈관신생억제제의 적응에 대해 알아본다.

1 혈관신생억제제란?

- □ 새로운 혈관을 만들기 위해서는 혈관내피성장인자(vascular endothelial growth factor, VEGF)가 필요하다. VEGF는 태아에서 높고, 출생 후에 저하되며 외상 후 등 필요 시에만 생산된다.
- □ 암은 생존을 위해 영양이나 산소를 공급하는 혈관이 필요하므로 암세포는 VEGF를 방출하여 신생혈관을 만들려고 한다. VEGF가 VEGF 수용체에 결합하면 VEGF 수용체를 활성화시켜 작용한다. VEGF의 VEGF수용체 결합을 억제하여 혈관을 만들 수 없게 하는 약이 혈관신생억제제다. 암세포에 의해 만들어진 혈관은 정상 혈관에 비해 불완전하며, 혈관벽에서 수분이 빠져나와 흉수나 복수를 만드는 일이 있다. 따라서 혈관신생억제제는 이런 체액 저장에도 효과가 있다.
- □ 혈관신생억제제에는 베바시주맙, 라무시루맙, aflibercept Bata 등이 각종 암에서 항암제와 조합하여 사용하고 있다.
- □ 정상 조직의 혈관신생에도 VEGF의 기능도 억제할 가능성이 있어 출혈이나 위장관천공 등의 특이한 부작용이 나타날 가능성이 있다. 여기서는 혈관신생억제제의 적응과 부작용 발생에 관계있는 환자의 배경에 대해 설명한다.

2 혈관신생억제제의 부작용

1. 암종양에 따른 차이

□ 자궁경부암은 다른 암종양에 비해 골반부에 샛길(누공; fisula)이 많이 발생하는 것으로 알려졌으며 실제 임상시험에서 골반부 샛길은 화학요법 단독군 2.3%에 비해 화학요법 + 베바시주맙에서는 10.6%로 높았다.

2. 주의가 필요한 부작용

(1) 위장관천공

□ 혈관신생억제제 사용 중에 위장관천공이 나타날 수 있다. 갑작스러운 복통이 나타나면 감별 진단에 위장관천공을 포함한다. 그 빈도는 임상시험에서 2.3% 정도이지만 사망 예도 보고되었다.

□ 위장관천공 발생 위험이 높은 경우는 위장관이나 복강내 염증이 있는 환자다. VEGF에 의한 위장관천공은 창상 치유 억제에 의해 나타나는 것으로 생각한다. CT영상에서 복강내 free air가 있으면 의심한다(그림 6-9-1). 위궤양이나 게실염 등의 병력이 있으면 혈관신생억제제 사용 고려 시 주의가 필요하다. 그러나 이런 질환은 영상 소견으로 나타나지 않을 수 있어 임상 증상이나 과거력을 종합한 판단이 중요하다. 염증이 있을 때 CT 주위의 지방조직 농도 상승이 참고될 수 있다.

(2) 샛길

□ 위장관샛길이나 위장관 이외의 샛길*1에 의한 사망 예가 보고되었다. 임상시험에서 샛길의 빈도는, 화학요법+베바시주맙 투여 218예 중 23예 (10.6%) 정도였다. 발생 장소는 위장관질샛길(직장질샛길) 8.3%, 위장관샛길(직장샛길) 0.5%, 위장관 이외의 샛길(방광질샛길) 1.8% 등이었다. 또한 대부분 골반부의 방사선 치료 병력이 있었다. 자궁경부암에서 샛길이 많지만 어느 암에서도 혈관계 관련한 유해사상은 일어날 수 있다.

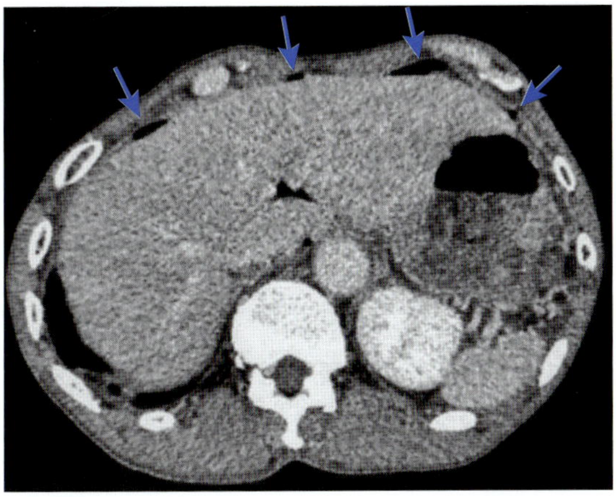

그림 6-9-1 혈관신생 억제제 사용 후에 위장관 천공을 일으킨 증례

증례:60대 남성.

치료 경과: 에르로티닙 +베바시주맙으로 치료 시작 2개월에 복통 출현. 상부위장관 내시경 검사와 복부 CT를 시행하여 위궤양과 복강내 free air (→)가 있었다. 응급 수술을 시행하고, 회복 후에는 에르로티닙 단독으로 치료를 계속했다.

*1 샛길(fistula): 속공간 장기 사이에 생기는 관 모양의 결손.

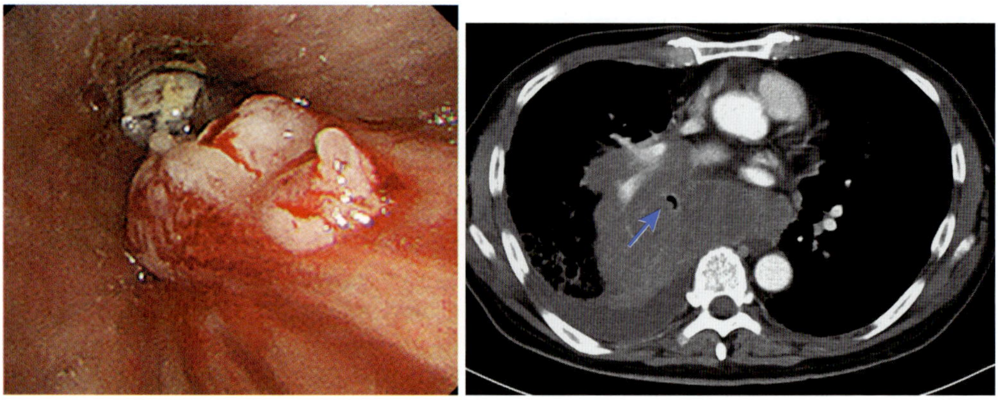

[a] 기관지경 영상 [b] 조영CT영상

그림 6-9-2 우하엽지에 종양 노출이 있는 증례

(3) 출혈

- 베바시주맙에서 종양 관련 출혈을 포함하여 위장관 출혈(토혈, 하혈), 폐출혈(혈담, 객혈), 뇌출혈 등이 보고되었다. 중증 출혈에서 사망에 이른 예의 보고도 있으며, 폐출혈이나 중증 출혈이 있으면 투여 중지를 권고한다. 베바시주맙 임상시험으로 화학요법+베바시주맙에서 빈도가 높은 유해사상은 코피 37예(17%), 질출혈 25예(12%), 요로출혈 18예(8%), 직장출혈 18예(8%) 등이었다.
- 폐출혈은 일차성 폐암에서 편평상피암이나 객혈 병력(2.5 mL 이상의 선혈)이 위험인자로 알려졌다.
- 명확한 종양의 공동화나 대혈관침윤도 위험인자라고 생각할 수 있다. 공동화가 있으면 CT소견에서 종양 내부에 free air가 있거나 액체 성분의 저장이 있다. 대혈관 침윤은 CT에서 종양과 대혈관이 인접하여 혈관벽과의 경계가 불명확하면 의심한다. 조영CT를 촬영하면 혈관벽과의 경계가 명확해지므로 의심스러우면 조영CT 촬영이 필요하다.

3 혈관신생억제제 투여 제한 증례

1. 중추기도에 종양 노출

- 60대 남성. 진행형 소세포폐암, cT4N3M1a (흉막파종 있음), Stage IVA.
- 치료 경과: 기침 증상으로 CT 촬영. 진단을 위해 기관지경 검사를 시행하여 우하엽 기관지에 종양 노출이 있었다(그림 6-9-2a).
- 그림 6-9-2b →는 기도 안의 종양을 보여준다. 실제로 기관지경 영상에서 우하엽지에 종양이 노출되어 있었다. 이런 증례는 출혈 위험이 높다고 판단되므로 혈관신생억제제 사용은 피한다.

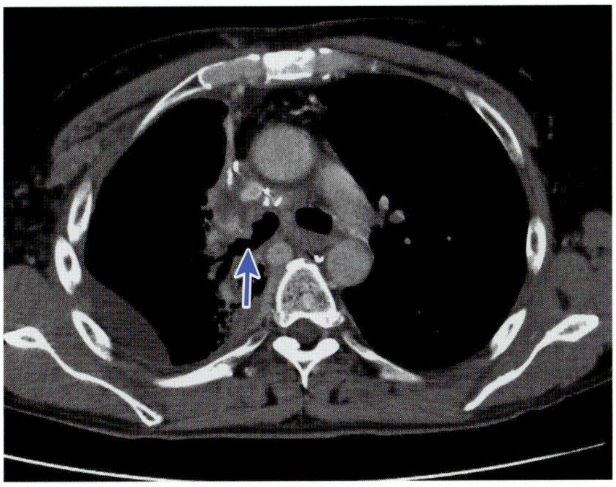

그림 6-9-3 종양의 우심방 침윤 증례

2. 대혈관에 종양 침윤 증례

- □ 50대 남성. 폐의 편평상피암 수술 후 재발(수술 후: pT4N1M0, Stage IIIA).
- □ 치료 경과: 우상엽 절제 후 방사선 조사 시행. 수술 후 11개월 경과하여 세로칸에 수술 부위와 가까운 곳에 재발했다. 우심방침윤이 있고(그림 6-9-3) 이에 동반한 부정맥도 있었다.
- □ 대혈관(심장 포함)에 직접 침윤이 있고, 우심방 침윤에 동반한 부정맥 증상도 있다. 이런 증례는 혈관 파탄 위험이 있어 혈관신생억제제 사용은 피한다. 또한 그림 6-9-3 →처럼 기도 안 종양 노출이 의심되며 이런 점에서는 혈관신생억제제 사용은 피하는 것이 좋다고 생각할 수 있다.

3. 항응고요법 환자

- □ 베바시주맙 임상시험에서 항응고요법 환자에게 와파린 투여량이 안정되어 있으며 PT-INR의 적정 범위가 선택 기준이었다. 그러나 베바시주맙에서 출혈 유해사상이 있으므로 항응고요법 환자에게 있어 금기는 아니지만 신중한 투여가 필요하다.

4. 국소출혈이 있을 때 투여가 가능성

- □ 베바시주맙 임상시험에서 선천성 출혈소인 환자나 종양조직이 주요 혈관을 싸고 있으면 출혈 가능성이 높아 제외되었다.
- □ 실제 임상에서 혈담이나 종양출혈이 있는 환자가 이에 해당한다. 이런 환자는 혈관신생억제제 투여를 권고하지 않는다.

참고문헌

1) Yamaguchi T, et al.：Oncol Lett. 2018 Jul；16（1）：1046-1050（PMID：29963181）

2) 中外製薬：アバスチン®適正使用ガイド結腸・直腸癌/子宮頸癌/非小細胞肺癌，2020

3) 西田俊朗他編：血管新生阻害薬のベストマネジメント—癌治療と副作用対策．金原出版，2011

(大矢由子)

10 긴급성이 높은 질환의 영상과 대처

POINT

- □ 혈관이나 위장관 등의「파열」상태에서 출혈이나 천공을 인식한다.
- □ 기도, 혈관, 위장관, 담도, 요로 등 속공간의「막힘」상태를 파악한다.
- □ 위장관의「꼬임」상태를 평가한다.

□「파열, 막힘, 꼬임」상태는 긴급성이 높은 질환이다. 이것은 응급의학과 의사의 명언이다. 영상의학과 의사에게도 이 표현이 정곡을 찌른 것이라고 절실히 느낀다. 실제 임상에서 환자의 호소나 증상, 검사 결과에서 이런 상태를 파악하여 필요한 부위에 필요에 따라 영상진단 장치로 검사한다. 여기서 긴급성이 높은 질환을 모두 설명할 수는 없으며 암과 관련된 질환을 중심으로 설명하는 동시에 이런 질환의 긴급 대응에 대해 설명한다.

1 「파열」상태

□ 혈관이나 위장관 등의 파열 상태는 긴급성이 높다고 인식하기 쉽다고 생각한다. 베바시주맙을 비롯한 VEGF억제제 등 일부 분자표적제에서 그 위험이 높아진다고 알려졌다. 혈관 파열에서 동맥박리나 출혈을, 위장관 파열에서 위장관천공을, 폐의 파열에서 기흉 등을 생각할 수 있다.

□ 혈종이나 석회화를 동반하는 대동맥판*1(내막 박리 상태)나 복강내 유리가스 영상(free air) 존재 등의 간접 소견은 비조영CT에서도 인식 가능하지만 동맥박리나 출혈의 진단이나 부정을 위해 조영검사가 필수적이다.

1. 출혈

(1) 영상진단

□ 암과 관련된 출혈에는, 종양 자체에서 솟아 나오는 출혈, 종양의 혈관 침윤에 의한 출혈, 수술이나 그 합병증에 의한 것, 농양 등 감염에 동반되는 출혈 등이 있다.

□ 단순 CT에서 급성기 혈종은 약간 고감쇄로 나타나는 것이 많으며, 조영이른시기(동맥이 잘 보이는 시기)에서 혈관 파탄을 볼 수 있으며, 조영늦은시기에서 누출된 조영제가 확산되는 소견이 있으면 출혈의 진단은 확정적이다(그림 6-10-1a, b). 이런 출혈 소견을 extravasation(조영제의 혈관 외 누출)이라고 부른다. 이런 소견이 명확하지 않은 경우도

*1 대동맥판: 원래 속공간과 가짜속공간을 나누는 혈관벽. 예를 들어 대동맥박리에서 혈관과 해리강 경계에 판이 있다.

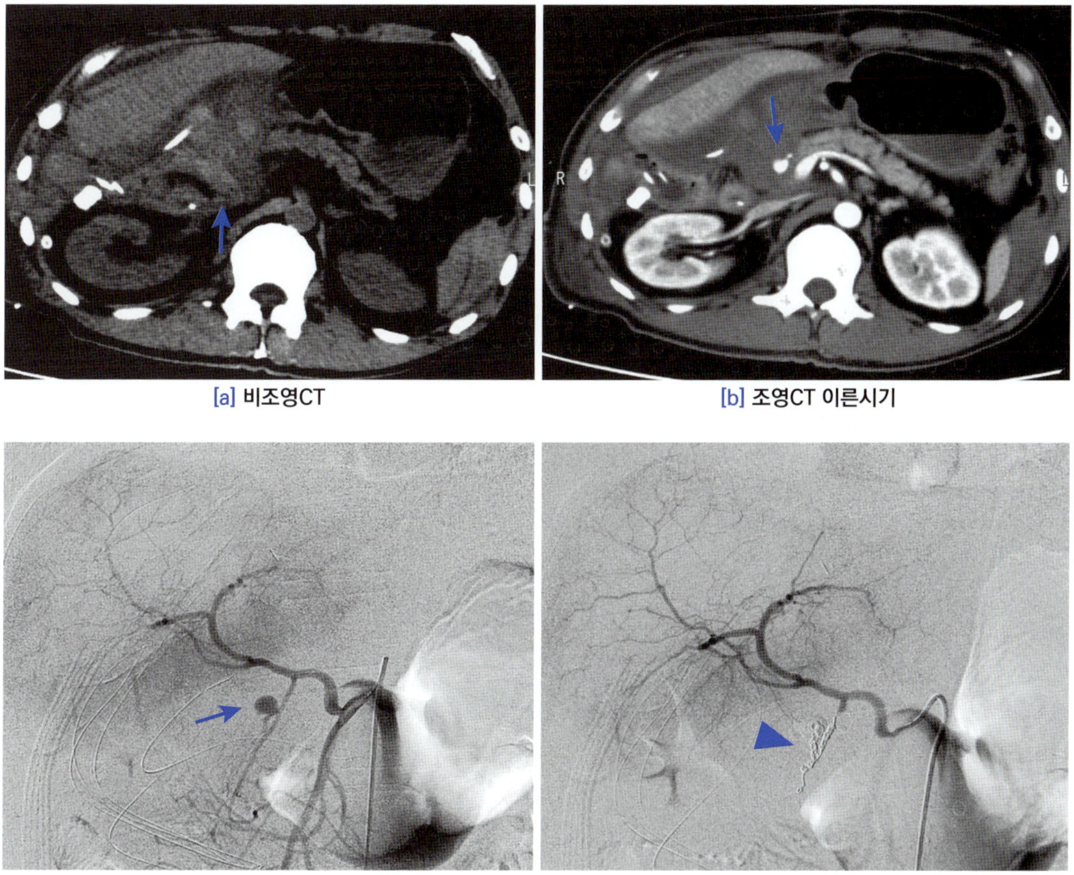

[a] 비조영CT [b] 조영CT 이른시기

[c] 혈관조영 [d] 혈관조영(IVR 후)

그림 6-10-1 **간문부 담관암 수술 후 출혈: drain으로 혈액 배출이 있어 쇼크 상태에 빠짐**

a: 비조영CT에 고감쇄를 나타내는 혈종이 있다(→).

b: 조영CT이른시기(동맥시기)에 가성동맥류(혈관 밖 누출이 일시적으로 멈춘 상태) 형성이 있다(→).

c: 혈관조영에도 가성동맥류(→)가 있다.

d: 혈관색전물질 금속코일로 지혈하여(▲) 가성동맥류 소실을 확인했다.

많으며, 혈관 직경의 불규칙(동맥벽이 평활하지 않다) 등의 추가 소견으로 출혈을 판단을 하기도 한다.

(2) 대처 방법

□ 후복막 등 공간이 제한되어 압박 지혈 효과를 기대할 수 있는 부위의 출혈은 보존적으로 경과를 관찰할 수 있다. 그러나 대부분의 경우는 지혈술이 필요하다. 직접 수술로 지혈하는 방법도 있지만 생체에 침습이 커지므로 IVR에 의한 지혈 선택도 많다.

□ IVR은 interventional radiology의 약자이며 방사선투시나 초음파 등의 영상 유도 하에 천자침이나 카테터를 이용하여 시행하는 영상 하 치료다. 출혈 시에 출혈 부위까지의 동맥 안에 카테터를 진행시켜 색전물질이나 혈관을 차단하는 장치를 이용하여 지혈한다(그림 6-10-1c, d).

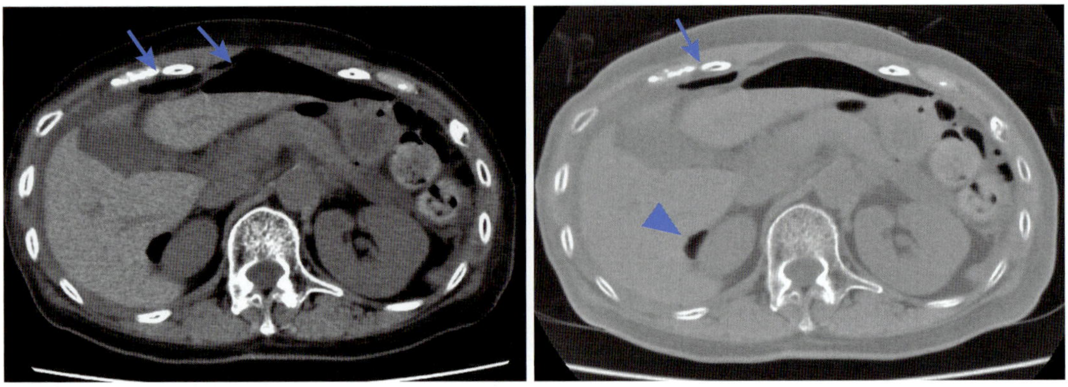

[a] 비조영CT [b] 비조영CT 폐부위조건

그림 6-10-2 십이지장궤양 천공: 갑작스러운 상복부통을 일으켰다.
a: 비조영CT에 복강 내 유리가스가 있다(→).
b: 폐부위 조건에서 복강내 유리가스(→) 이외에 후복막에도 가스(▲)가 있는 것을 명확하게 볼 수 있다.

□ 지혈된 혈관보다 말초에 혈류가 없어지면 허혈이 되므로 지혈 수기의 시행에서 허혈이 되지 않거나 최소한으로 억제되도록 해부학 지식이 필요하다.

2. 위장관천공

(1) 영상진단

□ 위장관천공에 대해 알아보자. 암에 동반하는 위장관천공의 원인으로 종양의 침습, 종양이나 파종에 의한 통과 장애로 위장관 내압 상승에 의한 파열, 수술이나 화학요법 등의 스트레스에 의한 위장관천공, NSAIDs 사용에 의한 상부위장관 궤양천공 등이 있다. CT에서 복강 내 유리 가스상(free air)으로 진단한다(그림 6-10-2). CT영상의 윈도우를 폐부위 조건으로 하면 복강 내 가스 발견이 쉬워진다.

(2) 대처방법

□ 수술이 필요한 경우가 많아 천공 부위 추정이 필요하다. free air 존재 부위, 비정상적 위장관벽 비후나 종양 형성, 주위 지방조직 농도 상승 등의 소견으로 천공 부위를 추정하지만, 확정하기 어려운 일이 많다.

3. 기흉

(1) 영상진단

□ 다음에 기흉을 알아보자. 폐가 파열되어 흉강에 공기가 저장된 상태다. 자연기흉도 있지만, 암진료에서 폐생검이나 중심정맥에 카테터 삽입, 수술 등의 의인성기흉(그림 6-10-3a)도 적지 않다.

(2) 대처 방법

□ 보존적으로 경과를 보는 경우도 많지만 흉강배출 시기를 놓치지 않는 것이 중요하다.

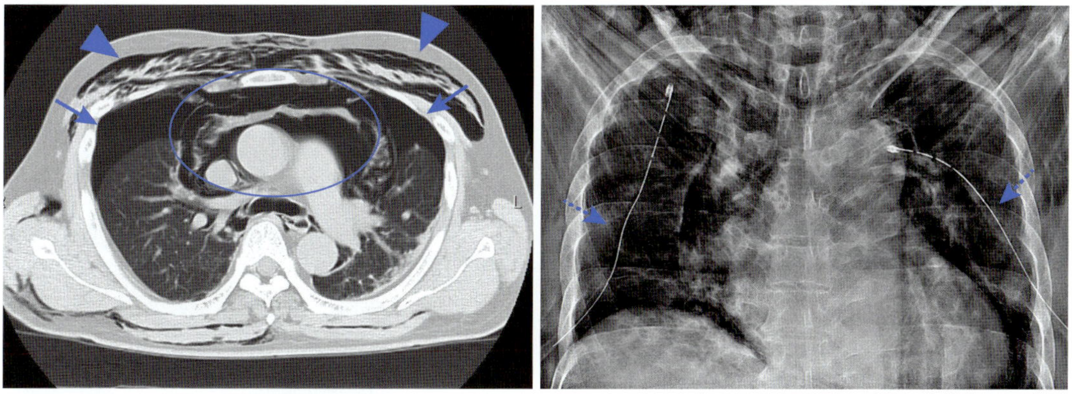

[a] 비조영CT폐부위 조건 [b] 흉부 단순방사선

그림 6-10-3 내시경 처치에 의한 식도 천공

a: 비조영CT폐부위 조건에서 양쪽 기흉(→)과 세로칸(0), 피하(▲)에 기종이 있다.

b: CT가이드 하에 양쪽 흉강 drain 유치를 시행하여(⋯▸) 흉부 단순방사선사진으로 경과를 확인했다.

SpO_2 저하나 모순맥박(paradoxical pulse: 흡기 시 수축기혈압이 10 mmHg 이상 저하되어 심박출량이 감소하는 현상), 혈압 저하 등으로 긴장기흉이 의심되면 영상진단 보다 긴급한 배출이 필요하다. 증상이 없어도 허탈률이 커서 세로칸이 한쪽으로 치우쳐 있으면 배출이 필요하다(그림 6-10-3b).

2 「막힘」 상태

□ 막힘이 나타나는 곳은 기도, 혈관, 위장관, 담도, 요로 등의 속공간 장기다. 기도 폐쇄는 영상진단 보다 우선 기도 확보 등 소생 처치가 우선이다. 담도나 요로에 폐쇄 동반 감염이 있으면 담즙이나 소변을 배출시킬 필요가 있다. 위장관 폐쇄에서 조임장폐색증이나 위장관천공이 아니면 시간적 여유가 있다. 척추전이나 추체 불안정성에 의한 척주관협착이나 척수압박은 암진료에서 중요한 응급상황이다. 자세한 것은 6단계 〈7. 저림을 호소하는 환자의 영상진단〉(☞p197)을 참고한다.

□ 여기서는 혈관 폐쇄를 중심으로 알아본다. 암환자에서 토루소증후군(악성종양에서 혈액응고 항진으로 뇌경색을 일으킨 상태)을 비롯하여 혈전 경향을 일으키는 상태가 알려져 있다. 또한 수술 전후에 항혈소판제나 항응고제의 중지가 혈전색전의 원인이 될 수 있다.

1. 뇌경색

(1) 영상진단과 대처

□ 뇌혈관 폐쇄에 의한 뇌경색을 의심하면, 의식, 시야, 운동 상태 등에 뇌졸중의 중증도 평가 점수 NIHSS (National Institute of Health stroke scale)가 일정한 기준을 넘고, 정상 상태에서부터 4.5시간 이내이면 혈전용해제 tPA 투여, 6시간 이내이면 혈전 회수요법을 권고한다. 따라서 발생 시간을 의식하여 검사 스케줄을 생각할 필요가 있다. 머리 MRI는

표 6-10-1 머리 단순CT검사에서 급성기 뇌경색 진단을 위한 early CT sign

- 렌즈핵 구조의 소실
- 섬피질의 소실
- 피질과 수질 경계 불명확
- 뇌주름 소실
- 고감쇄 중뇌동맥(MCA) 징후※
- Dot sign(중대뇌동맥 분지 폐쇄)

※ 중대뇌동맥(MCA) 안의 신선 혈전이 고감쇄로 보인다. 단순CT에서 혈관은 보통 저감쇄가 된다.

[일본 뇌졸중학회 뇌졸중의료 향상, 사회보험위원회 정주 혈전용해요법지침 개정회: 정주 혈전용해(rt-PA)요법 적정 치료지침(제3판). 2019]

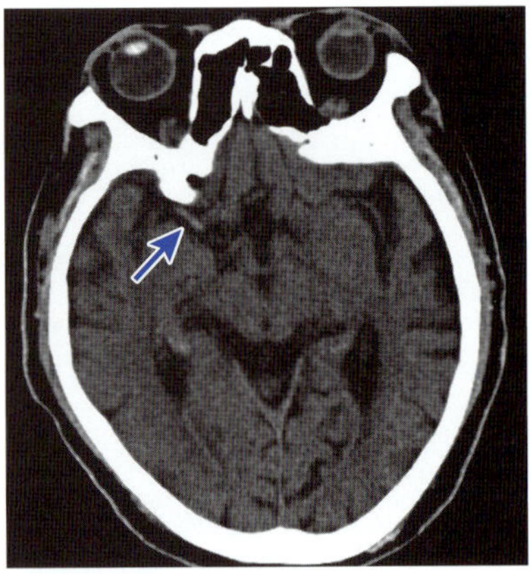

그림 6-10-4 오른쪽 중앙대뇌동맥 혈전색전증: 갑자기 발생한 왼쪽마비

머리부분 비조영CT. hyperdense MCA sign(→)이 있다. 오른쪽 중대뇌동맥 안에 고감쇄가 있어 신선 혈전을 의심한다.

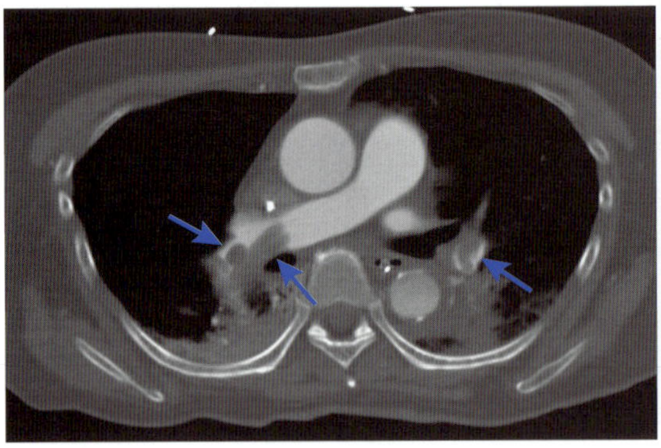

[a] 조영CT횡단영상

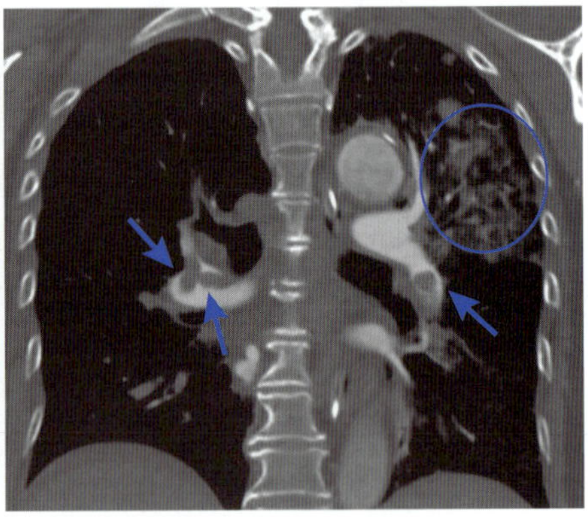

[b] 조영CT관상영상

그림 6-10-5 폐동맥 혈전색전증: 수술 후 심폐정지

a: 조영CT횡단영상에서 좌우 폐동맥 안에 조영결손을 나타내는 혈전(→)이 있다. 가늘고 긴 모습에서 하지정맥에서 흘러온 것으로 추측된다.

b: 조영CT관상영상에서도 양쪽 폐동맥 안에 혈전(→)이 있다. 폐렴(○)도 있다.

뇌경색 진단의 민감도가 높지만 검사까지의 시간이 지연될 수 있어 신중하게 적응을 판단한다. 머리 CT에서 뇌경색은 early CT sign(비조영CT에서 조기허혈 소견)이라고 부르는 소견을 볼 수 있다(표 6-10-1, 그림 6-10-4). 급성대동맥박리에서 경동맥 혈류 차단으로 뇌경색 증상을 나타낼 수 있다. 이 경우에는 출혈 위험이 있어 혈전용해요법은 금기이다.

2. 전신의 혈전색전증

(1) 영상진단과 대처

□ 심장이나 폐(여기에서는 폐동맥)의 색전 증상으로 갑자기 발생하는 흉통이 있으며, 대동

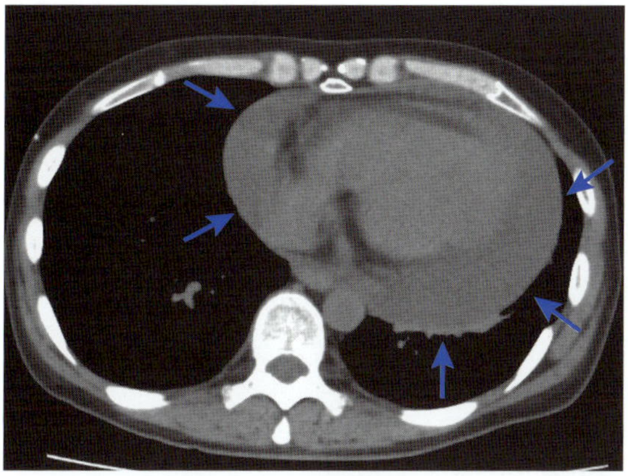

[a] 비조영CT

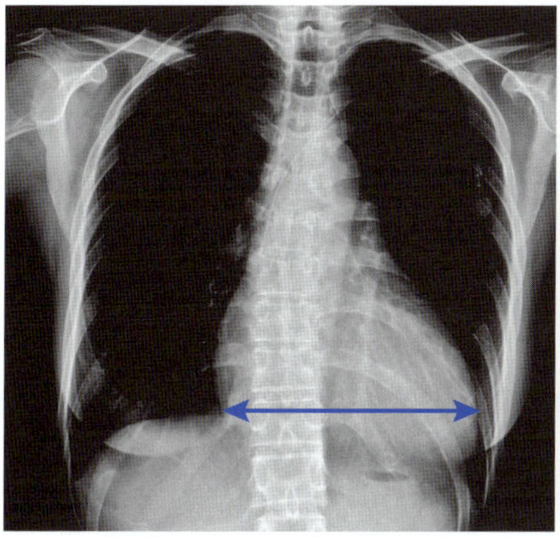

[b] 흉부 단순방사선(세로칸 강조)

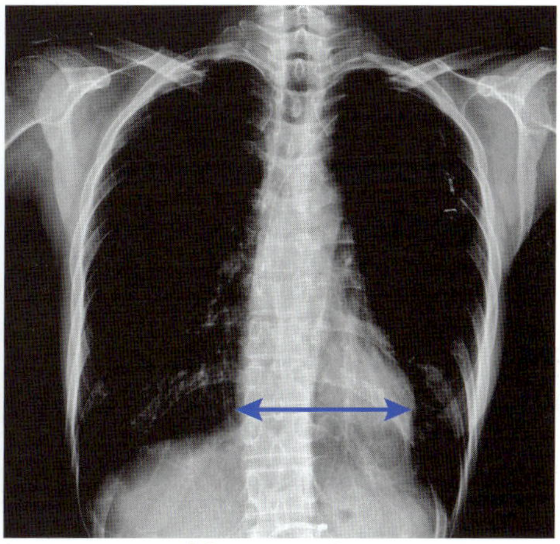

[c] 심낭액 배출 후

그림 6-10-6 암성 심막염: 호흡곤란 증가

a: 비조영CT에서 심낭(바깥쪽의 막)과 심장 자체(안쪽, 혈액과 심근에 의해 물 농도보다 고감쇄) 사이에 저감쇄 영역(물농도)의 심낭액 저장 공간(→)이 있다. b: 흉부 단순방사선촬영(세로칸 강조한 조건)에서 심장 음영 확대(↔)가 있어 심낭액 저장을 생각한다(심낭액 배출 전). c: 심낭액 배출에 의해 심장 음영 확대가 감소(↔)되었다.

맥박리나 대동맥파열에서도 같은 증상이 나타날 수 있다. 이런 상태를 triple rule-out (TRO)이라고 부르며 한 번의 심전도 동기하 조영CT로 흉통의 주된 원인이 되는 관상동맥, 대동맥, 폐동맥질환을 진단하는 촬영 방법이 있다. 그러나 ST상승형 급성관상동맥증후군에서는 되도록 조기에 풍선확장을 시행할 필요가 있으므로 관상동맥질환이 의심스러우면 카테터검사를 우선할 필요가 있다. 수술이나 화학요법 등의 침습이 많은 암진료에서 폐(동맥)혈전색전증은 발생 위험의 높은 합병증이다. 암진료 중에 우연히 작은 혈전이 발견되는 경우도 많지만 광범위한 폐색전은 급성 심부전으로 쇼크에 이르는 중증 상태다(그림 6-10-5). 순환과 산소화를 유지하기 위한 소생처치로 전신 항응고요법을 시행한다. 다리나 골반의 심부정맥 혈전증이 폐혈전색전증의 원인이면 폐혈전색전증 재발 예방에 하대정맥필터 유치를 하는 경우가 있으며 출혈이나 혈관손상 등의 합병증으로 적응은 제한적이다. 폐혈전색전증과 같은 우심부전을 일으키는 심낭액저장 – 심장눌림

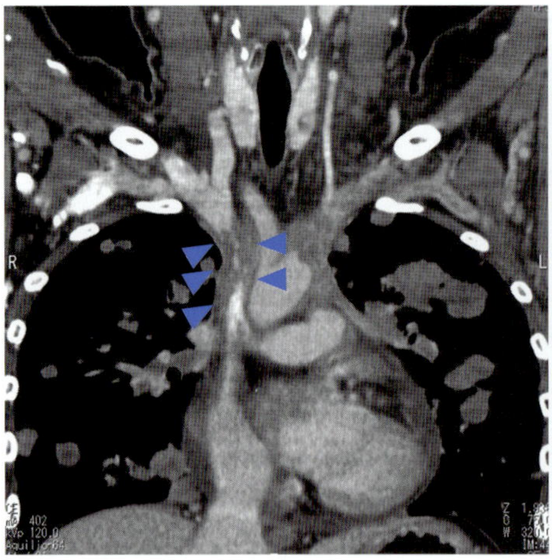

[a] 조영CT관상영상

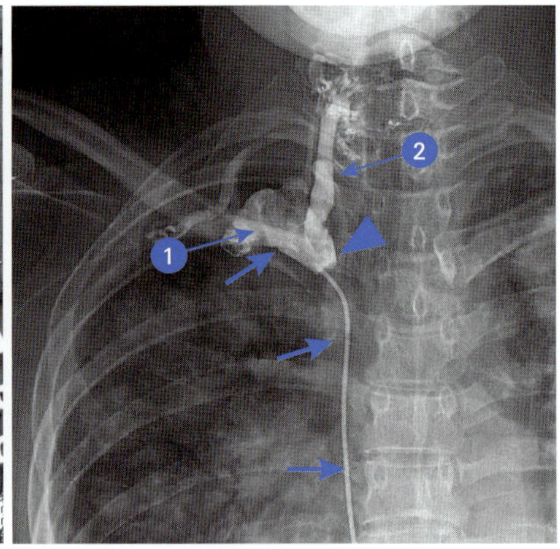

[b] 스텐트 유치 전

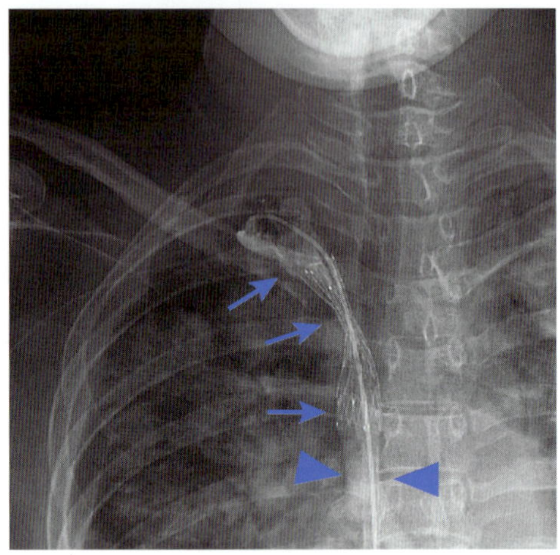

[c] 스텐트 유치 후

그림 6-10-7 상대정맥 증후군: 얼굴과 양쪽 팔의 부종 증가와 호흡곤란

a: 유방암 재발병터의 세로칸 침윤에 의해 조영되는 상대정맥의 혈관 속공간이 실모양으로 좁아져(▲)있다. 폐전이도 다발하고 있다.

b: 대퇴정맥으로 혈관조영용 도관을 상대정맥 협착부를 넘어 오른쪽 쇄골아래정맥(❶)까지 삽입(→) 후 정맥조영에서 오른쪽 완두정맥이 상대정맥에 합류하기 직전의 폐쇄(▲)와 오른쪽 내경정맥으로 역류가 있었다(스텐트 유치 전).

c: 오른쪽 완두정맥에서부터 상대정맥에 스텐트(→)를 유치하여 협착부가 완전히 확장되지는 않았지만 오른쪽 쇄골아래정맥의 조영에서 상대정맥이 보여(▲)혈류가 회복되었다.

증이 있다(그림 6-10-6). 폐암, 유방암 등이 심막에 파종되면 심낭액 저장을 일으켜 호흡곤란을 나타낸다. 심낭액 배출에 의해 증상이 개선된다.

□ 상장간막 동맥의 혈전은 말초 쪽 영역의 장관 괴사를 일으키는 중증질환이다.

□ 이와 같은 기질적 혈관 폐쇄가 없어도 혈관 연축 등에 의한 혈류 저하가 원인이 되는 비폐쇄성 장관허혈증(non-occlusive mesenteric ischemia, NOMI)이라고 부르는 상태도 장관 괴사를 일으킨다. 혈전회수요법이나 혈관 확장제를 투여하나 장관 괴사에는 수술에 의한 광범위한 장절제가 필요한 중증 상태다.

3. 상대정맥증후군

(1) 영상진단

□ 암 환자에게 특이한 혈관 폐쇄 상태에 상대정맥증후군이 있다(그림 6-10-7). 상대정맥증후군은 암의 세로칸 진행에 따라 상대정맥에 침윤, 압박을 일으켜서 상내정맥의 좁아짐

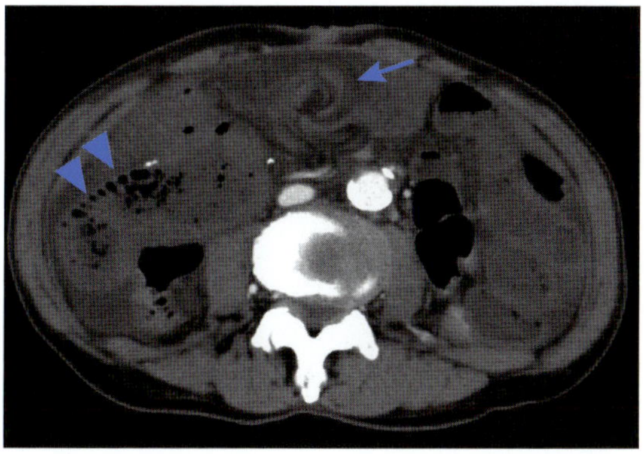

그림 6-10-8 조임장폐색증: 갑작스럽고 심한 복통
조영CT 이른시기에 장관(장간막)에 소용돌이 모양의 꼬임을 의심하는 소견(→)과 말려 들어간 장관의 벽내 가스(▲)가 있으며 장관벽은 조영불량이다. 조임장폐색증 동반 장관괴사가 의심된다.

이나 막힘을 일으키는 상태이며 급성기는 onocological emergency가 된다.

(2) 대처 방법

- □ 상대정맥에 외부의 압박이나 침윤은 혈전을 만들어 혈류 장애를 일으켜서 얼굴 부종, 호흡곤란이 나타나므로 응급 치료의 적응이 된다. 화학요법이나 방사선치료에 감수성이 높은 종양은 그에 따라 치료하며, 감수성이 낮은 종양은 치료가 어렵고 재발이 많아 상대정맥 협착부에 스텐트를 유치하여 증상 개선을 기대한다(그림 6-10-7b, c). 그러나 스텐트 유치는 혈전 형성 위험이 있어 적응에 주의한다. 상대정맥증후군 진단에서 조영CT에 의한 혈전 유무의 평가도 중요하다.
- □ 이와 비슷하게 하대정맥의 협착, 폐쇄도 있지만 상대정맥에 비해 증상 진행이 느려 시간적 여유가 있다.

3 「꼬임」 상태

- □ 대표적 「꼬임」 장기는 장관이며 조임장폐색증을 일으킨다(그림 6-10-8). 장관으로 가는 동맥도 꼬이므로 장관 혈류 저하를 반영한 장관벽의 조영불량이나 장관괴사를 반영한 장관벽 안의 가스영상, 또는 장관 안 가스의 문맥 파급에 의한 문맥내 가스영상*2 등이 조임장폐색증을 의심하는 소견이 된다(☞p185).

참고문헌

1) 日本脳卒中学会脳卒中医療向上・社会保険委員会静注血栓溶解療法指針改訂部会：静注血栓溶解（rt-PA）療法適正治療指針（第3版）. 2019
2) Halpern EJ：Radiology. 2009 Aug；252（2）：332-345（PMID：19703877）
3) Wnorowski AM, et al.：AJR Am J Roentgenol. 2016 Aug；207：295-301（PMID：27186867）

（村田慎一，稲葉吉隆）

*2 장폐색에 의해 장관 내 가스가 간의 문맥으로 이동하여 나타난다.

Index

한글

ㅇ

ㅈ

ㅊ

ㅋ

ㅌ

영어

O

P

R

S

T

U

V

W

번호